JN284644

生殖補助医療

神里彩子・成澤 光 編

生殖補助医療

生命倫理と法 – 基本資料集 3

信山社

はしがき

　1978年7月25日午後11時47分，世界で初めての体外受精児ルイーズ・ブラウンが，イギリスのオールダム総合病院で元気に誕生した。このニュースは，不妊で悩む患者に希望の光として，世界中を駆け巡った。が同時に，特にキリスト教的価値観を基盤とする社会においては，体外受精技術利用の倫理的妥当性をめぐる激しい議論の幕開けとなった。その結果，体外受精技術を中心とする「生殖補助技術」の世界的普及とともに，この利用に関する法律が1980年代及び1990年代に西欧諸国で次々と制定されていくことになる。

　では，日本はどうか。わが国でも，ルイーズ・ブラウンと同様に，夫の精子と妻の卵子を用いた体外受精児第1号が1983年に誕生した。しかし，今日に至るまで生殖補助技術の利用を定める法律は制定されていない。もっとも，これまでの約25年間，医師は無制限に生殖補助技術を患者に利用してきたかといえば，そうではない。日本産科婦人科学会の会告によって事実上規制がなされてきた。それで問題がないのであれば，日本的な規制のあり方として，このまま継続されてよいだろう。しかし，残念ながら，問題は山積しているといわざるを得ない。1998年の長野県の医師による学会会告に反する非配偶者間体外受精の実施の公表，そして，2000年以降の同医師による代理懐胎の実施は，日本産科婦人科学会の会告による規制の限界を明らかにした。また，近年では，亡夫の保存精子を用いた体外受精により生まれた子どもの死後認知請求訴訟2件，代理母によりアメリカで誕生した子どもの出生届不受理に対する申立て2件，そして，着床前診断に関する日本産科婦人科学会会告の無効確認訴訟についての判決が相次いで出ている。法的規制の空洞によって生じた問題について，裁判所が判断を迫られるという傾向にある。

　生殖補助技術の利用を巡る問題が生じるたびに，それを規制する立法の必要性が唱えられてきた。では一体どのような法律を日本は制定

するべきなのだろうか，こう問うて見ると，ことはなかなか容易でないことがわかる。このような検討を行うためには，その前提として，諸外国におけるその実施状況や規制についての基礎的な情報を収集・分析し，その上で体系的な考察がされなければならないだろう。今までのところ，生殖補助医療の医学的説明，及び，諸外国における生殖補助技術関連法規，実施状況等をまとめた本は刊行されていない。本書が，わが国の規制を検討するに際して役立てば幸いである。

2008年8月

神里 彩子

目　次

はしがき（神里彩子）
＜本書を利用するにあたって＞

第1章　生殖補助医療とは　……………………岡垣竜吾・石原 理…3
　　1　不妊症の定義 *(4)*
　　2　不妊症の原因 *(5)*
　　3　生殖補助医療技術 *(10)*
　　4　非配偶者間の治療とその問題 *(17)*
　　5　母子相互作用 *(19)*

第2章　日本における生殖補助医療の規制状況と実施状況
　　　　　………………………………………………神里彩子…21
　　概　要 *(22)*
　　1　日本産科婦人科学会会告 *(28)*
　　2　厚生科学審議会生殖補助医療部会「精子・卵子・胚の提供等による生殖補助医療制度の整備に関する報告書」*(35)*
　　3　法務省法制審議会「精子・卵子・胚の提供等による生殖補助医療により出生した子の親子関係に関する民法の特例に関する要綱中間試案」*(49)*
　　4　日本学術会議生殖補助医療の在り方検討委員会対外報告「代理懐胎を中心とする生殖補助医療の課題──社会的合意に向けて──」*(51)*
　　5　判例：AIDによって生まれた子どもの嫡出性と親権者指定──東京高裁1998（平成10）年9月16日決定 *(53)*
　　6　判例：AIDにより生まれた子どもの嫡出否認請求──大阪地裁1998（平成10）年12月18日判決 *(55)*
　　7　判例：亡父の凍結精子を用いた体外受精により出生した子どもの認知請求──高松高裁2004（平成16）年7月16日判決・最高裁2006（平成18）年9月4日判決 *(57)*
　　8　判例：海外で代理出産により出生した子どもの法的地位──東京高裁2006（平成18）年9月29日判決、最高裁2007（平成19）年3月23日判決 *(62)*

目　次

第3章　諸外国における生殖補助医療の規制状況と実施状況

［1］イギリス　………………………………神里彩子…74
　概　要 *(74)*
1. 人受精及び胚研究に関する法律 *(80)*
2. 代理懐胎取決め法 *(106)*
3. HFEA：実施規程（第7版）：「子どもの福祉及び治療希望者の審査」に関する規定 *(112)*
4. 判例：婚約解消後の凍結保存胚利用── Natallie Evans v. Amicus Healthcare Ltd and Others *(115)*
5. 判例：精子の取り違えのケース── Leeds Teaching Hospitals NHS Trust v Mr. and Mrs. A and others *(121)*

［2］フランス　………………………………小門穂…124
　概　要 *(124)*
1. 保健医療法典 *(127)*
2. 民法典 *(156)*
3. 刑法典 *(158)*

［3］ドイツ　…………………………………吉田治代…163
　概　要 *(163)*
1. 胚の保護に関する法律 *(167)*
2. 養子縁組斡旋および代理母斡旋禁止に関する法律 *(171)*

［4］オーストリア　…………………………米本昌平…173
　概　要 *(173)*
1. 生殖医学法 *(176)*
2. 体外受精基金法 *(188)*

［5］イタリア　………………………………秋葉悦子…196
　概　要 *(196)*
1. 生殖補助医療に関する法律 *(200)*

［6］スウェーデン　…………………………井上悠輔…209
　概　要 *(209)*
1. 遺伝学的なインテグリティに関する法律 *(213)*

目　次

[7] オーストラリア ……………………………………井上悠輔…*222*
　　概　要 *(222)*
　　1　連邦・性差別禁止法 *(227)*
　　2　連邦・家族法 *(228)*
　　3　ヴィクトリア州・不妊治療法 *(230)*

[8] カ　ナ　ダ ……………………………………………神里彩子…*262*
　　概　要 *(262)*
　　1　人補助生殖及び関連研究に関する法律 *(265)*

[9] アメリカ ………………………………………………神里彩子…*285*
　　概　要 *(285)*
　　1　統一親子法（統一州法委員全国会議作成）*(288)*
　　2　コロンビア特別区法典 *(295)*
　　3　ネバダ州修正法 *(295)*
　　4　フロリダ州法 *(297)*
　　5　判例：離婚後の凍結保存胚の取り扱いをめぐる事件
　　　　——Davis v. Davis *(304)*

[10] 韓　　国 ……………………………………………洪賢秀…*309*
　　概　要 *(309)*
　　1　生命倫理及び安全に関する法律 *(314)*
　　2　「補助生殖術倫理指針」（大韓婦人科学会）*(317)*

[11] 台　　湾 ……………………………………………張瓊方…*323*
　　概　要 *(323)*
　　1　人工生殖法 *(324)*

[参考１] ス イ ス ………………………………………米本昌平…*335*
　　医学的補助生殖についての連邦法 *(335)*

[参考２] ローマ教皇庁 …………………………………………*349*
　　教皇庁教理省『生命のはじまりに関する教書』*(349)*

[付録１] 年　表 *(362)*

[付録２] 各国比較表：各国の規制状況 *(376)*

あとがき ……………………………………………………成澤光…*379*

生殖補助医療

＜本書を利用するにあたって＞

1）本書が取り扱う対象範囲について

　生殖補助技術は，現在，「子どもをもつ」，「胚研究」，「胚の遺伝学的診断＝着床前診断」の3つの目的で利用価値を有する。「子どもをもつ」ために体外受精で作成したが，「子どもをもつ」ためにもはや必要でなくなったいわゆる『余剰胚』が「胚研究」に用いられ，また，遺伝性疾患に罹患していない「子どもをもつ」ために「着床前診断」が行われるように，これらは相互に関連しあっている。そのため，今後日本で規制のあり方を考えるに際しては，これらを総合的に考察しなければならない。

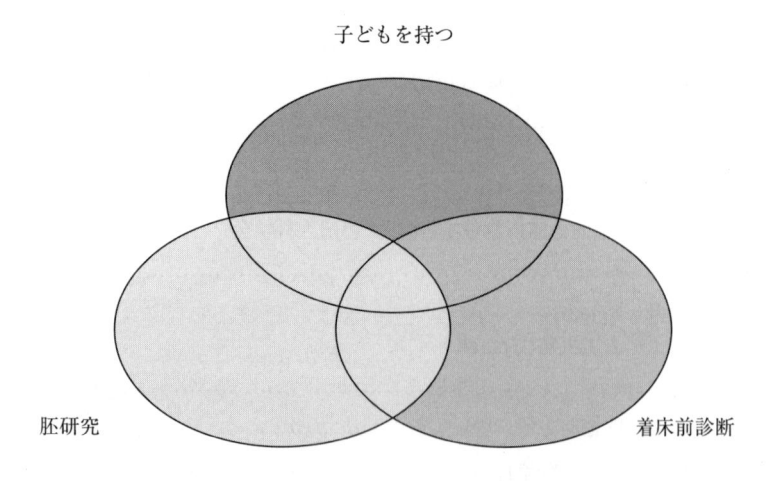

子どもを持つ

胚研究　　　　　　　　　　　　　　着床前診断

　しかしながら，本書では，医学的説明，そして，日本，イギリス，フランス，ドイツ，オーストリア，スイス，イタリア，スウェーデン，オーストラリア，カナダ，アメリカ，韓国，台湾の13カ国における生殖補助関連法規等を取り扱うため，紙幅の都合上，掲載する法令等の規定を絞らざるを得なかった。そこで，本書では，「子どもを持つ」ための生殖補助技術の利用（不妊カップルの利用の他，HIV感染の回避を目的とした利用，独身者，ゲ

<本書を利用するにあたって>

イ・レズビアン，閉経女性の利用を含む）を「生殖補助医療」と定義し，これに関する法令等の規定を中心に掲載する。この点について，あらかじめご理解いただきたい。本書で翻訳した諸外国の法令等の中で主たるものの原語表記を表1にまとめておく。

また，生殖補助医療の分野は科学的に急速な進展を見せている分野であり，それに伴い法律等の社会的対応も変化している。本書に掲載する資料は，原則として2007年末現在のものである。但し，校正時に可能な限り最新の資料・情報に更新した。

2）本書の構成

その国における立法の背景，生殖補助医療の実施状況等についての理解があった方が，規制のイメージが湧き，法令等に立体感を与えながら読むことができるだろう。そこで，本書では，各国の法令等資料を紹介する前に「概要」を置き，それぞれの国における規制の沿革，内容，また，実施状況等を簡単に解説した。

3）本書における翻訳について

当然のことではあるが，各国によって，法令規定の「形式」に微妙な違いがある。これは，「お国柄」を表すものとして興味深いものではあるが，本書では読者にとっての読みやすさを優先することにし，可能な限り統一することにした。その際，林修三『法令作成の常識』，『法令用語の常識』（日本評論社）を参照した。

【例】　　　原文	訳文
A person may only carry out a fertilization procedure if- (a) he or she is a doctor, and (b) the procedure is carried out at place licensed.	次の各号に該当する場合にのみ、受精処置を実施することができる。 (a) 彼又は彼女が医師であること (b) 処置が認可を受けた場所で実施されること

生殖補助医療

【表1 本書に掲載する法律名等の原語表記】

国	法律名（和訳）	原語表記
イギリス	人受精及び胚研究に関する法律	Human Fertilisation and Embryology Act 1990
	代理懐胎取決め法	Surrogacy Arrangement Act 1985
フランス	人体の尊重に関する法律	Loi no94-653 du 29 juillet 1994 relative au respect du corps humain
	人体の要素と産物の提供と利用、生殖補助医療と出生前診断に関する法律	Loi no94-654 du 29 juillet 1994 relative au don et à l'utilisation des éléments et prouits du corps humain, à l'assistance médicale à la reproduction et au diagnostic prénatal
	生命倫理に関する法律	Loi 2004-800 du 6 août 2004 relative à la bioéthique
ドイツ	胚保護法	Gesetz zum Schutz von Embryonen
	養子縁組斡旋・代理母斡旋禁止法	Gesetz über die Vermittlung der Annahme als Kind und über das Verbot der Vermittlung von Ersatzmüttern
オーストリア	生殖技術法	Fortpflanzungsmedizingesetz
	オーストリア体外受精基金法	IVF-Fonds-Gesetz
スイス	医学的補助生殖についてのスイス連邦法	Fortpflanzungsmedizingesetz, FMedG
イタリア	生殖補助医療に関する法律	Norme in materia di procreazione medicalmente assistita (Legge 19, febbraio 2004, n. 40)
スウェーデン	遺伝学的なインテグリティに関する法律	Lag (2006:351) om genetisk integritet m.m.
オーストラリア	連邦 (Cth)家族法	Family Law Act 1975 Act No. 53 of 1975 as amended
	性差別禁止法	Sex Discrimination Act 1984 Act No. 53 of 1975 as amended
ヴィクトリア州	子どもの地位法	Status of Children Act 1974 Act No. 8602/1974 Version incorporating amendments as at 16 October 2003
	不妊治療法	Infertility Treatment Act 1995 Act No. 63/1995 Version incorporating amendments as at 11 October 2006
カナダ	人補助生殖及び関連研究に関する法律	Assisted Human Reproduction and Related Research Act
アメリカ	統一親子関係法	Uniform Parentage Act
	コロンビア特別区法典	District of Colombia Code
	ネバダ州修正法	Nevada Revised Statutes
	フロリダ州法	The 2006 Florida Statutes
韓国	生命倫理及び安全に関する法律	생명윤리 및 안전에 관한 법률
	医師倫理指針	의사윤리지침
	補助生殖倫理指針	보조생식술 윤리지침
台湾	人工生殖法	人工生殖法

■ **執筆者紹介** (五十音順，＊印は編者)

秋葉悦子（あきば えつこ）
1958年生まれ。1991年上智大学大学院法学研究科博士後期課程修了。現在，富山大学経済学部経営法学科教授。専門は，刑事法，生命倫理。

石原 理（いしはら おさむ）
1954年生まれ。1980年群馬大学医学部卒業。現在，埼玉医科大学産科婦人科学教授。専門は，産婦人科学，生殖内分泌学，不妊症治療学。

井上悠輔（いのうえ ゆうすけ）
1978年生まれ。2007年京都大学大学院医学研究科博士後期課程研究指導認定。現在，東京大学医学部助教，早稲田大学社会科学部非常勤講師。専門は，公衆衛生，医学・生命科学技術の制度論。

岡垣竜吾（おかがき りゅうご）
1964年生まれ。1989年東京大学医学部卒業。現在，埼玉医科大学医学部産科婦人科学准教授。専門は，産婦人科学，生殖内分泌学，不妊症治療学。

神里彩子（かみさと あやこ）＊
1972年生まれ。2002年法政大学大学院社会科学研究科法律学専攻博士課程単位取得退学。現在，東京大学公共政策大学院特任研究員，法政大学法学部非常勤講師。専門は，生命倫理政策。

小門 穂（こかど みのり）
1977年生まれ。2008年京都大学大学院人間・環境学研究科博士課程研究指導認定退学。現在，東京医科歯科大学生命倫理研究センター非常勤研究員。専門は，生命倫理（フランス「生命倫理法」と生殖補助技術）。

張 瓊方（チャン チョンファン）
1973年生まれ。2004年東京大学大学院総合文化研究科国際社会科学専攻博士課程単位取得退学。現在，東京大学医科学研究所特任研究員，日本大学文理学部非常勤講師，早稲田大学人間科学部非常勤講師。専門は，ジェンダーと医療社会学。

成澤 光（なるさわ あきら）＊
1968年東京大学大学院法学政治学研究科博士課程修了（法学博士）。現在，国際基督教大学客員教授，法政大学名誉教授。専門は，生命政治学。

洪 賢秀（ホン ヒョンスウ）
1962年生まれ。1998年お茶の水女子大学大学院人間文化研究科博士課程修了（学術博士）。現在，(財)医療科学研究所研究員，東京大学医科学研究所ヒトゲノム解析センター公共政策研究分野客員研究員。専門は，文化人類学。

吉田治代（よしだ はるよ）
1969年生まれ。2003年立教大学大学院文学研究科博士後期課程単位取得退学。現在，立教大学文学部助教。専門は，近・現代ドイツ文化研究。

米本昌平（よねもと しょうへい）
1946年生まれ。1972年京都大学理学部卒業。現在，東京大学先端科学技術研究センター特任教授，東京工業大学世界文明センター特任教授。専門は，科学史，生命倫理，地球環境。

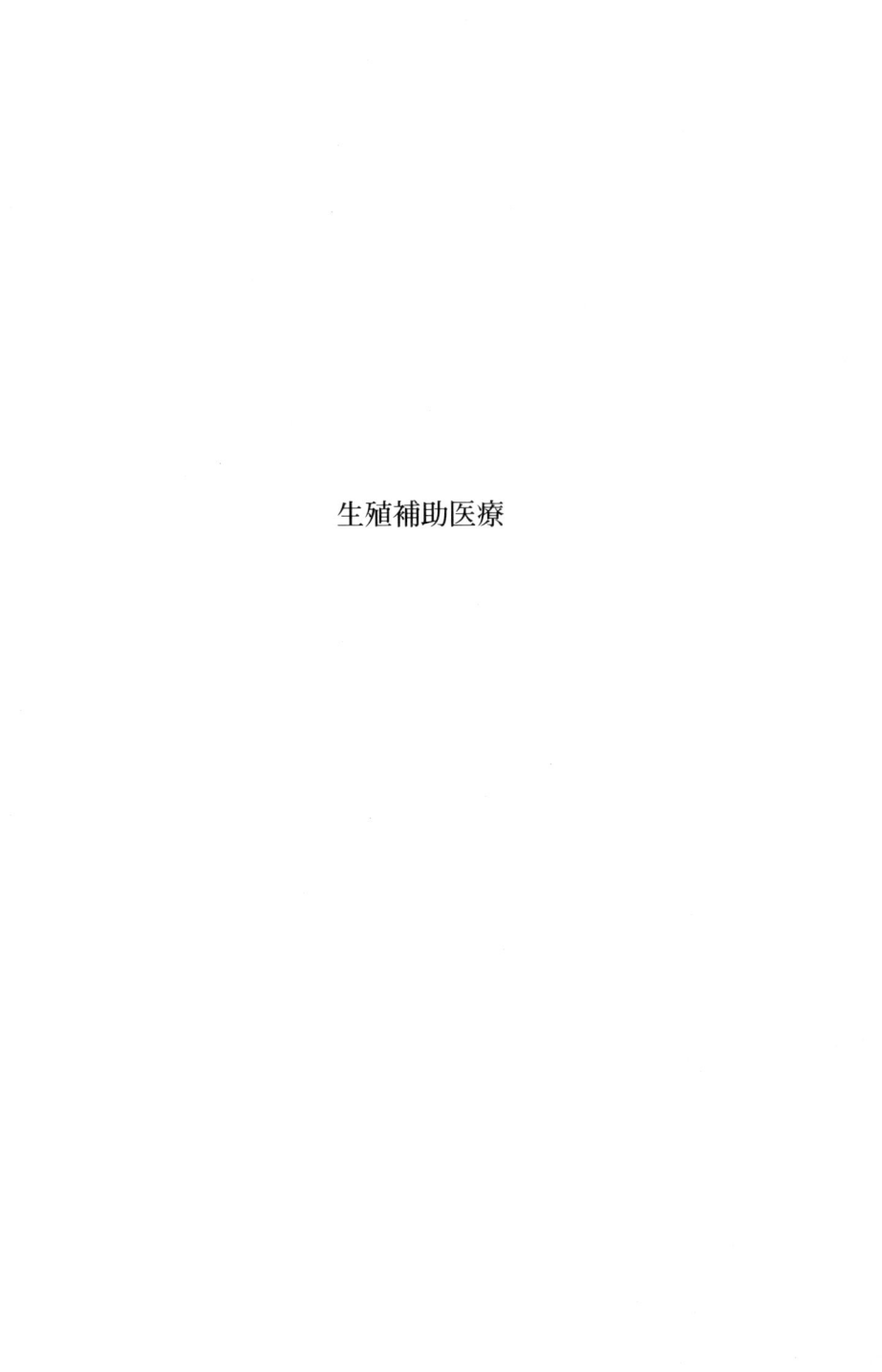

生殖補助医療

第1章　生殖補助医療とは

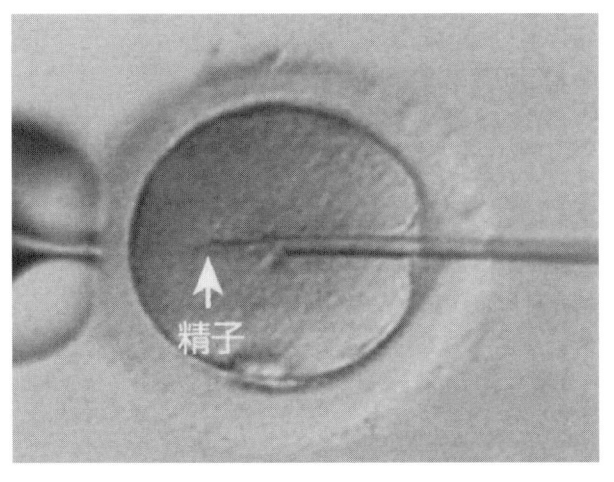

顕微授精（ICSI）
(医療情報科学研究所編『病気がみえる vol.9』83頁より転載)

1 不妊症の定義

不妊症の定義は，国際不妊学会によれば，"生殖可能な年齢にあり，正常な性生活を営んでいる夫婦が一定期間以上（2年以上）に亙って妊娠の成立しないもの"とされている．しかし，現在の日本では，年齢の高いカップルなどでは不妊期間がゼロの時点から検査／治療を開始することもまれではない．つまり，臨床的には"不妊の検査や治療を希望して受診したカップルは不妊症"として扱われる．

いわゆる"不妊期間"は結婚してからの期間ではなく，"妊娠希望が生じ，正常な性生活を営むようになり（定義あいまい），避妊をしなくなってからの期間"として計算される．同棲や事実婚の期間を含み，避妊期間は差し引かれる．

不妊症の治療においては，"不妊の検査や治療を希望して受診したカップルがその後どうなったか"ということが最も重要である．しかし，施設によって患者背景が大きく異なるので，全体の治療状況は単純に比較できないという理由で，通常は，生殖補助医療技術（assisted reproductive technology：ART）の治療成績のみを比較している．ART症例に限れば，採卵手術の施行数や胚（分割を始めた以降の受精卵）を子宮内に移植した数を分母，生児を得た出産の数を分子として，いわゆる妊娠率を算出し，客観的な統計の記載や成績比較が可能であるように見える．しかし，難しい症例（年齢が高い症例や反復失敗例，高度の排卵障害など）のARTをひかえること，他院に紹介してしまうこと，妊娠しやすそうな症例を早期にARTの対象にすることによって，みかけのART成功率は上昇する．

ARTに至るまでに治療を断念してしまったカップルのことは，ARTの統計（例えば日本産婦人科学会や自治体への報告）には出てこない．

第1章 生殖補助医療とは

2 不妊症の原因

挙児希望がかなえられていない"状況"を不妊と呼んでいるので、その原因は様々である。妊娠が成立するメカニズムの詳細は、現在でもわかっていない。不妊原因は"現在通常行われている不妊検査で異常のカテゴリーに入ると判定された所見"のことであって、検査をしてもはっきりした原因がみつからない不妊（原因不明不妊 unexplained infertility）が全体の10～50%を占めている。また、異常と判定されても、妊娠が不可能であるほど決定的な異常とは限らないし、原因はひとつとは限らない。実際には不妊症患者の多くは、不妊である原因が不明なままであるか、異常が見つかっても本当にそれが原因であるか確証がないまま不妊治療を受けている。

不妊の原因を調べるためには、まず全員にひととおりの検査（スクリーニング検査）を行い、スクリーニング検査で異常が見つかった場合には、二次検査を行う（図1）。

【図1】

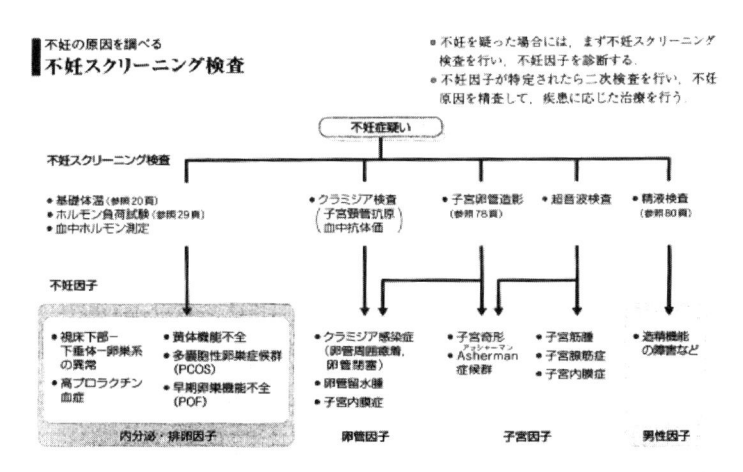

出典：石原理『イメージするからだのしくみ：婦人科』（医療情報科学研究所編『病気がみえる』vol.9分冊、2006年）79頁。

WHOによると，不妊症の原因は41％が女性のみ，24％が男女ともにあり，24％が男性のみ，11％が原因不明である。また，埼玉医科大学総合医療センターの1996年統計によれば，不妊症の原因は無排卵31％，卵胞および黄体機能異常29％，卵管因子33％，子宮内膜症17％，子宮筋腫17％，男性因子40％（重複あり）であった。

【男性不妊】

精巣で作られた精子は，精巣上体，精管を経て，精嚢に貯留される。そして前立腺由来の分泌物とともに精液を構成し，射精される。造精——輸送——貯留——射精，いずれの段階で異常があっても不妊となる。このうち，造精機能障害が男性不妊全体の70～80％を占める。造精機能が正常であれば，現在では，精巣から直接組織を採取し（精巣内精子採取術，testicular sperm extraction：TESE），回収された精子を顕微授精に用いることによって，妊娠成立を期待することができるが，高度の造精機能障害には今のところ決定的な治療法がなく，造精機能の評価が最も重要といえる。

男性不妊のスクリーニング検査法として，精液検査が行われている。精液量，精子濃度，精子運動率，形態などを観察，WHOの基準によって評価する。参考値であって，この値以下では妊娠できないという意味ではない。

主な精液所見の異常として，①乏精子症：精子濃度が2000万/ml未満，②精子無力症：前進する精子が50％未満，もしくは高速に直進する精子が25％未満，③奇形精子症：正常な形態の精子が15％未満，④無精子症：精液中に精子が存在しない，などがある。

男性因子の治療としては，男性に手術（精索静脈瘤が見つかったときなど）や投薬（代謝・循環改善剤や漢方治療が多い）を行って精液性状自体を改善させるという方向性もあるが，劇的な効果をあげることは少なく，得られた精子を用いて人工授精やARTを行うという方向に治療が発達している。

第1章　生殖補助医療とは

　人工授精（**intrauterine insemination：IUI**）：精子洗浄濃縮法により精液から精漿を取り除き，運動精子のみを濃縮して，子宮腔内に注入する方法。通常，数千万個の精子は子宮頸管を経て子宮腔内に到達するまでに減少し，卵の周囲に到達するのはわずか数十個といわれているので，この方法により子宮腔内に数千万個の精子を注入することによって，妊娠率の上昇が期待される。一般には，タイミング指導を4〜6か月行っても妊娠ができなかった場合，軽度の男性因子，頸管因子などが適応となる。人工授精には夫の精子を用いる配偶者間人工授精（artificial insemination with husband's semen：AIH）と，無精子症の場合に行われる配偶者ではない第三者の精子を用いる非配偶者間人工授精（artificial insemination with donor's semen：AID）がある。

【女性不妊】
1）内分泌（ホルモン異常）・排卵因子

　視床下部——下垂体——卵巣　というホルモン支配の流れがあり，いずれに異常が生じても排卵障害による不妊となる。視床下部からはGnRH，下垂体からはFSH（卵胞刺激ホルモン）とLH（黄体形成ホルモン），卵巣からはエストロゲン（卵胞ホルモン）やプロゲステロン（黄体ホルモン）などのホルモンが産生されている。排卵障害の背景として頻度の高いホルモン異常には，以下のような疾患がある。

　① 高プロラクチン血症：下垂体の腫瘍や内服している薬剤（うつ病の薬など）の影響で，下垂体からのプロラクチン分泌が亢進し，排卵を障害し，黄体機能不全を起こす。

　② 多嚢胞性卵巣：卵巣に多数の卵胞（卵巣内にできてくる，卵子を含む袋状の構造で，内部には卵胞液を含む）が生じるが，いずれも成熟せず排卵に至らない状態で，超音波により診断される。これに排卵障害と採血検査値の異常（従来の日本の診断基準では"LH高値"であったが，世界的な基準にあわせて，現在では"LH高値または男性ホルモンの高値"とされている）を伴うものを多嚢胞性卵巣症候群と呼んでいる。肥満に伴うものと，原因不明のものがある。

　③ 黄体機能不全：排卵後に卵巣には黄体とよばれる構造が形成され，プロゲステロン（黄体ホルモン）を分泌している。プロゲステロンは子宮の内膜を着床に適した状態に変える，妊娠成立の要とでもい

うべきホルモンである。プロゲステロンの分泌量，分泌期間，またはその両方の異常があるとき，黄体機能不全という。黄体期（排卵以降）の血中プロゲステロン低値により診断される。基礎体温上は高温相がしっかり形成されない，高温相の日数が短いなどの所見がある。卵巣刺激・排卵誘発を行うか，プロゲステロンを直接投与して治療する。

④ 若年で閉経となる早発卵巣不全や，Turner症候群をはじめとした原発性の卵巣不全では，治療は困難なことが多く，児を得るためには卵子や胚の提供が必要である。

2）卵管因子

卵管は，卵の捕捉，卵子と精子の輸送，精子の受精能獲得の促進，受精・卵割の場の提供，受精卵の子宮内への輸送など，妊娠の成立に重要な役割を果たしている。卵管機能が障害されると不妊となる。

卵管の通過性や卵管采周囲癒着の有無は，子宮卵管造影（Hysterosalpingography：HSG）により検査する。HSGにより，子宮の形態異常や子宮頸管の形状，骨盤内の癒着の状態も評価できる。二次検査としては腹腔鏡検査，卵管通色素法（腹腔鏡検査と同時に施行），卵管鏡などがある。

卵管が障害される原因としては以下のような疾患がある。

① クラミジア感染：卵管炎を起こして卵管の繊毛運動を障害する。また，骨盤腹膜炎を起こして卵管采周囲に膜状の癒着を形成する。子宮外妊娠の原因ともなる。

② 子宮外妊娠：子宮外妊娠のため卵管切除術を受けることにより卵管機能が失われる。卵管温存術式（線状切開法）であっても術後に卵管機能が失われてしまう場合がある。

③ 子宮内膜症：卵管周囲／卵管采周囲に癒着を形成し，卵管が卵を捕捉する機能を障害する。子宮内膜症は卵巣にチョコレート嚢胞を形成して卵巣機能を低下させ，また，腹腔内に炎症を起こすことによっても不妊症の原因になる。

④ 卵管間質部閉塞：子宮と卵管の移行部に不定形の物質が貯留し，

閉塞をきたすことがある。

　HSG，卵管通色素，卵管鏡の施行時に通過性が回復する場合がある（卵管機能が正常化するとは限らない）。卵管鏡，卵管カテーテルは有効な場合があるが，施行できる病院が限られる。卵管の顕微鏡下形成術による卵管機能の正常化は確実ではなく，最近はあまり行われない。ARTの成績向上と日本全国への普及に伴い，現在では卵管因子の治療には体外受精が行われることが多い。

3）子宮因子（子宮頸管因子，着床因子）

　子宮頸部に異常がある場合，精子の侵入が阻害され不妊になる。子宮体部に異常がある場合は，胚の着床が阻害され，不妊や不育（流産）の原因となる。子宮の状態は内診，経腟超音波検査，HSGにより検査し，異常が疑われる場合にはさらにMRI，子宮鏡検査などを行う。子宮に異常をきたす原因としては以下のような疾患がある。①子宮筋腫，②子宮奇形や，先天性の子宮〜腟の形成不全，③子宮腺筋症，④子宮の手術既往（子宮筋腫の切除術や，子宮頸部の腫瘍に対する円錐切除術など），⑤Asherman症候群：流産手術や子宮内膜炎により子宮腔内の癒着をきたしたもの。

　子宮の形態異常に対しては手術的治療が検討される。Asherman症候群の場合には，子宮鏡下の癒着剝離術が行われている。

　形態的に子宮頸部が正常にみえても，頸管粘液の分泌不全や，抗精子抗体などの免疫異常により，精子が子宮内に進入できない場合がある。ヒューナー試験や精子不動化試験により診断する。

　ヒューナー試験：自然周期の排卵日に性交を指示，12時間以内に頸管粘液をとり，頸管粘液内に運動精子がいるか検査する方法。

　頸管因子に対してはその程度や抗精子抗体の有無により，人工授精，体外受精，顕微授精が選択される。

3 生殖補助医療技術

1）ARTの種類

生殖補助医療技術（assisted reproductive technology：ART）とは，ヒト精子・卵子・受精卵（胚）を対象とした生殖技術で，配偶子（精子・卵子）に人為的な操作を加えることで受精させる方法である。2006年現在，日本で生まれる子どもの65人にひとりはARTにより妊娠，出生した子どもたちと推定されている。

なお，広義のARTとして人工授精（AIH，AID）を含めてARTと呼んでいる場合もある。

現在日本において一般に行われているARTでは，

① 体外受精（in vitro fertilization：IVF），または，② 顕微授精，とくに卵細胞質内精子注入法（intracytoplasmic sperm injection：ICSI）により受精を成立させ，受精卵（胚）は，胚移植（embryo − transfer：ET）により子宮内に移され，着床する。

なお，受精（fertilization）とは，卵子と精子が出会ってから，精子が卵子に進入し2つの細胞が融合するまでの過程全体を指し，授精（insemination）とは，卵子もしくは生殖器（腟内や子宮内）に精子を注入する行為を指す。したがって人工授精や顕微授精では"授精"の方を用いる。

2）ARTの流れ

ARTは以下の手順で行われる。

① 排卵誘発：良好な卵子を多数得る目的で，女性に薬剤を投与し，卵胞の発育を促進する。クロミフェン（内服薬）とFSHの注射薬がある。さらに，女性自身の下垂体から分泌されるLHを抑制することにより，採卵手術前に自然排卵が起きてしまうことを防ぎ，均一な卵胞を多数発育させることが可能となる。GnRHアゴニストがその製剤であり，点鼻や注射により使用される。最近，より短期に下垂体を抑制するGnRHアンタゴニスト製剤も使用可能となった。

第1章 生殖補助医療とは

卵胞を最終的に成熟させ，受精能を持った卵子を得るために，LHまたはヒト絨毛性ゴナドトロピン（human chorionic gonadtropin：hCG）製剤を，採卵約36時間前に注射する。

② 採卵手術：初期には開腹または腹腔鏡を用いて採卵が行われていたが，現在では経腟超音波でモニターしながら，経腟的に卵巣を穿刺し，複数個の卵子を回収する。

③ 採精：用手法により精子を採取する（射出精子）。造精機能の障害や精子の輸送異常により射出精子が得られない場合，精巣から手術的に組織を採取し，精子を回収する技術（TESE）を用いる。

④ 受精：通常の体外受精（conventional IVF）では，採卵手術により得られた卵子を含む培養液中に，濃度を調整した精子を加えることにより，受精が成立する（媒精）。媒精では受精が成立しない場合には，顕微鏡下に精子を卵子細胞質内に注入することにより，受精を成立させる（ICSI）。

⑤ 受精卵（胚）の培養：受精卵（胚）は受精後約48時間で4細胞まで卵割し，胚移植に用いられる。さらに体外での培養を続け，着床直前の状態（胚盤胞）まで卵割させてから移植する方法もある。

⑥ 胚移植（ET）：カテーテルを用い，子宮腔内に胚を注入する。移植胚個数を何個にするかは多胎リスクに直結する。

⑦ 胚の凍結，保存，融解胚移植：採卵周期にETした胚（新鮮胚）以外にも妊娠成立を期待しうる胚が存在するとき，胚の凍結，保存，融解胚移植が可能である。この方法によるメリットは，1回の採卵で複数回のETが可能となることであり，(1) 総合的な妊娠率の向上，(2) 採卵手術回数の減少が期待できる。また，(3) 卵巣過剰刺激となってしまった場合，同周期に妊娠が成立することは卵巣過剰刺激症候群のさらなる悪化を招くので，全ての胚を凍結することによって卵巣過剰刺激症候群の重症化を回避することができ，(4) 1回のET個数を制限して残りを凍結に回すことにより，多胎妊娠のリスクを低下させることができる。

⑧ 黄体ホルモンの補充：採卵周期には黄体機能不全を高率にきたすので，妊娠黄体維持の目的でhCGを投与するか，黄体ホルモン製

剤を注射，内服，腟内投与などの方法で補充する。

⑨ ET 約 2 週間後に hCG 測定により妊娠判定を行う。妊娠が成立していた場合，超音波検査で胎児心拍が確認されるまで黄体ホルモンの補充を続ける。

【他の ART】

配偶子卵管内移植法（gamete intefallopian transfer：GIFT）：卵と精子を卵管内に移植する方法。現在ほとんど施行されない。

3）ART に伴うリスク

ART に伴うリスクには以下のようなものがある。必ず事前に文書を用いて説明し，インフォームド・コンセントを得る。

① 卵巣過剰刺激症候群（ovarian hyper－stimulation syndrome：OHSS）：卵巣刺激／排卵誘発に用いる FSH／hCG 注射により多数の卵胞が発育，排卵し，卵巣からのホルモン等の産生が高くなりすぎるために，卵巣腫大，血管透過性の亢進による腹水や胸水の貯留，低蛋白血症，血液濃縮などをきたす病態。OHSS は月経開始ころから自然に軽快するが，妊娠が成立した場合には，絨毛（胎盤になる組織）が hCG を産生し，卵巣を刺激するため，さらに重症となる。hCG によって排卵誘発した症例の 20～30％，体外受精の 5～10％ に OHSS が発生し，その 1～3％ が重症化する。肝不全，腎不全，急性呼吸促迫症候群，播種性血管内凝固症候群（DIC）や血栓症（脳血栓，肺塞栓）となり，死亡することもある。また，腫大した卵巣が捻転を起こすと，緊急手術となる。救命のため，やむを得ず成立した妊娠を中絶する場合がある。中絶後には OHSS はすみやかに改善する。

OHSS を防ぐために排卵誘発剤の使用法を工夫し，エコーや採血検査によるモニターを行うが，内分泌的背景により OHSS が避けられない場合がある。育っている卵胞の数がきわめて多い場合，採卵を中止する。また，妊娠による悪化を防ぐため，採卵してもその周期には ET を行わず，すべての胚を凍結保存する。

OHSS が発症してしまった場合には，2 週間から 2 か月間に及ぶ入

第1章 生殖補助医療とは

院治療が必要になる。輸液，アルブミン投与，腹水や胸水の穿刺排液，低用量ドパミン持続投与などにより治療する。

② 採卵手術に伴うリスク：卵巣の穿刺はエコーでモニターしながら慎重に行う。子宮や膀胱を穿刺しないと採卵ができない場合がある。子宮や卵巣からの出血が多いとき，血管の損傷等が発生したときには開腹して止血術を行わなければならない。また，その他の合併症として，腟壁からの出血，膀胱・尿管・腸管の穿刺／損傷，感染（膿瘍形成）などがあり，これらの治療のために開腹しなければならないことがある。こうした合併症の発生率は1％以下といわれている。

採卵時には静脈麻酔を行うため，まれに呼吸抑制や血圧低下がみられる。喘息，薬剤アレルギー，高血圧，甲状腺疾患等の既往のある人は，通常の麻酔薬使用のリスクが高く，薬剤の変更が必要である。

③ 多胎妊娠：日本産科婦人科学会は2007年末現在3個までの胚移植を認めている。3個の胚を移植すると妊娠成立例の数％が品胎（みつご）となる。品胎では1500g未満での早産が増加し，出生児に障害を残すリスクが高い。既に一部の施設では通常胚移植個数を2個以下に制限し，一卵性双胎の合併などの特殊な場合を除き，品胎にはならない治療方針をとっている。2個の胚移植では，妊娠例の約20％が双胎（ふたご）になる。双胎妊娠は品胎よりはリスクは低いものの，やはり早産および未熟児の出生する確率が高くなり，また，切迫流産・切迫早産・妊娠性高血圧のため長期の入院管理が必要となることがある。

④ 妊娠そのものに伴うリスク：ARTでは子宮外妊娠のリスクは2〜11％といわれ，自然妊娠における割合（0.3〜1.3％）よりも高い。また，JacksonらのメタアナリシスによればJackson(2004)，自然妊娠に比べARTでは多胎でなくても周産期死亡，早産，低出生体重児，胎児発育遅延，妊娠性高血圧症候群，妊娠糖尿病，前置胎盤などの産科合併症のリスクが高く，帝王切開率が高い[1]。

---

[1] Jackson RA, Gibson KA et al: perinatal outcomes in singletons following in vitro fertilization: A meta-analysis. Obstet Gynecol, 103: 551-563, 2004.

生殖補助医療

現在の日本における妊産婦死亡率は出産10万件あたり約6人、2004年の総死亡者数は49人である。ただし、日本産科婦人科学会周産期委員会の調査によれば、2004年に出産した妊婦で、妊娠出産に伴い、重い意識障害や多臓器不全、脳出血、子宮破裂、肺塞栓、2,000ml以上の大量出血など、母体に緊急治療が必要なケースが少なくとも年間2,300件以上あり、これに基づく推計で出産の250件に1件は生命の危険を伴うとされている。

なお、2006年時点で日本の高次医療機関(ハイリスク妊娠や母体救急搬送を受ける病院)における帝王切開率は40%を超える場合もあり、帝王切開による分娩では術後の腸閉塞、血栓症、母体死亡率いずれも経膣分娩より高い。

代理懐胎では第三者女性が妊娠出産リスクを負うことになる。代理懐胎を引き受ける女性は一般に年齢が若い、基本的に健康体である、すでに出産経験があるなど、平均よりもリスクが低くなる因子を持っていると推定される。しかし、多胎となるリスクに加え、妊娠の成立・維持のための薬剤投与の影響があり、妊娠中に減胎手術・羊水穿刺による染色体検査・中絶手術などを要求される可能性もあるため、妊娠に伴うリスクが自然妊娠よりも低いとは言い切れない。羊水検査の結果異常がみつかり中絶が選択される場合には中期中絶となり、日本においては通常プロスタグランディン膣錠投与により子宮頸部の開大と子宮収縮を起こし、死産とするという方法がとられている。これに伴い子宮破裂や大量出血、子宮内感染などの問題が生じる場合があり、開腹手術による止血のほか子宮摘出、輸血、母体の死亡が生じ得る。中絶が代理懐胎の依頼者からの要請である場合、こうした重大な結果を生じうる中絶に関する自己決定権が侵害されてよいかという問題がある。

また、卵子や胚の提供を受けた50歳以上の出産において出産時の大量出血が多いとの症例報告が近年慶應大学病院や日赤医療センターからなされている。卵子／胚提供の実数が把握されていないため、日本人における統計的リスクは不明であるが、極めてリスクが高いおそれがある。

⑤ 先天異常の可能性：ART による妊娠では，自然妊娠に比べて，全体としての出生児の染色体異常および先天異常発生率は明らかに高くはない（約 1.5%）と報告されている。47 XXY などの染色体異常，ゲノム刷り込み異常，男性不妊などの異常は増加すると言われている。児の長期予後，とりわけ次世代以降への影響については，現時点ではわかっていない点がある。

4）加齢と ART の成功率

37 歳以後に，女性の妊孕性は急速に低下し，ART の成績も低下する。Leridon のシミュレーションによれば，不妊症カップルが ART により児を得る確率は，30 歳で治療をスタートした場合 50%，35 歳スタートで 25%，40 歳スタートでは 3% に過ぎない[*2]。40 歳以上の，加齢に起因する不妊では，配偶者間の ART は有効な治療法ではない。

5）婦人科疾患と妊孕性の障害

婦人科疾患により子宮の機能が失われた場合または卵巣の機能が両側ともに失われた場合には，配偶者間の ART では妊娠できなくなる。婦人科腫瘍，特に子宮癌／卵巣癌において，癌を根治させることと妊孕性の温存はしばしば両立が困難である。

日本産科婦人科学会の婦人科腫瘍委員会の統計によれば，2004 年に日本全国 260 施設より登録された婦人科浸潤癌患者のうち，40 歳未満の患者数は，子宮頸癌 1253 人，子宮体癌 2821 人，卵巣癌 362 人であった。

1）子宮頸癌；上皮内癌までの進行であれば，子宮頸部の円錐切除術のみを行い，子宮体部を残すことが可能だが，術後は精子の子宮内への進入が障害され，人工授精を必要とすることがある。浸潤癌では子宮全摘を行うことが通常だが，子宮頸部のみを広汎に切除する術式も一部の病院では試みられている。また，卵巣に転移がないと考えら

---

*2 Leridon H: How effective is assisted reproduction technology? A model assessment. Rev Epidemiol Sante Publique. 53: 119-127, 2005.

れる症例では卵巣を残すことがある。本来は卵巣からのホルモン分泌を残し，術後のホルモン補充療法を回避するための処置だが，後述のIVFサロゲートを依頼できれば遺伝的な自分の児を得られる可能性が残ることにもなる。

2）子宮体癌；子宮内膜に限局する高分化腺癌では黄体ホルモン療法により，子宮温存を試みる場合がある。ただし，子宮内膜に限局していると判断されていても，100％確実な診断ではないので，癌が急速に進行し死亡するリスクを有する。また，卵巣に転移しうること，卵巣ホルモンであるエストロゲンにより増殖する癌であることから，卵巣を残すことにもリスクがある。

3）卵巣癌；片側の卵巣だけに癌がとどまっている場合には，病側の卵巣のみを切除して健側の卵巣と子宮を残せる場合がある。術後に抗癌剤投与が行われた場合，卵巣が温存されていても機能が障害されることがある。

4）他科の癌；全身の抗癌剤治療により卵巣機能が障害される場合がある。治療前に卵巣から卵子を回収して凍結，将来ARTに用いるという方法がある。しかし，小児やパートナーのいない女性では未受精の卵子を凍結保存することになり，これは受精卵と比べて技術的に困難であるために，まだ研究的な医療である。卵巣の組織を採取して凍結，将来解凍して自家または他家移植する方法も研究中である。

5）良性腫瘍など；子宮筋腫，良性卵巣嚢腫，子宮内膜症などでは，基本的に腫瘍部分のみを切除して妊孕性を温存する手術が選択される。しかし，再発を繰り返した場合や，正常な子宮／卵巣部分が残せない場合には，妊孕性が失われる場合がある。また，妊娠に関連した子宮からの大量出血（絨毛性疾患，頸管妊娠，常位胎盤早期剥離，癒着胎盤，前置胎盤，弛緩出血，子宮破裂など）により，生児が得られていないまま，子宮を全摘せざるをえない場合がある。

第1章 生殖補助医療とは

【図2：第三者の関与する生殖のあり方】

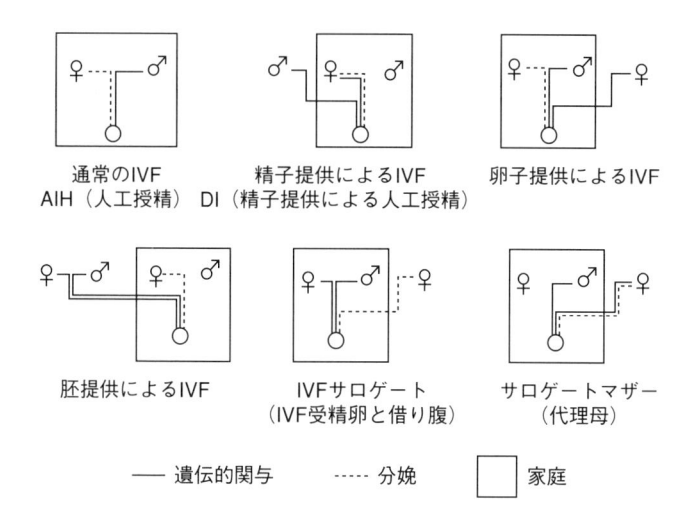

通常のIVF　　　　精子提供によるIVF　　　卵子提供によるIVF
AIH（人工授精）　DI（精子提供による人工授精）

胚提供によるIVF　　IVFサロゲート　　　　サロゲートマザー
　　　　　　　　　（IVF受精卵と借り腹）　　（代理母）

―― 遺伝的関与　　　…… 分娩　　　□ 家庭

出典：石原理「生殖革命の進展――体外受精，クローン，代理母――」日産婦埼玉地方部会誌 32: 5-16, 2002.

4 非配偶者間の治療とその問題

通常のARTで妊娠が成立しない場合，以下のような方法がある[*3]。現在日本産科婦人科学会の倫理基準で認められているのは，非配偶者間人工授精（AID）のみである。

① AID：夫以外の男性から提供された精子を用いて人工授精法を行うこと。無精子症が適応となる。日本でも1940年代から限られた施設で行われている。

② 卵子の提供（egg donation）：妻以外の第三者女性から提供された卵子を用いて体外受精を行うこと。卵巣機能不全（加齢や疾病によ

[*3] 石原理「生殖革命の進展――体外受精，クローン，代理母――」日産婦埼玉地方部会誌 32: 5-16, 2002.

る）により卵子が得られない場合が適応となる。第三者女性には卵巣刺激／排卵誘発のリスクと採卵手術のリスクが発生する。donationを受けた妻が高齢の場合，妻には高齢妊娠／出産のリスクが発生する。

③ 胚の提供：第三者の成人男女のIVF-ETなどで生じた，いわゆる余剰胚の提供を受け，これを妻の子宮内に移植する方法。ただし，胚凍結技術の発達により，"余剰な"胚は生じにくくなっており（自分のために保存しておけるので），"生児を得た女性がそれ以上の妊娠を希望せず，凍結保存していた胚について，廃棄するかわりに提供を申し出た場合"に提供が生じる。男性の無精子症 and/or 女性の卵巣機能不全が適応である。donationを受けた妻が高齢の場合，妻には高齢妊娠／出産のリスクが発生する。

④ 伝統的サロゲート（surrogacy）：夫の精子を用いて第三者女性に人工授精法を行い，その女性に妊娠，出産してもらう方法。妻に卵巣も子宮もない場合が適応となる。第三者女性には妊娠／出産のリスクが発生する。

⑤ IVFサロゲート（IVF surrogacy）：夫の精子と妻の卵子を体外受精させて得た胚を第三者女性の子宮に移植し，妊娠，出産してもらう方法。妻に機能性の子宮がない場合が適応となる。妻には卵巣刺激／排卵誘発のリスクと採卵手術のリスクが発生し，第三者女性には妊娠／出産のリスクが発生する。

日本産科婦人科学会では④，⑤をあわせて"代理懐胎"と呼んでいる。用語はしばしば混乱して用いられるが，サロゲートマザー（surrogate mother）とは，本来，他人のために妊娠している女性をさし，方法を指すものではなく，方法として④，⑤の場合がある。

ARTのもたらしたものの一つは，生殖の性交からの分離であり，生殖への第三者の介入を可能にしたことである。

第1章 生殖補助医療とは

5 母子相互作用

妊娠中より母親は妊娠を受動し,胎児存在を意識し,胎動を頻繁に感じることにより胎児との相互作用を形成する。このように出産前から母子相互作用は形成されている。出産直後の接触(抱き,見つめ,授乳する)によりさらに多くの相互作用が発生し,精神的結合により母親としての自己像形成と,児を自分の子であるとする認知が生じるという。

代理懐胎においても妊娠中より母子相互作用は形成されており,"代理"の呼称はあくまで依頼者の視点からみたものである。

言うまでもなく母子関係は,生物学的側面だけでなく,社会的・文化的側面が大きい。第三者の介入するARTにおいて,生物学的に複数の親(卵子を提供した親,精子を提供した親,子宮を提供した親)が発生し,養育する親を加えて多元的な親子関係が発生している。いずれの親子関係に親権や養育の義務を強く与えるべきであるかということは子の福祉を優先したうえでの社会的な要請と契約により判断されることであり,単一の親子関係を残して他を離断することは不適切な場合もあろう。

上杉は,複数の親が併存し,多元的親子関係を形成することは人類学的には珍しいことではなく,法的にも可能であると述べ,複数の家族間を親／子が行き来する(出自がopenで,互いに訪問権を有する),相互浸透的家族の概念を提唱している[*4]。

(岡垣竜吾・石原理)

[*4] 上杉富之「現代生殖医療と『多元的親子関係』——人類学のパースペクティブ」成城文藝 181: 17-32, 2003.

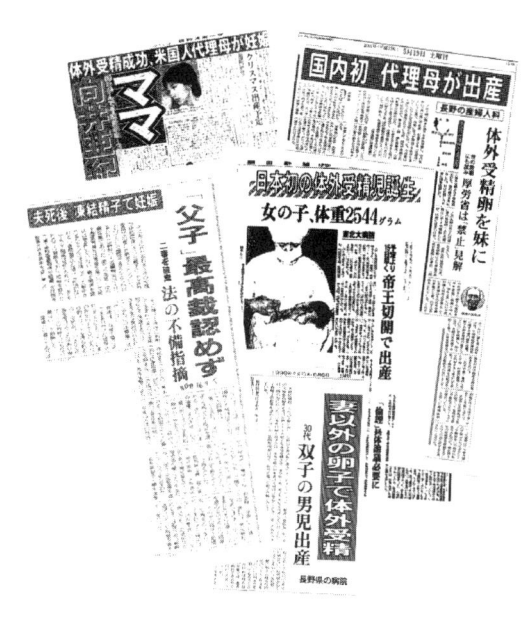

第2章　日本における生殖補助医療の規制状況と実施状況

生殖補助医療に関する新聞記事

生殖補助医療

概 要

<沿 革>

世界初の体外受精児の誕生から5年後の1983年10月14日,日本でも夫の精子と妻の卵子を用いた体外受精児が初めて誕生した。この日の各紙夕刊を見ると,「力強い産声……おめでとう」(毎日新聞),「子宝切望の夫婦へ光」(読売新聞)といった大見出しと共に体外受精技術や出産までの経緯の説明,誕生した子どもの両親の手記,有識者のコメント等の構成がとられている。不妊で悩む患者に大きな希望を与える「明るいニュース」としての扱いである。が同時に,今後,体外受精技術が非配偶者間体外受精等に拡大して利用される可能性があることから,社会的ルール作りが必要だ,とも指摘された。しかしながら,法制化に向けた議論には至らず,子どもの誕生直前に日本産科婦人科学会が策定した会告「体外受精・胚研究に関する見解」(1983年6月)をもって対応されることになる。

生殖補助技術のあり方が本格的に公的議論の俎上に上ったのは,日本初の体外受精児誕生から15年経った1998年である。この年,長野県の産婦人科医が,1995年に早期卵巣不全の妻の妹から提供された卵子と夫の精子を用いた非配偶者間体外受精を実施し,翌年,子どもが誕生したことを明らかにした。これは,配偶者間体外受精のみを認めた上記学会会告に反する施術であることから,学会は実施者であるこの医師を除名した。しかし,そもそも産婦人科医など医師の同学会への法的加入義務はなく,医師は会告に違反して除名処分を受けても,医業遂行上,法的な不利益を受けることはない[*5]。生殖補助医療に関する社会的議論を喚起するために自ら公表した同医師が,除名後,非配偶者間体外受精の実施を自粛するはずもなかった。この一件をとおして,日本産科婦人科学会の会告および懲戒処分という自主ルールで

[*5] 2004年4月に開始した特定不妊治療費助成制度では,指定医療機関を日本産科婦人科学会見解に基づく登録施設としているため,本制度の適用においては,学会不加入はデメリットとなる。

第2章　日本における生殖補助医療の規制状況と実施状況

【表1　日本産科婦人科学会会告】（一部・初版年代順）

1) 体外受精・胚移植に関する見解（2006年改定）
2) 生殖補助医療実施医療機関の登録と報告に関する見解（2006年，従来の登録に関する各「見解」を統合）
3) ヒト胚および卵子の凍結保存と移植に関する見解（2006年改定）
4) 顕微授精に関する見解（2006年改定）
5) 生殖補助医療における多胎妊娠防止に関する見解（2008年改定）
6) 非配偶者間人工授精に関する見解（2006年改定）
7) 代理懐胎に関する見解（2003年）
8) 精子の凍結保存に関する見解（2007年）

は，生殖補助医療の「暴走」を食い止められない，このことに社会はようやく気づくのだ。

こうして厚生省は，厚生科学審議会先端医療技術評価部会の下に，生殖補助医療の問題について専門的・集中的に審議するための「生殖補助医療に関する専門委員会」を1998年10月に設置し，同委員会は2年の審議を経て，2000年12月28日に「精子・卵子・胚の提供等による生殖補助医療のあり方についての報告書」を発表した。同報告書は，生殖補助医療のあり方についての青写真を示すもので，その内容を実現させる具体的な制度設計はなされていなかった。そのため，同年6月，厚生労働省厚生科学審議会の下に「生殖補助医療部会」が設置され，「精子・卵子・胚の提供等による生殖補助医療制度の整備に関する報告書」が2003年4月に発表された。また，法務省法制審議会においても，出生児の民法上の親子関係について法整備を行うために「生殖補助医療関連親子法制部会」が同年2月に設置された。そして，同部会は，2003年7月に「精子・卵子・胚の提供等による生殖補助医療により出生した子の親子関係に関する民法の特例に関する要綱中間試案」を発表するに至るのである。

こうして，わが国における生殖補助医療の規制に関する政府内での議論が終了し，これら報告書に基づく法案が2004年の通常国会に提出されることが予定されていた。しかし，2008年7月現在まで，法

案は国会に提出されていない。

一方で、生殖補助医療を巡る問題は、提供卵子を用いた体外受精によって60代の女性が出産したケース、子宮摘出により出産することのできない娘の代理母となって50歳代の女性が子どもを出産したケース、また、代理母の公募、など次々と生じている。また、亡夫の凍結精子を用いた体外受精によって生まれた子どもの死後認知請求訴訟や、海外での代理母契約を通じて出生した子どもの出生届不受理に対する不服申し立てについての裁判も起きている。

このような事態を受けて、2006年11月、法務相と厚生労働相は日本学術会議に対し、生殖補助医療、とりわけ、代理懐胎に関する審議を要請した。1年以上に及ぶ審議の末、2008年3月7日、同会議の「生殖補助医療の在り方検討委員会」は、代理母を法律で原則禁止すべき、との報告書をまとめた。この報告書がどのように反映されるのか、今後の動向に注目したい。

＜規制の概要＞

上述のように、現在まで生殖補助医療に関する法律は制定されておらず、また政府指針等による公的規制はない。もっとも、生殖補助医療を実施しているほとんどの医師が日本産科婦人科学会に加入しており、その会告が事実上の規制となっているのが現状である。生殖補助医療に直接関係する会告は、8つある（表1）。本書では、「生殖補助医療実施医療機関の登録と報告に関する見解」以外を掲載することとする。

＜実施状況＞

日本産科婦人科学会は、1986年以降、生殖補助医療（AIHを除く）の実施に関し、会員に施設登録及び実施報告を義務付けている。2005年度の実施報告の集計は以下のとおりである[*6]。体外受精児の出生児数が19,112人（表7）であることは、2005年の総出生児（1,062,530人）の55人に1人が体外受精によって生まれた子どもであることを示している。

第2章 日本における生殖補助医療の規制状況と実施状況

【表2 2005末の登録施設数と回答率】

登録施設数	641
回答施設数	626
回答率	97.7%
実施施設数	552
実施しなかった施設数	74
非配偶者間人工授精実施施設	18

【表3 実施・妊娠・分娩報告施設数 (2005年)】

	実施施設数	妊娠報告施設数	生産分娩例報告施設数
新鮮胚(卵)を用いた治療による妊娠・分娩例報告施設数（顕微授精を除く）			
IVF・ET	542	491(90.6%)	457(84.3%)
GIFT	9	5(55.6%)	3(33.3%)
ZIFT	4	3(75.0%)	1(25.0%)
その他	3	1(33.3%)	1(33.3%)
顕微授精法(新鮮卵)を用いた治療による妊娠・分娩例報告施設数			
子宮腔内移植 射精精子	361	318(88.1%)	305(84.5%)
子宮腔内移植 その他の採精精子	173	114(65.9%)	93(53.8%)
卵管内移植 射精精子	9	6(66.7%)	6(66.7%)
卵管内移植 その他の採精精子	3	2(66.7%)	1(33.3%)
その他	3	2(66.7%)	0(0.0%)
凍結融解胚(受精卵)を用いた治療による妊娠・分娩例報告施設数（顕微授精によるものも含む）			
子宮腔内移植	435	333(76.6%)	304(69.9%)
卵管内移植	2	0(0.0%)	0(0.0%)
凍結融解未受精卵を用いた治療による妊娠・分娩例報告施設数			
子宮腔内移植 射精精子	9	4(44.4%)	4(44.4%)
子宮腔内移植 その他の採精精子	3	1(33.3%)	1(33.3%)
卵管内移植 射精精子	0	0	0
卵管内移植 その他の採精精子	0	0	0

＊6 「平成18年度倫理委員会 登録・調査委員会報告（2005年分の体外受精・胚移植等の臨床実施成績および2007年7月における登録施設名）」をもとに作成。

生殖補助医療

【表4 新鮮胚（卵）を用いた治療成績（顕微授精を除く）(2005年)】

	IVF-ET	GIFT	ZIFT	その他	合計
患者総数	30,426	84	11	27	30,548
治療周期総数	42,685	91	11	35	42,822
採卵総回数	40,334	91	11	35	40,471
採卵総回数／治療周期総数	94.5%	100.0%	100.0%	100.0%	94.5%
移植総回数	29,232	91	11	3	29,337
妊娠数	8,875	14	3	1	8,893
移植当たり妊娠率	30.4%	15.4%	27.3%	33.3%	30.3%
採卵当たり妊娠率	22.0%	15.4%	27.3%	2.9%	22.0%
流産数	1,943	3	2	0	1,948
妊娠当たり流産率	21.9%	21.4%	66.7%	0.0%	21.9%
子宮外妊娠数	214	0	0	0	214
多胎妊娠数	1,419	1	0	1	1,421
双胎	1,325	1	0	1	1,327
三胎	94	0	0	0	94
四胎	0	0	0	0	0
五胎以上	0	0	0	0	0
妊娠当たり多胎率	16.0%	7.1%	0.0%	100.0%	16.0%
生産分娩数	5,621	8	1	1	5,631
移植当たり生産率	19.2%	8.8%	9.1%	33.3%	19.2%
死産分娩数	30	0	0	0	30
出生児数	6,694	9	1	2	6706
妊娠後経過不明数	1,067	3	0	0	1,070

【表5 顕微授精（新鮮卵）を用いた治療成績 (2005年)】

	子宮腔内移植		卵管内移植			
	射精精子	その他の採精精子	射精精子	その他の採精精子	その他	合計
患者総数	28,562	1,911	153	10	30	30,666
治療周期総数	44,553	2,802	172	10	42	47,579
採卵総回数	42,478	2,689	169	10	42	45,388
採卵総回数／治療周期総数	95.3%	96.0%	98.3%	100.0%	100.0%	95.4%
移植総回数	28,895	1,900	166	9	13	30,983
妊娠数	7,523	454	37	3	2	8,019
移植当たり妊娠率	26.0%	23.9%	22.3%	33.3%	15.4%	25.9%
採卵当たり妊娠率	17.7%	16.9%	21.9%	30.0%	4.8%	17.7%
流産数	1,793	98	12	1	1	1,905
妊娠当たり流産率	23.8%	21.6%	32.4%	33.3%	50.0%	23.8%
子宮外妊娠数	116	5	0	0	0	121
多胎妊娠数	1,140	70	4	0	0	1,214
双胎	1076	65	4	0	0	1,145
三胎	64	5	0	0	0	69
四胎	0	0	0	0	0	0
五胎以上	0	0	0	0	0	0
妊娠当たり多胎率	15.2%	15.4%	10.8%	0.0%	0.0%	15.1%
生産分娩数	4,614	286	19	1	0	4,920

第 2 章　日本における生殖補助医療の規制状況と実施状況

移植当たり生産率	16.0%	15.1%	11.4%	11.1%	0.0%	15.9%
死産分娩数	42	3	0	0	0	45
出生児数	5,502	339	22	1	0	5,864
妊娠後経過不明数	958	62	6	1	1	1,028

【表6　非配偶者間人工授精（AID）の治療成績 (2005年)】

患者総数	1,130
AID周期総数	3,958
妊娠数	213
流産数	32
子宮外妊娠数	3
生産分娩数	101
死産分娩数	0
出生児数	94
妊娠後経過不明数	77

【表7　治療法別出生児数および累積出生児数 (2005年)】

	治療周期総数	出生児数	累積出生児数
新鮮胚（卵）を用いた治療	42,822	6,706	75,711
凍結胚（卵）を用いた治療	35,069	6,542	30,194
顕微授精を用いた治療	47,579	5,864	48,964
合計	125,470	19,112	154,869

＊凍結融解胚を用いた治療成績と凍結融解未受精卵を用いた治療成績の合計

(神里彩子)

1 日本産科婦人科学会会告

1）体外受精・胚移植に関する見解（2006年4月改定）

体外受精・胚移植（以下，本法と称する）は，不妊の治療，およびその他の生殖医療の手段として行われる医療行為であり，その実施に際しては，わが国における倫理的・法的・社会的基盤に十分配慮し，本法の有効性と安全性を評価した上で，これを施行する。

1. 本法はこれ以外の治療によっては妊娠の可能性がないか極めて低いと判断されるもの，および本法を施行することが，被実施者またはその出生児に有益であると判断されるものを対象とする。
2. 実施責任者は日本産科婦人科学会認定産婦人科専門医であり，専門医取得後，不妊症診療に2年以上従事し，日本産科婦人科学会の体外受精・胚移植の臨床実施に関する登録施設（注）において1年以上勤務，または1年以上研修を受けたものでなければならない。また，実施医師，実施協力者は，本法の技術に十分習熟したものとする。
3. 本法実施前に，被実施者に対して本法の内容，問題点，予想される成績について，事前に文書を用いて説明し，了解を得た上で同意を取得し，同意文書を保管する。
4. 被実施者は婚姻しており，挙児を強く希望する夫婦で，心身ともに妊娠・分娩・育児に耐え得る状態にあるものとする。
5. 受精卵は，生命倫理の基本にもとづき，慎重に取り扱う。
6. 本法の実施に際しては，遺伝子操作を行わない。
7. 本学会会員が本法を行うに当たっては，所定の書式に従って本学会に登録，報告しなければならない。

（注）今回の改定以前からの登録施設に関しては，「体外受精・胚移植，およびGIFTに関する登録施設」と読み替えるものとする。

第2章 日本における生殖補助医療の規制状況と実施状況

2）ヒト胚および卵子の凍結保存と移植に関する見解（2006年4月改定）

ヒト胚および卵子の凍結保存と移植（以下，本法と称する）は，体外受精・胚移植や顕微授精の一環として行われる医療行為である。その実施に際しては，本学会会告「体外受精・胚移植に関する見解」，および「顕微授精に関する見解」を踏まえ，さらに以下の点に留意して行う。

1．この見解における凍結保存と移植の対象は，本学会会告「体外受精・胚移植に関する見解」，および「顕微授精に関する見解」に基づいて行われた体外受精・胚移植または顕微授精等で得られた胚および卵子である。

2．本法の実施に当たっては，被実施者夫婦に，本法の内容，問題点，予想される成績，目的を達した後の残りの胚または卵子，および許容された保存期間を過ぎたものの取り扱い等について，事前に文書を用いて説明し，了解を得た上で同意を取得し，同意文書を保管する。

3．胚の凍結保存期間は，被実施者夫婦の婚姻の継続期間であってかつ卵子を採取した女性の生殖年齢を超えないこととする。卵子の凍結保存期間も卵子を採取した女性の生殖年齢を超えないものとする。凍結融解後の胚および卵子は，卵子を採取した女性に移植するが，施術ごとに被実施者夫婦の同意を取得し，同意文書を保管する。

4．本法の実施に当たっては，胚および卵子の保存やその識別が，安全かつ確実に行われるよう十分な設備を整え，細心の注意を払わなければならない。

5．本学会会員が本法を行うにあたっては，所定の書式に従って本学会に登録，報告しなければならない。

3）顕微授精に関する見解（2006年4月改定）

顕微授精（以下，本法と称する）は，高度な技術を要する不妊症の治療行為であり，その実施に際しては，わが国における倫理的・法

的・社会的基盤に十分配慮し，本法の有効性と安全性を評価した上で，これを実施する。本法は，体外受精・胚移植の一環として行われる医療行為であり，その実施に際しては，本学会会告「体外受精・胚移植に関する見解」を踏まえ，さらに以下の点に留意して行う。

1. 本法は，男性不妊や受精障害など，本法以外の治療によっては妊娠の可能性がないか極めて低いと判断される夫婦を対象とする。
2. 本法の実施に当たっては，被実施者夫婦に，本法の内容，問題点，予想される成績について，事前に文書を用いて説明し，了解を得た上で同意を取得し，同意文書を保管する。
3. 本学会会員が本法を行うに当たっては，所定の書式に従って本学会に登録・報告しなければならない。

4）非配偶者間人工授精に関する見解（2006年4月改定）

精子提供による非配偶者間人工授精（artificial insemination with donor semen ; AID, 以下本法）は，不妊の治療として行われる医療行為であり，その実施に際しては，我が国における倫理的・法的・社会的基盤に十分配慮し，これを実施する。

1. 本法以外の医療行為によっては，妊娠の可能性がないあるいはこれ以外の方法で妊娠をはかった場合に母体や児に重大な危険がおよぶと判断されるものを対象とする。
2. 被実施者は法的に婚姻している夫婦で，心身ともに妊娠・分娩・育児に耐え得る状態にあるものとする。
3. 実施者は，被実施者である不妊夫婦双方に本法の内容，問題点，予想される成績について事前に文書を用いて説明し，了解を得た上で同意を取得し，同意文書を保管する。また本法の実施に際しては，被実施者夫婦およびその出生児のプライバシーを尊重する。
4. 精子提供者は心身とも健康で，感染症がなく自己の知る限り遺伝性疾患を認めず，精液所見が正常であることを条件とする。本法の治療にあたっては，感染の危険性を考慮し，凍結保存精子を用いる。同一提供者からの出生児は10名以内とする。
5. 精子提供者のプライバシー保護のため精子提供者は匿名とする

が，実施医師は精子提供者の記録を保存するものとする。
6．精子提供は営利目的で行われるべきものではなく，営利目的での精子提供の斡旋もしくは関与または類似行為をしてはならない。
7．本学会員が本法を行うに当たっては，所定の書式に従って本学会に登録，報告しなければならない。

(「非配偶者間人工授精に関する見解"に対する考え方（解説）」(省略))

5) 生殖補助医療における多胎妊娠防止に関する見解（2008年4月改定)

生殖補助医療の胚移植において，移植する胚は原則として単一とする。ただし，35歳以上の女性，または2回以上続けて妊娠不成立であった女性などについては，2胚移植を許容する。治療を受ける夫婦に対しては，移植しない胚を後の治療周期で利用するために凍結保存する技術のあることを，必ず提示しなければならない。

6) 代理懐胎に関する見解（2003年4月)

1. 代理懐胎について

代理懐胎として現在わが国で考えられる態様としては，子を望む不妊夫婦の受精卵を妻以外の女性の子宮に移植する場合（いわゆるホストマザー）と依頼者夫婦の夫の精子を妻以外の女性に人工授精する場合（いわゆるサロゲイトマザー）とがある。前者が後者に比べ社会的許容度が高いことを示す調査は存在するが，両者とも倫理的・法律的・社会的・医学的な多くの問題をはらむ点で共通している。

2. 代理懐胎の是非について

代理懐胎の実施は認められない。対価の授受の有無を問わず，本会会員が代理懐胎を望むもののために生殖補助医療を実施したり，その実施に関与してはならない。また代理懐胎の斡旋を行ってはならない。
理由は以下の通りである。
1) 生まれてくる子の福祉を最優先するべきである
2) 代理懐胎は身体的危険性・精神的負担を伴う
3) 家族関係を複雑にする

4）代理懐胎契約は倫理的に社会全体が許容していると認められない

(「代理懐胎に関する見解とこれに対する考え方」(省略))

付帯事項
1）本会倫理規範の自主的遵守の重要性

本会はこの代理懐胎が依頼主の夫婦間にとどまらず，生まれてくる子，代理母ならびにその家族のみならず社会全体にとって倫理的・法律的・医学的な種々の問題を内包している点を会員各位が認識し，法的規制の議論にかかわらず，会員各位が高い倫理観を持ち，専門家職能集団としての本会倫理規範を遵守することを強く要望する。

2）将来の検討課題

代理懐胎の実施は認められない。ただし，代理懐胎が唯一の挙児の方法である場合には，一定の条件下（例えば第三者機関による審査，親子関係を規定する法整備など）において，代理懐胎の実施を認めるべきとする意見も一部にあり，また，将来には，社会通念の変化により許容度が高まることも考えられる。

代理懐胎を容認する方向で社会的合意が得られる状況となった場合は，医学的見地から代理懐胎を絶対禁止とするには忍びないと思われるごく例外的な場合について，本会は必要に応じて再検討を行う。

再検討の場合にも，代理懐胎がわが国で永年築かれてきた親子・家族の社会通念を逸脱する可能性が高いという認識に立ち，生まれてくる子の福祉が守られるよう十分な配慮が払われなければならない。

また，その際には限定的に認許するための審査機構を含め種々の整備が必要であることはいうまでもない。

7）胚提供による生殖補助医療に関する見解（2004年4月）
1．胚提供による生殖補助医療について

胚提供による生殖補助医療は認められない。本会会員は精子卵子両方の提供によって得られた胚はもちろんのこと，不妊治療の目的で得られた胚で当該夫婦が使用しない胚であっても，それを別の女性に移

植したり，その移植に関与してはならない。また，これらの胚提供の斡旋を行ってはならない。

 2．胚提供による生殖補助医療を認めない論拠
 1）生まれてくる子の福祉を最優先するべきである
 2）親子関係が不明確化する

(「胚提供による生殖補助医療に関する見解とこれに対する考え方」(省略))

付帯事項
 1）本会倫理規範の自主的遵守の重要性
 本会はこの胚提供による生殖補助医療が生まれてくる子とその家族のみならず社会全体にとって倫理的・法的な種々の問題を内包している点を会員各位が認識し，会員各位が高い倫理観を持ち，専門家職能集団としての本会倫理規範を遵守することを強く要望する。
 2）将来の検討課題
 胚提供による生殖補助医療は認められない。平成11年に発表された『生殖補助医療技術についての意識調査』(厚生科学研究費特別研究　主任研究者　矢内原巧)によれば，不妊患者に対する「第三者からの受精卵の提供を利用するか否か」との質問に対して，84.1％が「配偶者が望んでも利用しない」と回答している。このことは不妊患者も「第三者からの胚提供」の利用には抵抗感を抱いていることを示している。

 しかしながら，以下の二つの理由から提供胚をもって生殖補助医療を行うこともやむを得ないとの考え方もある。
・不妊治療に用いられなかった胚の提供による生殖補助医療は，卵の採取など提供する側に新たな身体的負担を課するものではない。そのため，胚を提供する夫婦と，これを用いて不妊治療を受ける夫婦の双方に対してそれぞれ十分な説明を行ったうえで，自由な意思による同意を得て行われるのであれば，医学的見地からはこれを認めないとする論拠に乏しい。
・卵子の提供が想定されにくい日本の現状に鑑みれば，卵子提供が

あれば妊娠できる夫婦に対しても，提供胚をもって生殖補助医療を行ってもよい。

これらの状況を考慮すると，将来において社会通念の変化により胚提供による生殖補助医療の是非を再検討しなければならない時期がくるかもしれない。ただし，その場合には，以下の二つの規制機関について検討がなされなければならない。

(1) 医療としての実施を規制するための機関（登録または認可された医療機関内倫理委員会，公的第三者機関等）

(2) 血縁的遺伝的親とのつながりを法的に断絶し，分娩の母とその夫を法的親とすることの是非を判定する機関（公的第三者機関，家庭裁判所等）

この際にも生まれてくる子の福祉が最優先されるべきであることから，上記の規制機関の整備の他，以下の条件が充足される必要がある。

・確実なインフォームドコンセントの確保
・カウンセリングの充実
・無償原則の保障
・近親婚防止の保障
・子の出自を知る権利の範囲の確定とその保障

8）精子の凍結保存に関する見解 (2007年4月)

ヒト精子の凍結保存（以下本法）は人工授精ならびに体外受精などの不妊治療に広く臨床応用されている。

一方，悪性腫瘍に対しては，外科的療法，化学療法，放射線療法などの治療法が進歩し，その成績が向上してきたものの，これらの医学的介入により造精機能の低下が起こりうることも明らかになりつつある。そのため，かかる治療を受ける者が将来の挙児の可能性を確保する方法として，受療者本人の意思に基づき，治療開始前に精子を凍結し保存することは，これを実施可能とする。

なお，本法の実施にあたっては以下の点に留意して行う。

1. 精子の凍結保存を希望する者が成人の場合には，本人の同意に基づいて実施する。精子の凍結保存を希望する者が未成年者の場

合には,本人および親権者の同意を得て,精子の凍結保存を実施することができ,成人に達した時点で,本人の凍結保存継続の意思を確認する。
2.凍結保存精子を使用する場合には,その時点で本人の生存および意思を確認する。
3.凍結精子は,本人から廃棄の意思が表明されるか,あるいは本人が死亡した場合,廃棄される。
4.凍結保存精子の売買は認めない。
5.本法の実施にあたっては,精子凍結保存の方法ならびに成績,凍結保存精子の保存期間と廃棄,凍結した精子を用いた生殖補助医療に関して予想される成績と副作用などについて,文書を用いて説明し,了解を得た上で同意を取得し,同意文書を保管する。
6.医学的介入により造精機能低下の可能性がある場合は,罹患疾患の治療と造精機能の低下との関連,罹患疾患の治癒率についても文書を用いて説明する。

2 厚生科学審議会生殖補助医療部会「精子・卵子・胚の提供等による生殖補助医療制度の整備に関する報告書」(2003年)

Ⅰ　はじめに
(省略)

Ⅱ　意見集約に当たっての基本的考え方
・精子・卵子・胚の提供等による生殖補助医療のあり方に関する意見集約に当たっては,様々な価値観の間で個々の検討課題に則した調整が必要となるが,専門委員会においては,以下の考え方を基本的な考え方として検討が行われた。
・本部会においても,様々な立場から議論を行い,検討課題の一つ一つについて慎重な議論を進めたが,検討の前提となる基本的な考え

方としては専門委員会において合意された考え方を統一的な認識として踏襲している。

> ・生まれてくる子の福祉を優先する。
> ・人を専ら生殖の手段として扱ってはならない。
> ・安全性に十分配慮する。
> ・優生思想を排除する。
> ・商業主義を排除する。
> ・人間の尊厳を守る。

Ⅲ 本 論 ［編者注：以下，結論部分のみ抜粋*7］
1 精子・卵子・胚の提供等による生殖補助医療を受けることができる者の条件
 (1) 精子・卵子・胚の提供等による生殖補助医療を受けることができる者共通の条件

> 子を欲しながら不妊症のために子を持つことができない法律上の夫婦に限ることとし，自己の精子・卵子を得ることができる場合には精子・卵子の提供を受けることはできない。
> 加齢により妊娠できない夫婦は対象とならない。

 (2) 精子・卵子・胚の提供等による生殖補助医療の施術別の適用条件
  1) AID（提供された精子による人工授精）

> 精子の提供を受けなければ妊娠できない夫婦のみが，提供された精子による人工授精を受けることができる。

  2) 提供された精子による体外受精

> 女性に体外受精を受ける医学上の理由があり，かつ精子の提供を

＊7 報告書の全文は，厚生労働省のホームページより入手できる。
http://www.mhlw.go.jp/shingi/2003/04/s0428-5.html

受けなければ妊娠できない夫婦に限って，提供された精子による体外受精を受けることができる。

3）提供された卵子による体外受精

卵子の提供を受けなければ妊娠できない夫婦に限って，提供された卵子による体外受精を受けることができる。

4）提供された胚の移植

子の福祉のために安定した養育のための環境整備が十分になされることを条件として，胚の提供を受けなければ妊娠できない夫婦に対して，最終的な選択として提供された胚の移植を認める。

ただし，提供を受けることができる胚は，他の夫婦が自己の胚移植のために得た胚に限ることとし，精子・卵子両方の提供によって得られる胚の移植は認めない。

なお，個別の事例ごとに，実施医療施設の倫理委員会及び公的管理運営機関の審査会にて実施の適否に関する審査を行う。

5）提供された卵子を用いた細胞質置換及び核置換の技術

提供された卵子と提供を受ける者の卵子の間で細胞質置換や核置換が行われ，その結果得られた卵子は，遺伝子の改変につながる可能性があるので，当分の間，生殖補助医療に用いることは認めない。

6）代理懐胎（代理母・借り腹）

代理懐胎（代理母・借り腹）は禁止する。

(3)子宮に移植する胚の数の条件

体外受精・胚移植または提供された胚の移植に当たって，1回に子宮に移植する胚の数は，原則として2個とし，移植する胚や子宮の状況によっては医師の裁量によって3個までとする。

2 精子・卵子・胚の提供を行うことができる者の条件

(1) 提供者の年齢及び自己の子どもの有無

> 精子を提供できる人は，満55歳未満の成人とする。
> 卵子を提供できる人は，既に子のいる成人に限り，満35歳未満とする。ただし，自己の体外受精のために採取した卵子の一部を提供する場合には，卵子を提供する人は既に子がいることを要さない。

(2) 同一の者からの卵子提供の回数制限，妊娠した子の数の制限

> 同一の人からの採卵の回数は3回までとする。
> 同一の人から提供された精子・卵子・胚による生殖補助医療を受けた人が妊娠した子の数が10人に達した場合には，以後，その者の精子・卵子・胚を当該生殖補助医療に使用してはならない。

(3) 提供者の感染症及び遺伝性疾患の検査

> 提供された精子・卵子・胚の採取，使用に当たっては，当該精子・卵子・胚からのHIV等の感染症に関する十分な検査や遺伝性疾患のチェック等の予防措置が講じられねばならない。

3 提供された精子・卵子・胚による生殖補助医療の実施の条件

(1) 精子・卵子・胚の提供の対価

1) 精子・卵子・胚の提供に対する対価の授受の禁止

> 精子・卵子・胚の提供に係る一切の金銭等の対価を供与すること及び受領することを禁止する。ただし，精子・卵子・胚の提供に係る実費相当分及び医療費については，この限りでない。

2) 卵子のシェアリングにおける対価の授受等

> 他の夫婦が自己の体外受精のために卵子を採取する際，その採卵の周期に要した医療費等の経費の半分以下を負担した上で卵子の一部の提供を受け，当該卵子を用いて体外受精を受けること（卵子のシェアリング）について認める。

> 卵子のシェアリングは，提供を受ける者の金額的負担や提供する卵子の数などの諸条件について，提供を受ける者と提供者の間で匿名性を担保できる方法で契約を交わし，その契約のもとに行う。

(2) 精子・卵子・胚の提供における匿名性

　1) 精子・卵子・胚の提供における匿名性の保持

　（＊）この場合の匿名とは，精子・卵子・胚の提供者と提供を受ける者との関係のことを示している。

> 精子・卵子・胚を提供する場合には匿名とする。

　2) 精子・卵子・胚の提供における匿名性の保持の特例

> 精子・卵子・胚の提供における匿名性の保持の特例として，兄弟姉妹等からの精子・卵子・胚の提供を認めることとするかどうかについては，当分の間，認めない。

(3) 出自を知る権利

> 提供された精子・卵子・胚による生殖補助医療により生まれた子または自らが当該生殖補助医療により生まれたかもしれないと考えている者であって，15歳以上の者は，精子・卵子・胚の提供者に関する情報のうち，開示を受けたい情報について，氏名，住所等，提供者を特定できる内容を含め，その開示を請求をすることができる。
>
> 開示請求に当たり，公的管理運営機関は開示に関する相談に応ずることとし，開示に関する相談があった場合，公的管理運営機関は予想される開示に伴う影響についての説明を行うとともに，開示に係るカウンセリングの機会が保障されていることを相談者に知らせる。特に，相談者が提供者を特定できる個人情報の開示まで希望した場合は特段の配慮を行う。

(4) 近親婚とならないための確認

> 提供された精子・卵子・胚による生殖補助医療により生まれた子または自らが当該生殖補助医療により生まれたかもしれないと考えている者であって，男性は18歳，女性は16歳以上の者は，自己が結婚を希望する人と結婚した場合に近親婚とならないことの確認を公的管理運営機関に求めることができる。
> 確認の請求に当たり，公的管理運営機関は確認に関する相談に応ずることとし，確認に関する相談があった場合，公的管理運営機関は予想される確認に伴う影響についての説明を行うとともに，確認に係るカウンセリングの機会が保障されていることを相談者に知らせる。

(5) 精子・卵子・胚の提供者と提供を受ける者との属性の一致

> 精子・卵子・胚の提供者と提供を受ける者との属性の一致について，ＡＢＯ式血液型（Ａ型・Ｂ型・Ｏ型・ＡＢ型）は，提供を受ける者の希望があり，かつ可能であれば，提供者との属性を合わせることが出来る。
> それ以外の属性については，希望があっても属性を合わせることは認めない。

(6) 提供された精子・卵子・胚の保存期間，提供者が死亡した場合の精子・卵子・胚の取り扱い

> 提供された精子・卵子・胚の保存期間について，精子・卵子については2年間とし，胚及び提供された精子・卵子より得られた胚については，10年間とする。
> ただし，精子・卵子・胚の提供者の死亡が確認されたときには，提供された精子・卵子・胚は廃棄する。

4 インフォームド・コンセント（十分な説明と同意），カウンセリング
(1) 十分な説明の実施

第2章 日本における生殖補助医療の規制状況と実施状況

 1）提供された精子・卵子・胚による生殖補助医療を受ける夫婦に対する十分な説明の実施

> 提供された精子・卵子・胚による生殖補助医療を行う医療施設（以下「実施医療施設」という。）は，当該生殖補助医療を受ける夫婦が，当該生殖補助医療を受けることを同意する前に，夫婦に対し，当該生殖補助医療に関する十分な説明を行わなければならない。

 2）精子・卵子・胚の提供者及びその配偶者に対する十分な説明の実施

> 実施医療施設に対し，精子・卵子・胚を提供する医療施設（以下「提供医療施設」という。）は，精子・卵子・胚の提供者及びその配偶者が提供に同意する前に，提供者及びその配偶者に対し，提供に関する十分な説明を行わなければならない。

(2) 同意の取得及び撤回

 1）提供された精子・卵子・胚による生殖補助医療を受ける夫婦の同意

> 実施医療施設は，提供された精子・卵子・胚による生殖補助医療の実施の度ごとに，その実施について，夫婦それぞれの書面による同意を得なければならない。

 2）提供された精子・卵子・胚による生殖補助医療を受ける夫婦の同意の撤回

> 提供された精子・卵子・胚による生殖補助医療を受ける夫婦の同意は，同意に係る生殖補助医療の実施前であれば撤回することができる。

 3）精子・卵子・胚の提供者及びその配偶者の同意

> 提供医療施設は，精子・卵子・胚の提供者及びその配偶者から，精子・卵子・胚の提供及び生殖補助医療への使用について，書面に

> よる同意を得なければならない。

 4）精子・卵子・胚の提供者及びその配偶者の同意の撤回

> 精子・卵子・胚の提供者及びその配偶者の同意は当該精子・卵子・胚が当該生殖補助医療に使用される前であれば撤回することができる。

(3) カウンセリングの機会の保障

> 精子・卵子・胚の提供を受ける夫婦，提供者及びその配偶者は，インフォームド・コンセントの際に，(1)専門団体等による認定等を受けた生殖補助医療に関する専門知識を持つ人による中立的な立場からのカウンセリングを当該医療施設またはそれ以外で受けることができるということ，(2)精子・卵子・胚の提供を受ける前，あるいは提供する前に一度はカウンセリングを受けることが望ましいことについて，十分説明されなければならない。
>
> また，提供された精子・卵子・胚による生殖補助医療を受ける夫婦，提供者及びその配偶者並びにそれらの者の家族等も，当該生殖補助医療の実施または提供に際して，当該生殖補助医療に関する専門知識を持った人によるカウンセリングを受けることができる。
>
> 担当医師が提供を受ける夫婦や提供者及びその配偶者がカウンセリングを受けることが必要だと判断した場合には，当該夫婦や提供者及びその配偶者は，カウンセリングを受けなければならない。

(4) 子どもが生まれた後の相談

> 精子・卵子・胚の提供により子どもが生まれた後，
> (1) 提供された精子・卵子・胚による生殖補助医療によって生まれた子
> (2) 精子・卵子・胚の提供を受ける夫婦及びその家族
> (3) 精子・卵子・胚の提供者及びその家族（提供者の子どもを含む）

は，当該生まれた子に関して，児童相談所等に相談することができることとする。

また，自らが提供された精子・卵子・胚による生殖補助医療によって生まれたかもしれないと考えている者も，児童相談所等に相談することができる。

児童相談所等は，必要に応じて，公的管理運営機関等と連携を取る。

公的管理運営機関や実施医療施設は，生まれた子に関する相談があった場合は，必要に応じて当該相談に応じ，児童相談所等を紹介するなど，当該相談に対する適切な対応を行う。

国は，生まれた子に関する相談のマニュアルの作成やその周知などを通じて，生まれた子に対する相談が適切に行われるよう努める。

5　実施医療施設及び提供医療施設

（＊）「実施医療施設」，「提供医療施設」については，提供された精子・卵子・胚による生殖補助医療におけるそれぞれの業務に着目して定義したものであり，同一の医療施設が「実施医療施設」であり，「提供医療施設」であることは当然あり得る。

(1) 実施医療施設及び提供医療施設の指定

> 提供された精子・卵子・胚による生殖補助医療は，厚生労働大臣または地方自治体の長が指定する実施医療施設でなければ実施できない。
>
> 実施医療施設への精子・卵子・胚の提供は，厚生労働大臣または地方自治体の長が指定する提供医療施設でなければできない。

(2) 実施医療施設及び提供医療施設の指導監督

> 実施医療施設，提供医療施設を指定した者は，提供された精子・卵子・胚による生殖補助医療の実施について，定期的な報告に加えて，必要に応じて当該医療施設から報告を徴収し，立入検査をすることができる。

(3) 実施医療施設における倫理委員会

　実施医療施設における実施責任者は，倫理委員会を設置しなければならない。

　倫理委員会は，Ⅱ「基本的な考え方」に基づき，次に掲げる事項の審議を行う。
・提供された精子・卵子・胚による生殖補助医療を受けるための医学的理由の妥当性について
・適切な手続の下に精子・卵子・胚が提供されることについて
・夫婦の健康状態，精神的な安定度，経済状況など夫婦が生まれた子どもを安定して養育することができるかどうかについて

　倫理委員会は，提供された精子・卵子・胚による生殖補助医療の個々の症例について，実施の適否，留意事項，改善事項等の審査を行い，実施医療施設の長及び実施責任者に対し意見を提出するとともに，当該審査の過程の記録を作成し，これを保管する。

　また，倫理委員会は，生殖補助医療の進行状況及び結果について報告を受け，生まれた子に関する実態の把握も含め，必要に応じて調査を行い，その留意事項，改善事項等について実施医療施設の長及び実施責任者に対し意見を提出する。

6　公的管理運営機関の業務
(1) 情報の管理業務
　1) 同意書の保存
　　(1) 提供された精子・卵子・胚による生殖補助医療を受けた夫婦の同意書の保存

　実施医療施設は，提供された精子・卵子・胚による生殖補助医療を受けた人が妊娠していないことを確認できたときを除き，提供を受けた夫婦の同意書を公的管理運営機関に提出しなければならない。

　同意書は，当該提供によって子が生まれた場合，または，子が生

第2章　日本における生殖補助医療の規制状況と実施状況

まれたかどうか確認できない場合，公的管理運営機関が80年間，実施医療施設が5年間それぞれ保存する。

(2) 精子・卵子・胚の提供者及びその配偶者の同意書の保存

提供医療施設は，提供した精子・卵子・胚により生殖補助医療を受けた人が妊娠していないことを確認できたときを除き，提供者及びその配偶者の同意書を公的管理運営機関に提出しなければならない。

同意書は，当該提供によって子が生まれた場合，または，子が生まれたかどうか確認できない場合，公的管理運営機関が80年間，提供医療施設が5年間それぞれ保存する。

2）同意書の開示請求への対応

親子関係について争いがある場合（調停・訴訟に至っていない場合も含む），争いとなっている親子関係について同意書に署名する立場にある者，親子関係の争いの当事者となっている子，その他これに準じる者は，公的管理運営機関に対し，同機関が保存している同意書について，同意書の有無，同意書がある場合は同意書の開示を請求することができる。

3）個人情報の保存
　(1) 提供された精子・卵子・胚による生殖補助医療を受ける夫婦に関する個人情報の保存

提供された精子・卵子・胚による生殖補助医療を受けた人が妊娠していないことを確認できたときを除き，実施医療施設は，提供を受ける夫婦に係る以下の個人情報を公的管理運営機関に提出しなければならない。
(1) 精子・卵子・胚の提供が行われた後も当該提供を受ける者と確実に連絡を取ることができるための情報，具体的には，氏名，住所，電話番号等についての情報

> (2) 精子・卵子・胚の提供を受ける者に関する医学的情報，具体的には，不妊検査の結果や使用した薬剤，子宮に戻した胚の数及び形態　など
>
> 　公的管理運営機関は，提出された個人情報を保存する。当該提供によって子が生まれた場合，または，子が生まれたかどうか確認できない場合，上記情報の保存期間は 80 年とする。

　　(2) 精子・卵子・胚の提供者に関する個人情報の保存

> 　提供された精子・卵子・胚による生殖補助医療を受けた人が妊娠していないことを確認できたときを除き，提供医療施設は，提供者に係る以下の個人情報を公的管理運営機関に提出しなければならない。
> (1) 精子・卵子・胚の提供が行われた後も当該提供者と確実に連絡を取ることができるための情報，具体的には，氏名，住所，電話番号等についての情報
> (2) 精子・卵子・胚の提供により生まれる子が出自を知る権利を行使するための情報
> (3) 精子・卵子・胚の提供者に関する医学的な情報，具体的には，血液型，精子・卵子・胚に関する数・形態及び機能等の検査結果，感染症の検査結果，遺伝性疾患のチェック（問診）の結果など
>
> 　公的管理運営機関は，提出された個人情報を保存する。当該提供によって子が生まれた場合，または，子が生まれたかどうか確認できない場合，上記情報の保存期間は 80 年とする。

　　(3) 精子・卵子・胚の提供により生まれた子に関する個人情報の保存

> 　実施医療施設は，精子・卵子・胚の提供により生まれた子の個人

第2章 日本における生殖補助医療の規制状況と実施状況

情報を公的管理運営機関に提出しなければならない。

公的管理運営機関が保存する精子・卵子・胚の提供により生まれた子に関する情報は，以下のようなものとする。

(1) 精子・卵子・胚の提供により生まれた子を同定できる情報
(2) 生まれた子が将来近親婚を防ぐことができるよう，当該子の遺伝上の親（提供者）を同定できる情報
(3) 生まれた子に関する医学的情報，具体的には，出生時体重や，遺伝性疾患の有無，出生直後の健康状態，その後の発育状況など

上記情報の保存期間は80年とする。

4）出自を知る権利への対応

出自を知る権利に関し，公的管理運営機関は開示に関する相談に応ずることとし，開示に関する相談があった場合，公的管理運営機関は予想される開示に伴う影響についての説明を行うとともに，開示に係るカウンセリングの機会が保障されていることを相談者に知らせる。特に，相談者が提供者を特定できる個人情報の開示まで希望した場合は特段の配慮を行う。

5）医療実績等の報告の徴収並びに統計の作成及び公表

公的管理運営機関は，すべての実施医療施設及び提供医療施設からの提供された精子・卵子・胚による生殖補助医療に関する医療実績等の報告の徴収や徴収した報告の確認並びに当該報告に基づく統計の作成及び公表等の当該生殖補助医療の実施に関する管理運営の業務を行う。

(2) 精子・卵子・胚のコーディネーション業務及びマッチング業務
＊「コーディネーション業務」とは，提供された精子・卵子・胚を適切に希望する人に配分するための調整業務全般を指し，「マッチング業務」とは，提供された精子・卵子・胚を，希望する人のうち誰に

与えるのかについて決定する業務そのものを指す。

「コーディネーション業務」の一つとして,「マッチング業務」がある。

> 公的管理運営機関は提供医療施設及び実施医療施設からの登録により,精子・卵子・胚の提供数と希望数を把握する。
>
> 精子・卵子・胚の提供数が希望数よりも多い場合は,原則として,精子・卵子・胚の提供医療施設と実施医療施設が情報交換を行うことにより,必要な精子・卵子・胚を確保することとするが,特に必要があれば公的管理運営機関がマッチング業務を行う。
>
> 精子・卵子・胚の提供数が希望数よりも少ない場合は,精子・卵子・胚の提供者から提供についての登録があった場合,公的管理運営機関は登録された情報を元にマッチングを行う。
>
> マッチングの結果,優先順位が最も高い夫婦は実施医療施設の倫理委員会の審査(胚提供を受ける場合はさらに公的管理運営機関の審査会の審査)を経て,提供を受ける。

(3) 胚提供に係る審査業務

> 公的管理運営機関の審査会は,胚の提供が行われる場合,Ⅱ「基本的な考え方」に基づき,次に掲げる事項を審査する。
> ・提供された胚による生殖補助医療を受けるための医学的理由の妥当性について
> ・適切な手続の下に胚が提供されることについて
> ・夫婦の健康状態,精神的な安定度,経済状況など夫婦が生まれた子どもを安定して養育することができるかどうかについて

(4) 子どもが生まれた後の相談業務

> 公的管理運営機関は,生まれた子に関する相談があった場合は,必要に応じて当該相談に応じ,児童相談所等を紹介するなど,当該相談に対する適切な対応を行う。

第2章 日本における生殖補助医療の規制状況と実施状況

7 規制方法

> 以下のものについては，罰則を伴う法律によって規制する。
> ・営利目的での精子・卵子・胚の授受・授受の斡旋
> ・代理懐胎のための施術・施術の斡旋
> ・提供された精子・卵子・胚による生殖補助医療に関する職務上知り得た人の秘密を正当な理由なく漏洩すること
>
> Ⅲ1「提供された精子・卵子・胚による生殖補助医療を受けることができる者の条件」からⅢ4「インフォームド・コンセント（十分な説明と同意），カウンセリング」において述べた結論については，上記のものを除き，罰則を伴う法律によって規制せず，法律に基づく指針等規制の実効性を担保できる他の態様によって規制する。

3 法務省法制審議会「精子・卵子・胚の提供等による生殖補助医療により出生した子の親子関係に関する民法の特例に関する要綱中間試案」(2003年)

（前注1） 本試案において，「生殖補助医療」とは，生殖を補助することを目的として行われる医療をいい，具体的には，人工授精，体外受精，顕微授精，代理懐胎等をいう。

（前注2） 本試案の内容は，親子関係についての実質的な考え方を示すものであり，立法に際しての法文の具体的な規定振りを示すものではない。

第1 卵子又は胚の提供による生殖補助医療により出生した子の母子関係

女性が自己以外の女性の卵子（その卵子に由来する胚を含む。）を用いた生殖補助医療により子を懐胎し，出産したときは，その出産した女性を子の母とするものとする。

(注) ここにいう生殖補助医療は，厚生科学審議会生殖補助医療部会「精子・卵子・胚の提供等による生殖補助医療制度の整備に関する報告書」が示す生殖補助医療制度の枠組み（以下「制度枠組み」という。）に従って第三者から提供された卵子を用いて妻に対して行われる生殖補助医療に限られず，同枠組みでは認められないもの又は同枠組みの外で行われるもの（独身女性に対するものや借り腹等）をも含む。

第2　精子又は胚の提供による生殖補助医療により出生した子の父子関係

妻が，夫の同意を得て，夫以外の男性の精子（その精子に由来する胚を含む。以下同じ。）を用いた生殖補助医療により子を懐胎したときは，その夫を子の父とするものとする。

(注1) このような生殖補助医療に対する夫の同意の存在を推定するとの考え方は採らないこととする。
(注2) この案は，法律上の夫婦が第三者の精子を用いた生殖補助医療を受けた場合のみに適用される。

第3　生殖補助医療のため精子が用いられた男性の法的地位

1　(1) 制度枠組みの中で行われる生殖補助医療のために精子を提供した者は，その精子を用いた生殖補助医療により女性が懐胎した子を認知することができないものとする。
　(2) 民法第787条の認知の訴えは，(1)に規定する者に対しては，提起することができないものとする。
2　生殖補助医療により女性が子を懐胎した場合において，自己の意に反してその精子が当該生殖補助医療に用いられた者についても，1と同様とするものとする。

(注1) 1は，試案第2に従って父が定まらない場合に問題となる。
(注2) 1の提供者について認知を認めない基準となる「制度枠組みの中で行われる生殖補助医療のために」には，精子を提供する手続が客観的に制度枠組みの中で行われた場合のみならず，提供手続に不備があっても提供者において自己の提供した精子が適法な生殖補助医療に用いられると考えていた場合をも含む。
(注3) 2における「生殖補助医療」は，制度枠組みの中で行われるものに

限定されないが，2の規律対象は嫡出でない父子関係の成否であることから，妻が夫の精子によって懐胎した場合には適用されない。

4 日本学術会議生殖補助医療の在り方検討委員会対外報告「代理懐胎を中心とする生殖補助医療の課題——社会的合意に向けて——」

(2008年4月8日)

> Note：
> 　本報告書は，「はじめに」，「1　報告書の背景」，「2　審議の依頼と報告事項」，「3　代理懐胎の問題点とその規制」，「4　代理懐胎による親子関係問題」，「5　提言」，「むすび」等で構成されている。紙幅の関係上，ここでは「5　提言」のみ掲載する。

5　提　言

我が国においては，代理懐胎の実態は客観的に把握されておらず，その安全性，確実性，さらに生まれた子の長期予後などは不明であり，医学的情報は欠如しているといってよい。一方で妊娠・出産という身体的・精神的負担やリスクを代理懐胎者に負わせるという倫理的問題や人間の尊厳に関わる問題，母子関係をめぐる法的側面などについて巷間様々な議論があるものの，社会的な合意が得られているとは言い難い。これまで行政庁や学会，専門家による検討も進められてきたが，法制化には至っておらず，そのような中で代理懐胎が一部の医師により進められており，また渡航して行われる事例も増加している。

本委員会では，本報告書に記載のような1年3ヶ月にわたる検討を続けてきた結果に基づいて，以下のことを提言する。

（1）代理懐胎については，現状のまま放置することは許されず，規制が必要である。規制は法律によるべきであり，例えば，生殖補助医療法（仮称）のような新たな立法が必要と考えられ，それに基づい

て当面，代理懐胎は原則禁止とすることが望ましい。

（2）営利目的で行われる代理懐胎には，処罰をもって臨む。処罰は，施行医，斡旋者，依頼者を対象とする。

（3）母体の保護や生まれる子の権利・福祉を尊重するとともに，代理懐胎の医学的問題，具体的には懐胎者や胎児・子に及ぼす危険性のチェック，特に出生後の子の精神的発達などに関する長期的観察の必要性，さらに倫理的，法的，社会的問題など起こり得る弊害を把握する必要性にかんがみ，先天的に子宮をもたない女性及び治療として子宮の摘出を受けた女性（絶対的適応の例）に対象を限定した，厳重な管理の下での代理懐胎の試行的実施（臨床試験）は考慮されてよい。

（4）試行に当たっては，登録，追跡調査，指導，評価などの業務を公正に行う公的運営機関を設立すべきである。その構成員は，医療，福祉，法律，カウンセリングなどの専門家とする。一定期間後に代理懐胎の医学的安全性や社会的・倫理的妥当性などについて十分に検討した上で，問題がなければ法を改正して一定のガイドラインの下に容認する。弊害が多ければ試行を中止する。

（5）親子関係については，代理懐胎者を母とする。試行の場合も同じとする。外国に渡航して行われた場合についても，これに準ずる。

（6）代理懐胎を依頼した夫婦と生まれた子については，養子縁組または特別養子縁組によって親子関係を定立する。試行の場合も同じとする。外国に渡航して行われた場合についても，これに準ずる。

（7）出自を知る権利については，子の福祉を重視する観点から最大限に尊重すべきであるが，それにはまず長年行われてきた AID の場合などについて十分検討した上で，代理懐胎の場合を判断すべきであり，今後の重要な検討課題である。

（8）卵子提供の場合や夫の死後凍結精子による懐胎など議論が尽くされていない課題があり，また，今後，新たな問題が将来出現する可能性もあるので，引き続き生殖補助医療について検討していくことが必要である。

（9）生命倫理に関する諸問題については，その重要性にかんがみ，公的研究機関を創設するとともに，新たに公的な常設の委員会を設置し，政策の立案なども含め，処理していくことが望ましい。

（10）代理懐胎をはじめとする生殖補助医療について議論する際には，生まれる子の福祉を最優先とすべきである。

5 判例：AIDによって生まれた子どもの嫡出性と親権者指定
——東京高裁1998（平成10）年9月16日決定

1．事　案
A男（相手方）とB女（抗告人）は1990年に結婚した。Aは，無精子症であったが，子どもを強く欲しがったため，非配偶者間人工授精（AID）を試みたところBは妊娠し，1994年2月6日，Cを無事出産した。

AとBは，1996年3月，別居するに至り，Cの養育については，当事者双方の合意により，1週間のうち金曜日の夜から月曜日の朝まではB宅で，その余はA宅でそれぞれ養育する旨取決め，養育している。その後，AとBは，1997年1月，調停離婚し，Cの親権者については審判により定める旨合意した。

第1審（新潟家庭裁判所）は，A宅での生活を継続させることがCの心身の安定に寄与すると判断し，Cの親権者をAと定める審判を下した。本件は，それに対する即時抗告である。

2. 決定・主たる決定理由

原審判取消し（確定）。

「本件の未成年者は，相手方が無精子症であったため，相手方と抗告人が合意の上で，抗告人が第三者から精子の提供を受けて出産した人工授精子である。

抗告人は，このような場合には，未成年者と相手方との間には真実の親子関係が存在せず，嫡出推定が働かないから，法律上当然の帰結として，相手方が親権者に指定される余地はないと主張する。

しかし，夫の同意を得て人工授精が行われた場合には，人工授精子は嫡出推定の及ぶ嫡出子であると解するのが相当である。抗告人も，相手方と未成年者との間に親子関係が存在しない旨の主張をすることは許されないというべきである。抗告人の主張は採用することができない。

もっとも，人工授精子の親権者を定めるについては，未成年者が人工授精子であることを考慮する必要があると解される。夫は未成年者との間に自然的血縁関係がないことは否定することができない事実であり，このことが場合によっては子の福祉に何らかの影響を与えることがありうると考えられるからである。

ただし，当然に母が親権者に指定されるべきであるとまではいうことはできず，未成年者が人工授精子であるということは，考慮すべき事情の一つであって，基本的には子の福祉の観点から，監護意思，監護能力，監護補助者の有無やその状況，監護の継続性等，他の事情も総合的に考慮，検討して，あくまでも子の福祉にかなうように親権者を決すべきものであると解される。」

本件においては，「未成年者の親権者は抗告人と定めるのが相当である。その年齢からして，未成年者は母親の愛情と配慮が必要不可欠であることは否定することができず，養育態度，養育環境，未成年者の受入れ態勢等については双方を比較して優劣はないのであるから，母親の愛情と配慮の必要性を否定して，親権者を相手方にすべき特段の事情は存在しない。」

「このように，本件においては，未成年者が人工授精子であること

を考慮に入れなくとも，その親権者を抗告人と定めるのが相当であるというべきである。」

＜出典＞
判例タイムズ1014号245頁
東京高等裁判所（民事）判決時報49巻1〜12号17頁

6 判例：AIDにより生まれた子どもの嫡出否認請求——大阪地裁1998（平成10）年12月18日判決

1. 事 案
原告A男とB女は，1992年3月31日に結婚した。結婚後，子どもができなかったため，Bは，1993年から医療機関D，Eにおいて不妊治療を受け，1994年からは医療機関Fにおいても不妊治療を受けるようになった。

Bは，1996年5月，更に別の医療機関において，第三者の精子を用いた人工受精を行った結果，妊娠し，1997年1月27日，C（被告）を出産した。

本件は，原告Aが，BがAとの婚姻中に出産した子Cに対し，AとBの子ではないとしてその嫡出性の否認を求めた事案である。

2. 判決・主たる判決理由
認容（確定）。

1）Bが第三者の精子を用いた人工授精ないし体外受精による妊娠，出産を行うことについて，Aが事前に包括的に承認したか。

「1……，BがD，E及びFにおいて不妊治療を受け，Fにおいて5回の人工授精等を行ったが，いずれも失敗に終わったこと，原告がこれらの事実を知っていたこと，原告が人工授精等のために自己の精子を提供したのは平成7年9月が最後であること，精子の受精しうるのは射精後24時間であること，以上のことが認められる。

しかし，……，体外受精において余った受精卵は冷凍保存しておい

て，それを用いて体外受精・胚移植をなすことも可能であること，Bも平成7年に流産した後，同年から翌年にかけて冷凍保存しておいた卵を用いて子をつくる旨原告に伝えていることが認められる。そうすると，Bの不妊治療を行っていたことや人工授精等が失敗に終わったことを知っていた原告が，Bから人工授精等をする旨を告げられていたとしても，なお，その妊娠を過去に自己の提供した精子によるものと考えることがあながち不自然とはいえないし，原告は，そのように考えていたからこそBから妊娠したことの報告を受けたときに何ら質問をせず，また，被告の命名を自ら行ったとも考えられる。

そして，原告が，Bの不妊治療の経過や原告とBの双方が高齢であることなどから平成8年前半の排卵期が妊娠の最後の機会であると認識していたとしても，そのことから，原告が第三者の精子を用いての人工授精等による妊娠，出産を包括的に承認したとすることはできない。

2……

3 また，Bが第三者の精子による人工授精等の方法について原告に説明したと認めるに足りる証拠がないばかりでなく……，第三者の精子による人工授精を行うときは夫と妻の署名押印した契約書が手続上必要とされているにもかかわらず，原告はそのような誓約書を作成していないことが認められる。

4 以上の点に照らすと，原告がBの人工授精等による妊娠，出産を事前に包括的に承認したと認めることはできない。」

2）Aは，Cの出生後，Cを自己の嫡出子として承認する旨の意思表示をしたか。

「……原告が，Bの反対を押し切って被告をCと命名したこと，その出生届を提出したこと，原告が被告の兎唇を治すために手術費用を工面しようとしたことが認められる。

しかし，これらの事実を考慮しても，原告が被告を自己の嫡出子として承認する旨の意思表示をなしたと認めることはできないし，他にこれを認めるに足りる証拠はない。」

＜出典＞
判例時報 1696 号 118 頁
判例タイムズ 1017 号 213 頁

7 判例：亡父の凍結精子を用いた体外受精により出生した子どもの認知請求

——高松高裁 2004（平成 16）年 7 月 16 日判決・最高裁 2006（平成 18）年 9 月 4 日判決

1．事 案

1990 年から慢性骨髄性白血病の治療を受けていた A 男は，1997 年に B 女と結婚し，その約半年後，骨髄移植手術を行うことが決まった。A B は，結婚後，不妊治療を受けており，大量の放射線の照射を受けて A が無精子症となることを危惧し，A の精子を凍結保存することにした。精子保存に際し，A B は，「私は，骨髄移植前に精子を凍結する精子凍結保存法について下記の説明を受け十分納得しました。」と記載された「依頼書」に署名押印し，精子保存病院に提出した。「下記の説明」の中には，「5．死亡した場合は必ず連絡すること。精子は個人に帰する考えより，死亡とともに精子を破棄すること。」「6．死亡後の精子を用いた生殖補助操作はしないこと。」との条項もあった。

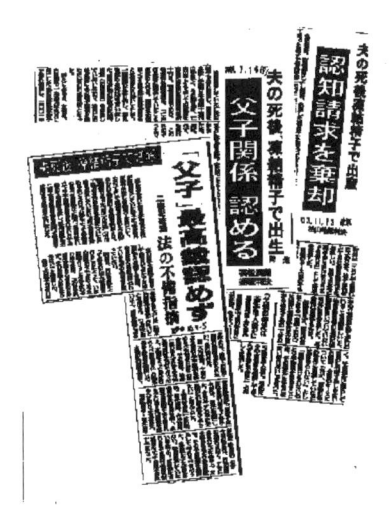

A は，骨髄移植手術を受ける前に，B に対し，自分が死亡しても B が再婚しなければ，自分の子を生んで欲しいという話をした。また，A は，骨髄移植手術を受けた直後，同人の両親に対し，自分に何か

あった場合には，Bが保存精子を用いて子を出産し，生まれた子に家を継いでもらいたいとの意向を伝え，さらに，同様の意向をAの弟及び叔母に対しても伝えた。

ABは，手術後，住所に近い病院で不妊治療を再開するために，精子保存病院に保存精子を受け取りに行く旨伝えた。しかし，Aは，その後死亡した。

Bは，Aの死亡後，同人の両親と相談の上，本件保存精子を用いて体外受精を行うことを決意し，精子保存病院から保存精子を体外受精実施病院へ搬送した。そして，同病院において，保存精子による体外受精を受け，2001年5月に子Cを出産した。

本件は，CがAの子であることについての死後認知を求めた事案である。第1審判決（高松地方裁判所）は，認知の要件を満たさないとして，請求を棄却した。

2．判決・主たる判決理由

【高松高等裁判所2004（平成16）年7月16日判決】
原判決取消し，容認。

「(1) 認知請求が認められるための要件は，自然懐胎による場合には，子と事実上の父との間に自然血縁的な親子関係が存することのみで足りると解される。

しかしながら，人工受精の方法による懐胎の場合において，認知請求が認められるためには，認知を認めることを不相当とする特段の事情が存しない限り，子と事実上の父との間に自然血縁的な親子関係が存在することに加えて，事実上の父の当該懐胎についての同意が存することという要件を充足することが必要であり，かつ，それで十分であると解するのが相当である。

(2) 民法787条の認知の訴えとは，婚姻外に生まれた子を事実上の父（又は母。ただし，原則として，母は分娩の事実によって子と法的親子関係が発生する。最高裁第2小法廷昭和37年4月27日判決・民集16巻7号1247頁参照。以下同じ。）が自分の子であると任意に認めて届出をしない場合，自然血縁的な親子関係そのものの客観的な認定により法的

第2章　日本における生殖補助医療の規制状況と実施状況

親子関係を設定することを認めた制度である。このことは，昭和17年における死後認知の規定の創設により，明確となったと解される。したがって，同制度は，自然血縁的な親子関係が存することを法的親子関係の設定の基礎とし，その客観的認定によって，法的親子関係を設定することを認めた制度にほかならない。

　確かに，同規定は，体外受精等の生殖補助医療技術が存在せず，自然懐胎のみが問題とされていた時代に制定された法制度である。しかしながら，上記のとおり，認知の訴えが認められる趣旨からすれば，認知の訴え制定時に自然懐胎以外の方法による懐胎及び子の出生が想定されていなかったことをもって，人工受精による懐胎により出生した子が，認知請求ができないとする理由とはならないというべきである。

　(3) また，上記のとおり，認知の訴えは，自然血縁的な親子関係そのものの客観的な認定により法的親子関係を設定することを認めた制度であるから，懐胎時に事実上の父が生存していることを，認知請求を認める要件とすることはできないと解するのが相当である。

　確かに，認知の訴えが制定された当時は，自然懐胎のみが問題とされており，同規定は，人工受精による懐胎を考慮して制定されたものではない。しかしながら，上記のとおり，認知の訴えは，婚姻外の男女による受精及び懐胎から出生した子について，事実上の父との自然血縁的な親子関係を客観的に認定することにより，法的親子関係を設定するために認められた制度であって，その観点からすれば，認知請求を認めるにつき，懐胎時の父の生存を要件とする理由はないというべきである。」

「(4) 一方，自然懐胎の場合，当該懐胎は，父の意思によるものと認められるが，男子が精子を保存した場合，男子の意思にかかわらず，当該精子を使用して懐胎し，出生した子全てが認知の対象となるとすると，当該精子を保存した男子としては，自分の意思が全く介在せずに，自己と法的親子関係の生じる可能性のある子が出生することを許容しなければならなくなる。特に，精子を保存した男子の死後，保存精子を用いた懐胎及び出生の場合には，当該男子は，死後，自らの精

子を処分することができなくなり、死後の当該精子の利用による懐胎、出生について、何ら関与できないまま、法的親子関係が生じる可能性があることとなる。このような事態は、自然懐胎の場合に比して、精子を保存した男子に予想外の重い責任を課すことになり、相当でない。

したがって、人工受精による懐胎、出生の場合は、当該懐胎に対して、父の同意が必要であるとするのが相当である。」

「(5) 被控訴人は、父の死後に懐胎された子に認知請求権を認めても実益がないと主張する。しかしながら、認知請求が認められれば、父の親族との間に親族関係が生じ、また、父の直系血族との関係で代襲相続権が発生する。……。

……

さらに、被控訴人の指摘する法制審議会等における種々の議論については、今後、法制度として、どのような場合に人工受精による出生を認めていくか、また、様々な形態による人工受精により出生した子の法的親子関係をどのように整備していくかについての議論であり、そのような議論を踏まえて、将来的に、人工受精の運用や法的親子関係の整備について、統一的な指針が示され、法整備がなされていくものと考えられる。しかし、同議論は、現在存在する、民法787条の認知の訴えの要件事実の判断についての解釈指針を示すものとはならないというべきである。」

「……、控訴人は、Aの死後、Aの生前の同意の下、Aの生前に保存した本件保存精子を利用した体外受精によって懐胎したBから出生した者であることが認められる。したがって、控訴人とAとの間に、自然血縁的な親子関係が存すること、Aが、自己の死後、本件保存精子を利用して、Bが懐胎し子を出産することについて同意していたことが認められ、本件全証拠によっても、認知を認めることを不相当とする特段の事情があると認められない控訴人の本件認知請求は、上記要件を充足しており、認容されるものと判断する。……」

<出典>
判例時報1868号69頁
判例タイムズ1160号86頁

第 2 章　日本における生殖補助医療の規制状況と実施状況

【最高裁判所 2006（平成 18）年 9 月 4 日判決】

破棄自判。

「民法の実親子に関する法制は，血縁上の親子関係を基礎に置いて，嫡出子については出生により当然に，非嫡出子については認知を要件として，その親との間に法律上の親子関係を形成するものとし，この関係にある親子について民法に定める親子，親族等の法律関係を認めるものである。

ところで，現在では，生殖補助医療技術を用いた人工生殖は，自然生殖の過程の一部を代替するものにとどまらず，およそ自然生殖では不可能な懐胎も可能とするまでになっており，死後懐胎子はこのような人工生殖により出生した子に当たるところ，上記法制は，少なくとも死後懐胎子と死亡した父との間の親子関係を想定していないことは，明らかである。すなわち，死後懐胎子については，その父は懐胎前に死亡しているため，親権に関しては，父が死後懐胎子の親権者になり得る余地はなく，扶養等に関しては，死後懐胎子が父から監護，養育，扶養を受けることはあり得ず，相続に関しては，死後懐胎子は父の相続人になり得ないものである。また，代襲相続は，代襲相続人において被代襲者が相続すべきであったその者の被相続人の遺産の相続にあずかる制度であることに照らすと，代襲原因が死亡の場合には，代襲相続人が被代襲者を相続し得る立場にある者でなければならないと解されるから，被代襲者である父を相続し得る立場にない死後懐胎子は，父との関係で代襲相続人にもなり得ないというべきである。このように，死後懐胎子と死亡した父との関係は，上記法制が定める法律上の親子関係における基本的な法律関係が生ずる余地のないものである。そうすると，その両者の間の法律上の親子関係の形成に関する問題は，本来的には，死亡した者の保存精子を用いる人工生殖に関する生命倫理，生まれてくる子の福祉，親子関係や親族関係を形成されることになる関係者の意識，更にはこれらに関する社会一般の考え方等多角的な観点からの検討を行った上，親子関係を認めるか否か，認めるとした場合の要件や効果を定める立法によって解決されるべき問題であるといわなければならず，そのような立法がない以上，死後懐胎子と死

亡した父との間の法律上の親子関係の形成は認められないというべきである。」

<出典>
最高裁判所民事判例集 60 巻 7 号 2563 頁
裁判所時報 1419 号 2 頁
判例時報 1952 号 36 頁
判例タイムズ 1227 号 120 頁

8 判例：海外で代理出産により出生した子どもの法的地位
——東京高裁 2006（平成 18）年 9 月 29 日決定，最高裁 2007（平成 19）年 3 月 23 日決定

1. 事　案

　ＡＢ夫婦のＢ女は，2000 年 11 月，子宮頸部がんの治療のため，子宮摘出手術等を受けた。ＡＢは自分たちの遺伝子を受け継ぐ子を得たいと考え，2002 年に，米国在住の夫婦と代理出産契約を締結し，Ａの精子とＢの卵子を用いた代理出産を二度試みた。しかし，いずれも成功せず，翌年 5 月 3 日，Ａの精子とＢの卵子を用いて受精卵を作成し，2 つの受精卵が米国ネバダ州在住の女性Ｅの子宮に移植された。そして，同月 6 日，ＡＢは，Ｃ及びその夫Ｄと，ＡＢから提供された受精卵をＣの子宮内に受け入れ，受精卵移植が成功した際には出産まで子どもを妊娠すること，生まれた子についてはＡＢが法律上の両親であり，ＣＤ夫妻は子に関する保護権や訪問権等いかなる法的権利又は責任を有しないことなどを内容とする代理出産契約を締結した。

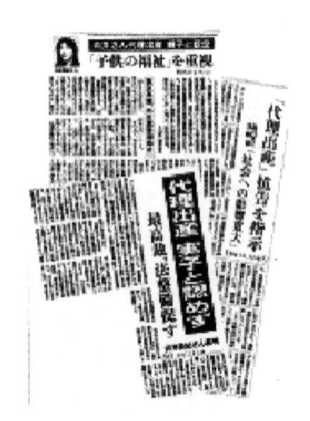

第2章 日本における生殖補助医療の規制状況と実施状況

　ＡＢは、同年11月下旬にネバダ州裁判所に対し親子関係確定の申立てをし、同年12月1日、同裁判所は「出生証明書及びその他の記録に対する申立人の氏名の記録についての取り決め及び命令」を出した。ＡＢが2004年1月あるいはそのころＣから生まれる子の血縁上及び法律上の実父母であることを確認し（主文1項）、また、出生証明書を作成する責任を有する関係機関にＡＢを子の両親とする出生証明書を準備し発行すること（主文2項）、また、当該地域及び州登記官に出生証明書を受理し、記録保管すること（主文3項）を命じるものである（以下、「本件裁判」と記す）。

　Ｃは、同年11月28日、双子の子を出産し、12月31日、Ａを父、Ｂを母と記載したネバダ州出生証明書が発行された。帰国後の2004年1月22日、ＡＢは、品川区長に対し、Ａを父、Ｂを母と記載した出生届を提出した。しかし、同区長は、同年5月28日、Ｂによる分娩の事実が認められず、嫡出親子関係が認められないことから、本件出生届を受理しない処分をしたことをＡＢに通知した。

　本件は、ＡＢが、本件出生届の受理を命ずることを申し立てた事案である。第1審判決（東京家庭裁判所判決）は、申立てを却下した。

2. 決定・主たる決定理由
　ネバダ州修正法については「第3章　8アメリカ」を参照されたい。

【東京高等裁判所2006（平成18）年9月29日決定】
原審判取消し。
1）本件裁判の効力について
「……（省略）……本件裁判は、ネバダ州修正法上の父子関係確定の裁判手続と母子関係確定の裁判手続に基づきなされたものであるところ、父子関係確定の裁判の裁判事項と効力に関するネバダ州修正法126.161条では、親子関係確定の裁判は、すべての局面において決定的なものであること（1項）、親子関係確定の裁判が従前の出生証明書の内容と異なるときは、主文において新たな出生証明書を作成することを命ずべきこと（2項）等が規定されている。そうすると、本件

裁判主文の効力は，当事者である抗告人ら及びCD夫妻だけでなく，出生証明書の発行権限者及び出生証明書の受理権限者を含む第三者に対しても及んで対世効を有するものと解される。」

2）本件裁判は，民事訴訟法118条にいう外国裁判所の確定判決といえるか。

「ア　民事訴訟法118条所定の外国裁判所の確定判決とは，外国の裁判所が，その裁判の名称，手続，形式の如何を問わず，私法上の法律関係について当事者双方の手続的保障の下に終局的にした裁判をいうものであり，決定，命令等と称されるものであっても，その性質を有するものは同条にいう外国裁判所の判決に当たるものと解するのが相当である。（最高裁判所平成10年4月28日第三小法廷判決・民集52巻3号853頁参照）

イ　本件裁判は，上記(1)のとおり，親子関係の確定を内容とし，かつ，対世的効力を有するものであるから，わが国の裁判類型としては，人事訴訟（人事訴訟法2条）の判決に類似する又は家事審判法23条の審判（合意に相当する審判）に類似するといえるのであり，しかも確定しているから，本件裁判は，外国裁判所の確定判決に該当するというべきである。」

3）本件裁判は，民事訴訟法118条3号にいう公序良俗に反しないとの要件を具備しているか。

「ア　公序良俗に反しないとは，その判決の承認によりわが国での効力を認め，法秩序に組み込むことでわが国の公序良俗（いわゆる国際私法上の公序であり，渉外性を考慮してもなお譲ることのできない内国の基本的価値，秩序を意味する。）に混乱をもたらすことがないことを意味すると解されている。

イ　……（省略）……

ウ　本件では，前説示のとおり，本件裁判が民事訴訟法118条所定の外国裁判所の確定判決に該当するので，前提状況を踏まえて，本件裁判が公序良俗に反するかどうかを検討することとする。この場合に

第2章 日本における生殖補助医療の規制状況と実施状況

おいて,本件裁判の承認の要件としての公序良俗を判断するについてはあくまで,本件事案について,以下のとおり個別的かつ具体的内容に即した検討をしたうえで,本件裁判の効力を承認することが実質的に公序良俗に反するかどうかを判断すべきである。

① わが国民法等の法制度は,生殖補助医療技術が存在せず,自然懐胎のみの時代に制定された法制度であるが,現在は,生殖補助医療技術が発達したことにより,自然懐胎以外に人為的な操作により懐胎及び子の出生が実現されるようになっている。その法制度制定時に,自然懐胎以外の方法による懐胎及び子の出生が想定されていなかったことをもって,人為的な操作による懐胎又は出生のすべてが,わが国の法秩序の中に受け容れられないとする理由にはならないというべきである。現に,その中でも,人工授精による懐胎については,当事者の意思を十分尊重して確認する等の条件の下で,現行法制度の中で容認されていることからすると,……(省略)……,外国でなされた他の人為的な操作による懐胎又は出生について,外国の裁判所がした親子関係確定の裁判については,厳格な要件を踏まえた上であれば十分受け容れる余地はあるといえる。

② 本件子らは,抗告人Bの卵子と抗告人Aの精子により,出生した子らであり,抗告人らと本件子らとは血縁関係を有する。

③ 本件代理出産契約に至ったのは,抗告人Bの子宮頸部がんにより子宮摘出及び骨盤内リンパ節剝離手術を受けて自ら懐胎により子を得ることが不可能となったため,抗告人らの遺伝子を受け継ぐ子を得るためには,その方法以外にはなかったことによる。

④ 他方,本件記録によれば,Cが代理出産を申し出たのは,ボランティア精神に基づくものであり,その動機・目的において不当な要素をうかがうことができないし,本件代理出産契約は抗告人らがCに手数料を支払う有償契約であるが,その手数料は,Cによって提供された働き及びこれに関する経費に関する最低限の支払(ネバダ州修正法において認められているもの)であり,子の対価でないことが認められる。また,契約の内容についても,それ自体からして,妊娠及び出産のいかなる場面においても,Cの生命及び身体の安全を最優先とし,

Cが胎児を中絶する権利及び中絶しない権利を有しこれに反するなんらの約束も強制力を持たないこととされ，Cの尊厳を侵害する要素を見出すことはできないものである。

⑤ 本件では，代理母夫妻は本件子らと親子関係にあること及び養育することを望んでおらず，また本件裁判により抗告人らが血縁上も法律上も親とされているため，本件子らは，法律的に受け容れるところがない状態が続くことになる。抗告人らは，本件子らを出生直後から養育しているが，今後ももとより実子として養育することを強く望んでいる。したがって，代理母を認めることが本件子らの福祉を害するおそれはなく，むしろ，本件子らの福祉にとっては，わが国において抗告人らを法律的な親と認めることを優先すべき状況となっており，抗告人らに養育されることがもっともその福祉に適うというべきである。

⑥ ところで，厚生科学審議会生殖補助医療部会が，代理懐胎を一般的に禁止する結論を示しているが，その理由として挙げている子らの福祉の優先，人を専ら生殖の手段として扱うことの禁止，安全性，優生思想の排除，商業主義の排除，人間の尊厳の六原則について，本件事案の場合はいずれにも当てはまらないというべきである。もとより，現在，わが国では代理母契約について，明らかにこれを禁止する規定は存しないし，わが国では代理懐胎を否定するだけの社会通念が確立されているとまではいえない。

⑦ 本件記録によれば，法制審議会生殖補助医療関連親子法制部会において，外国で代理懐胎が行われ，依頼者の夫婦が実親となる決定がされた場合，代理懐胎契約はわが国の公序良俗に反するため，その決定の効力はわが国では認められないとする点に異論がなかったことが認められ，当該議論における公序良俗とは，法例33条又は民事訴訟法118条3号にいう公序良俗を指すものと解される（中略）。そして，このように，外国でなされた代理懐胎契約がわが国の公序良俗に反するとしても，前認定のとおり，本件裁判は，本件代理出産契約のみに依拠して親子関係を確定したのではなく，本件子らが抗告人らと血縁上の親子関係にあるとの事実及びCD夫妻も本件子らを抗告人らの子

第2章　日本における生殖補助医療の規制状況と実施状況

と確定することを望んでいて関係者の間に本件子らの親子関係について争いがないことも参酌して，本件子らを抗告人らの子と確定したのであり，前記議論があるからといって，本件裁判が公序良俗に反するものではない。

⑧　さらに，本件のような生命倫理に関する問題につき，わが国の民法の解釈では抗告人らが本件子らの法律上の親とされないにもかかわらず，外国の裁判に基づき抗告人らを本件子らの法律上の親とすることに違和感があることは否定することができない。しかしながら，身分関係に関する外国裁判の承認については，……（省略）……下級審ながら多く裁判例や戸籍実務（昭和51年1月14日民2第289号法務省民事局長通達参照）では，身分関係に関する外国の裁判についても民事訴訟法118条に定める要件が満たされれば，これを承認するものとされており，この考え方は国際的な裁判秩序の安定に寄与するものであって，本件事案においてのみこれに従わない理由を見いだすことができない。……（省略）……

エ　以上のとおり，本件のような具体的事情のもとにおいて，本件裁判を承認することは実質的に公序良俗に反しないと認めることができる。

オ　手続的公序について
　　……（省略）……

4）……（省略）……

2　以上で検討したとおり，本件子らの場合は，上記各事情の条件のもとにおいては，本件裁判は外国裁判所の裁判に該当し，民事訴訟法118条所定の要件を満たすものであるから，同条の適用ないし類推適用により，承認の効果が生じることになり，承認される結果，本件子らは，抗告人らの子であると確認され，本件出生届出も受理されるべきである。」

　＜出典＞
　判例時報1957号20頁

生殖補助医療

【最高裁判所 2007（平成 19）年 3 月 23 日決定】
破棄自判。
「(1) ……（省略）……

実親子関係は，身分関係の中でも最も基本的なものであり，様々な社会生活上の関係における基礎となるものであって，単に私人間の問題にとどまらず，公益に深くかかわる事柄であり，子の福祉にも重大な影響を及ぼすものであるから，どのような者の間に実親子関係の成立を認めるかは，その国における身分法秩序の根幹をなす基本原則ないし基本理念にかかわるものであり，実親子関係を定める基準は一義的に明確なものでなければならず，かつ，実親子関係の存否はその基準によって一律に決せられるべきものである。したがって，我が国の身分法秩序を定めた民法は，同法に定める場合に限って実親子関係を認め，それ以外の場合は実親子関係の成立を認めない趣旨であると解すべきである。以上からすれば，民法が実親子関係を認めていない者の間にその成立を認める内容の外国裁判所の裁判は，我が国の法秩序の基本原則ないし基本理念と相いれないものであり，民訴法 118 条 3 号にいう公の秩序に反するといわなければならない。このことは，立法政策としては現行民法の定める場合以外にも実親子関係の成立を認める余地があるとしても変わるものではない。」

「(2) 我が国の民法上，母とその嫡出子との間の母子関係の成立について直接明記した規定はないが，民法は，懐胎し出産した女性が出生した子の母であり，母子関係は懐胎，出産という客観的な事実により当然に成立することを前提とした規定を設けている（民法 772 条 1 項参照）。また，母とその非嫡出子との間の母子関係についても，同様に，母子関係は出産という客観的な事実により当然に成立すると解されてきた（最高裁昭和 35 年(オ)第 1189 号同 37 年 4 月 27 日第二小法廷判決・民集 16 巻 7 号 1247 頁参照）。

民法の実親子に関する現行法制は，血縁上の親子関係を基礎に置くものであるが，民法が，出産という事実により当然に法的な母子関係が成立するものとしているのは，その制定当時においては懐胎し出産した女性は遺伝的にも例外なく出生した子とのつながりがあるという

第2章　日本における生殖補助医療の規制状況と実施状況

事情が存在し，その上で出産という客観的かつ外形上明らかな事実をとらえて母子関係の成立を認めることにしたものであり，かつ，出産と同時に出生した子と子を出産した女性との間に母子関係を早期に一義的に確定させることが子の福祉にかなうということもその理由となっていたものと解される。

　民法の母子関係の成立に関する定めや上記判例は，民法の制定時期や判決の言渡しの時期からみると，女性が自らの卵子により懐胎し出産することが当然の前提となっていることが明らかであるが，現在では，生殖補助医療技術を用いた人工生殖は，自然生殖の過程の一部を代替するものにとどまらず，およそ自然生殖では不可能な懐胎も可能にするまでになっており，女性が自己以外の女性の卵子を用いた生殖補助医療により子を懐胎し出産することも可能になっている。そこで，子を懐胎し出産した女性とその子に係る卵子を提供した女性とが異なる場合についても，現行民法の解釈として，出生した子とその子を懐胎し出産した女性との間に出産により当然に母子関係が成立することとなるのかが問題となる。この点について検討すると，民法には，出生した子を懐胎，出産していない女性をもってその子の母とすべき趣旨をうかがわせる規定は見当たらず，このような場合における法律関係を定める規定がないことは，同法制定当時そのような事態が想定されなかったことによるものではあるが，前記のとおり実親子関係が公益及び子の福祉に深くかかわるものであり，一義的に明確な基準によって一律に決せられるべきであることにかんがみると，現行民法の解釈としては，出生した子を懐胎し出産した女性をその子の母と解さざるを得ず，その子を懐胎，出産していない女性との間には，その女性が卵子を提供した場合であっても，母子関係の成立を認めることはできない。

　もっとも，女性が自己の卵子により遺伝的なつながりのある子を持ちたいという強い気持ちから，本件のように自己以外の女性に自己の卵子を用いた生殖補助医療により子を懐胎し出産することを依頼し，これにより子が出生する，いわゆる代理出産が行われていることは公知の事実になっているといえる。このように，現実に代理出産という

民法の想定していない事態が生じており，今後もそのような事態が引き続き生じ得ることが予想される以上，代理出産については法制度としてどう取り扱うかが改めて検討されるべき状況にある。この問題に関しては，医学的な観点からの問題，関係者間に生ずることが予想される問題，生まれてくる子の福祉などの諸問題につき，遺伝的なつながりのある子を持ちたいとする真しな希望及び他の女性に出産を依頼することについての社会一般の倫理的感情を踏まえて，医療法制，親子法制の両面にわたる検討が必要になると考えられ，立法による速やかな対応が強く望まれるところである。

(3) 以上によれば，本件裁判は，我が国における身分法秩序を定めた民法が実親子関係の成立を認めていない者の間にその成立を認める内容のものであって，現在の我が国の身分法秩序の基本原則ないし基本理念と相いれないものといわざるを得ず，民訴法118条3号にいう公の秩序に反することになるので，我が国においてその効力を有しないものといわなければならない。

そして，相手方ら［編者注：ＡＢのこと］と本件子らとの間の嫡出親子関係の成立については，相手方らの本国法である日本法が準拠法となるところ（法の適用に関する通則法28条1項），日本民法の解釈上，Ｂと本件子らとの間には母子関係は認められず，相手方らと本件子らとの間に嫡出親子関係があるとはいえない。」

<出典>
最高裁判所民事判例集61巻2号619頁
裁判所時報1432号4頁
判例時報1967号36頁
判例タイムズ1239号120頁

*　　　　*　　　　*

【参考】
■最高裁第二小法廷1962（昭和37）年4月27日判決
「母とその非嫡出子との間の親子関係は，原則として，母の認知を俟たず，分娩の事実により当然発生すると解するのが相当である……。」

第2章 日本における生殖補助医療の規制状況と実施状況

■民事訴訟法
第118条(外国裁判所の確定判決の効力)
 外国裁判所の確定判決は,次に掲げる要件のすべてを具備する場合に限り,その効力を有する。
 1. 法令又は条約により外国裁判所の裁判権が認められること。
 2. 敗訴の被告が訴訟の開始に必要な呼出し若しくは命令の送達(公示送達その他これに類する送達を除く。)を受けたこと又はこれを受けなかったが応訴したこと。
 3. 判決の内容及び訴訟手続が日本における公の秩序又は善良の風俗に反しないこと。
 4. 相互の保証があること。

■ 法 例
第33条 外国法ニ依ルヘキ場合ニ於テ其規定ノ適用カ公ノ秩序又ハ善良ノ風俗ニ反スルトキハ之ヲ適用セス

(以上,神里彩子編集)

第3章　諸外国における生殖補助医療の規制状況と実施状況

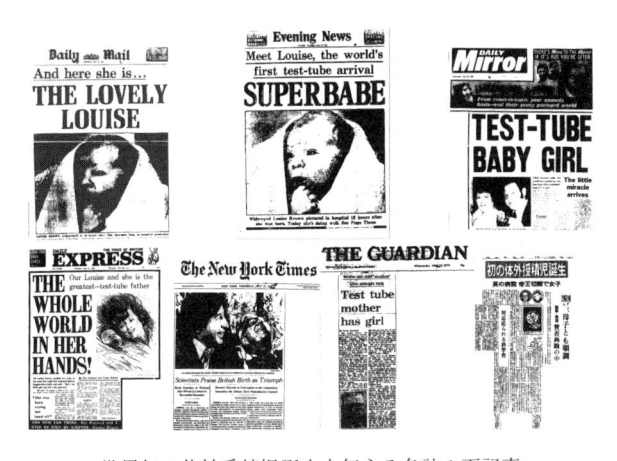

世界初の体外受精児誕生を伝える各誌1面記事

生殖補助医療

[1] イギリス

概　要

<沿　革>

　1978年，世界ではじめて，体外受精児がイギリスで誕生した。ルイーズ・ブラウンと名付けられたこの女児の誕生は，希望の光として世界中の不妊患者から歓迎を受けた。が同時に，神の領域とされてきた生殖への人の手の介入であるとして，体外受精技術の利用をめぐる倫理的・社会的議論も引き起こすことになる。

　そのため，保健社会保障省（当時。1988年に保健省へと再編）は，1982年に「人の受精及び胚研究に関する調査委員会」を設置し，①近年そして将来の人の生殖と発生学に関する医学的及び科学的発展について，また，②これらの発展の社会的・倫理的・法的な影響を考慮し，とるべき政策や防御措置について検討させた。委員長であるケンブリッジ大学教授の哲学者メアリー・ウォーノックの名をとって「ウォーノック委員会」とも呼ばれる同委員会は，2年間にわたる審議を経て，64の勧告を含む報告書を発表した。この報告書をもとに，

【ウォーノック報告における主要勧告】

- 研究及び生殖補助医療を規制するために新しい法定認可機関を設置する。
- 生殖補助医療の実施施設，卵子・精子・胚の保管施設についての認可制度を設ける。
- 認可機関の認可及び監督の下で AID、IVF、卵子提供、胚提供の実施を容認する。
- 被術者と配偶子等の提供者の匿名性を維持する。
- 18歳に達した子どもの、提供者の基本的情報へのアクセスを保証する。
- 配偶子の保管は5年ごとに再検討し、胚の保管期間は最長10年とする。
- AID出生児は、母親とその夫の嫡出子として法的に扱われるべき。
- 精液提供者、卵子提供者が親としての権利・義務も持たないよう、法で規定する。

第3章 諸外国における生殖補助医療の規制状況と実施状況（イギリス）

保健社会保障省は1986年から1987年にかけてコンサルテーションを実施して国民の意見を募り、そこで寄せられた意見を踏まえて白書「人生殖及び胚研究：立法化への枠組み」を1987年11月に作成する。そして、両議院での白書についての討議を経て作成された法案が1989年に議会に提出され、1990年11月に「人受精及び胚研究に関する法律（Human Fertilisation and Embryology Act 1990, 以下、HFE法）」が制定されるに至るのである（施行は翌年4月）。HFE法は、ウォーノック委員会報告書の勧告が色濃く反映されていることから、同報告書がイギリスにおける生殖補助技術規制の方向性の基礎となっているといえる。

以上のように、HFE法が制定されるまでには時間を要した。しかし、その間、生殖補助医療および胚研究は野放しに実施されていたわけではない。1985年、王立産科婦人科学会（Royal College of Obstetricians and Gynaecologists, RCOG）そして研究助成機関である医学研究評議会（Medical Research Council, MRC）は、「人の体外受精及び胚研究についての自主認可機関（the Voluntary Licensing Authority for Human in vitro Fertilisation and Embryology, VLA）」を創設し、独自に作成したガイドラインに基づき規制を開始した（1989年に「人の体外受精及び胚研究についての暫定的認可機関」と改称）。HFE法に基づいて「人受精および胚研究認可庁（Human Fertilisation and Embryology Authority, HFEA）」が1991年に設置されるまで、この機関がイギリスにおける生殖補助医療及び胚研究の管理を担ってきた（参考データとして表1）。

なお、1985年1月、イギリス人女性（Kim Cotton）が、アメリカの代理母斡旋業者を通じて6,500ポンドでアメリカ人不妊夫婦の代理母となる契約を結び女児を出産したことが問題となった。これにより、代理母契約についての法的整備が緊急に必要であるとして同年7月に「代理出産取決め法」が制定され、営利目的での代理母契約が禁止されることになった。

【表1　暫定的認可機関による1989年報告書の一部】

TABLE II
IVF Data 1989

(a) Treatment

	Patients	Treatment Cycles	Egg Collections	Pre-embryo Transfers
Large Centres (8)*	4,728	5,671	4,853	3,917
Medium Centres (19)	3,419	3,979	3,459	2,943
Small Centres (24)	643	763	618	503
Totals (51)	8,790	10,413	8,930	7,363

(b) Outcome

	Pregnancies	Live Births †	Abortions	Ectopics	Perinatal Deaths
Large Centres (8)	893	657	136	34	10
Medium Centres (19)	642	460	132	18	10
Small Centres (24)	64	40	22	1	0
Totals (51)	1,599 ‡	1,157	290	53	20 §

* The figures in parentheses are the numbers of centres included in the returns.
† This refers to a pregnancy resulting in at least one live baby.
‡ 79 pregnancies lost to follow up.
§ Perinatal Mortality Rate is 17·0 (PMR (E ＋ W) in 1989 was 8·3)

TABLE III
GIFT Data 1989

(a) Treatment

	Patients	Treatment Cycles	Egg Collections	Gamete Replacements
IVF Centres(40)	2,237	2,665	2,375	2,253
Non-IVF Centres(18)	344	414	339	331
Totals(58)	2,581	3,079	2,714	2,584

(b) Outcome

	Pregnancies	Live Births *	Abortions	Ectopics	Perinatal Deaths
IVF Centres(40)	534	326	131	26	15
Non-IVF Centres(18)	52	35	13	0	1
Totals(58)	586 †	361	144	26	16

* This refers to a pregnancy resulting in at least one live baby.
† 39 pregnancies lost to follow up.

＜規制の概要＞

　イギリスでは，生殖補助医療はHFE法および代理出産取決め法を土台として，柔軟性を確保した規制体制がとられているのが特徴だ。

　HFE法は，生殖補助医療や胚研究，それに伴う胚や配偶子の取り扱いを広く対象とするものである。もっとも，HFE法による直接的な行為規制は，将来にも法改正を要しないと考えられる，倫理上，普遍的に禁止すべき次の行為に限定されている。①ヒト胚以外の生きた胚，そして，ヒト配偶子以外の生きた配偶子の女性の体内への移植，②原始線条（中枢神経系の原基）出現後の胚の保管・利用，③胚の動物への移植，④規則によって胚の保管・利用が禁じられている状況で

第3章 諸外国における生殖補助医療の規制状況と実施状況（イギリス）

【根拠法令】

法律	1990年人受精及び胚研究に関する法律
	1985年代理出産取決め法
	1992年人受精及び胚研究（情報開示）法
	2003年人受精及び胚研究（死亡した父親）法
規則	1991年人受精及び胚研究認可庁（法定保存期間）規則
	1991年人受精及び胚研究（認可委員会と申立て）規則
	1991年人受精及び胚研究（特別免除）規則
	1996年人受精及び胚研究（胚の法定保存期間）規則
	2001年人受精及び胚研究（研究目的）規則
	2004年人受精及び胚研究（情報開示）規則
	2007年人受精及び胚研究（品質及び安全性）規則
実施規程	HFEA実施規程（第7版）

の胚の保管・利用，⑤胚の細胞核の，人体，胚又は胚がその後発育したものから取り除かれた核との置換，である（§3(2),(3)）。これに違反すれば10年以下の禁固又は罰金，若しくはそれらの併科の刑に処される（§41(1)）。

それ以外の行為については，科学技術の進展や社会のニーズに応じた柔軟な対応がとれるよう，保健大臣の制定した「規則」，そして，同法により保健省のArm's Length Bodies（資金面においては政府から助成を受けるが独立性が担保されている国家機関）の一つとして設置されたHFEAの認可制度を通して規制するという体制をとっている。HFE法は全49条及び4付則のうちの29条及び2付則をHFEAの設置，任務および権限に当てている。HFE法がイギリスにおける生殖補助技術規制の中心的役割をHFEAに担わせていることが法設計からも見て取れよう。

HFE法は，「治療」，「保管」，「研究」それぞれについてHFEAによる認可制度を設けている。生殖補助医療を実施する施設（手続き上は実施監督者）は，HFEAから「治療のための認可」を取得しなければならない。殊に，2004年3月に欧州連合（EU）において採択された「組織及び細胞指令」により，それまで認可を不要としていたパート

ナーの精子を用いた人工授精やパートナー間の配偶子を用いた GIFT（配偶子卵管内移植）等を実施する施設についても HFEA の認可取得が義務付けられることとなった（2007年4月7日以降）。2006年3月31日現在83施設が「治療のための認可」を取得している（詳細は表2）。

認可施設は，HFE 法及び HFEA によって策定された実施規程を遵守しなければならない。実施規程とは，医療スタッフや施設の基準，提供者の条件及び検査，提供されるべき情報の内容など，実際に生殖補助医療を実施するにあたり認可施設が遵守しなければならない基準等を定めるもので，適宜改訂されている（現在は第7版）。

HFE 法の規定においてもう一点重要なのが，法的親子関係についての規定である。原則として，懐胎した女性が母親となり，また，懐胎した女性の夫は当該生殖補助医療に同意していないことが立証されない限り父親となるとしている。なお，同意が推定される夫がいない場合，懐胎した女性とともに治療サービスを受けた男性が父親となる。

【表2　実施施設データ（2006年3月31日現在）】

治療のための認可施設数	83
IVF 提供施設数	69
AID 提供施設数	82
代理懐胎提供施設数（代理母型）	27
代理懐胎提供施設数（仮腹型）	36
保管のための認可施設数	89

出典：HFEA "Guide to infertility 2006/07"

✓ **Memo**

2003年以降，議会また保健省でそれぞれ HFE 法の見直しが議論されている。2007年5月17日に保健省より公表された「人組織及び胚に関する法案（ドラフト）」では，HFEA と Human Tissue Authority を統合し，「組織及び胚に関する規制庁（Regulatory Authority for Tissue and Embryos（RATE））」を設置することも規定されていた。しかし，統合に反対する声が大きかったことから（例えば，同年8月1日発表の貴族院及び庶民院合同委員会による「人組織及び胚に関する法案（ドラフト）に関する報告書」），保健省は同年10月にこの方針を断念する。同省は翌月8日に HFE 法の改正法案を議会に提出した。

第3章 諸外国における生殖補助医療の規制状況と実施状況（イギリス）

そこでは，子どもの福祉の考慮事項である「父親の必要性」（第13条5項）の削除も提案されている。

＜実施状況＞

イギリスでは，7組に1組のカップルが何らかの理由により不妊であり，また，出生児の約1％がIVF治療及びAID治療によって生まれた子どもであると推計されている。2004年度のIVF治療及びAID治療の患者数，実施周期数，出生児数は表3の通りである。

HFE法は，生殖補助医療を受けられる者の条件について，治療により出生する子ども及びその出生により影響を受ける可能性のある子どもの「福祉に対する配慮」以外に定めていない（その審査基準については資料3参照）。すなわち，いわゆる医学的不妊でない者に対する生殖補助医療の実施も法的には可能である。この点は，イギリスの規制の特徴と言える。独身女性及びレズビアン女性への実施周期数については，HFEAより公表されているので，2006年度のデータを表4に示す。

【表3　2004年度実施データ】

	IVF治療（顕微授精，提供卵子・胚の利用を含む）	AID治療
患者数	30,861	2,953
周期数	40,164	6,893
出生児数	10,185	751

出典：HFEA"A long term analysis of the HFEA Register data（1991-2006）

【表4　2006年度独身女性等への実施データ】

		実施周期（括弧内は全周期数に対する割合）
IVF	独身女性	574（1.4％）
	レズビアン女性	201（0.5％）
AID	独身女性	705（18.0％）
	レズビアン女性	767（20.1％）

出典：HFEA"A long term analysis of the HFEA Register data（1991-2006）

＜参考資料＞

メアリー・ワーノック/著　上見幸司/訳『生命操作はどこまで許されるか——人間の受精と発生学に関するワーノック・レポート』協同出版，1992年

（神里彩子）

生殖補助医療

1 人受精及び胚研究に関する法律 (1990年)

使用される主要な用語

第1条 (「胚」「配偶子」及び関連表現の意味)
 (1) この法律において, 特別な定めがない限り,
  (a) 胚とは, 受精が完了した, 生きた人胚を意味する。
  (b) 胚には, 受精過程にある卵子を含む。
   ここにおいて, 受精は2細胞期 (a two cell zygote) の出現までは完了しないものとする。
 (2) この法律は, 胚の生成の規制に関しては, 人の体外での胚の生成に限って適用する。この法律において,
  (a) 体外で生成された胚 (受精が完了した胚についての適用において) は, 体外で受精が完了したか否かに関わらず, 人の体外で受精を始めた胚をいう。
  (b) 女性から取り出された胚には, 体外で生成された胚を含まない。
 (3) この法律は, 胚の保持又は利用の規制に関しては, 人の体外における胚の保持又は利用に限って適用する。
 (4) この法律において配偶子, 卵子又は精子とは, 特別な定めがない限り, 人の生きた配偶子, 卵子又は精子をいう。但し, 以下, この法律における配偶子又は卵子には, 受精過程の卵子を含まないものとする。

第2条 (その他の用語)
 (1) この法律において,
   「認可庁」とは, この法律第5条の規定により設立される人受精及び胚研究認可庁を意味する。
   「指令」とは, この法律第23条の規定による指令を意味する。
   「認可」とは, この法律附則2の規定による認可を意味する。
   認可に関連して, 「責任者」は, この法律第17条で与えられた

意味を有する。

「治療サービス」とは，子どもを懐胎するよう女性を補助する目的で，一般市民又はその一部に提供される医学的，外科的，又は産科的サービスを意味する。
(2) この法律において胚又は配偶子に関する保持には，凍結による保管かその他の方法による保管かにかかわらず，保管中の保持も含む。そのようにして保持される胚又は配偶子を，この法律では「保存される」という（「保存する」と「保存」は適宜解釈される）。
(3) この法律において，女性は，胚が移植されるまでは子どもを懐胎していると扱われないものとする。

この法律が適用される行為

第3条（胚に関連した禁止）
(1) 何人も，認可に従う場合を除き，次に掲げる行為を行ってはならない。
　(a) 胚の生成
　(b) 胚の保持又は利用
(2) 何人も，次に掲げるものを女性の体内に移植してはならない。
　(a) 人胚以外の生きた胚
　(b) 人配偶子以外の生きた配偶子
(3) 認可は，次に掲げる行為に与えることはできない。
　(a) 原始線条出現後の胚の保持又は利用
　(b) 動物への胚の移植
　(c) 規則が胚の保持又は利用を禁止する状況での胚の保持又は利用
　(d) 胚の細胞核を，人の細胞，胚，胚が発育したものから取り出した核と置換すること
(4) 上記第3項a号の規定において，原始線条は，胚が保存されている期間を除いて，配偶子が混合された日から14日以内に胚に出現するものとする。

第4条（配偶子に関連した禁止）
(1) 何人も，認可に従う場合を除き，次に掲げる行為を行ってはならない。
  (a) 配偶子の保存
  (b) 女性への治療サービスの提供過程において，女性と男性が一緒にそのサービスを受けていない場合に男性の精子を利用すること，又は別の女性の卵子を利用すること
  (c) 配偶子を動物の生きた配偶子と混合すること
(2) 認可は，規則が配偶子の保存又は利用を禁止する状況での配偶子の保存又は利用に与えることはできない。
(3) 何人も，認可に従う場合を除き，規則で定められる状況で女性に精子及び卵子を移植してはならない。
(4) 上記第3項の規定により制定される規則は，その状況における精子及び卵子の女性への移植に限った認可に関して，この法律第12条から第22条までの規定が規則で定められる変更に対しても効力を有するよう規定できる。
(5) この法律においては，本条又はこの法律第3条の規定により規制される行為を，「この法律による規制行為」という。

人受精及び胚研究認可庁，その任務及び手続

第5条（人受精及び胚研究許認可庁）
(1) 人受精及び胚研究認可庁という名称の法人を置く。
(2) 認可庁は，次に掲げる者で構成される。
  (a) 議長及び副議長
  (b) 主務大臣が指定する人数の委員
(3) この法律附則1（認可庁の委員等を扱う。）は効力を持つ。

第6条（会計及び監査）（省略）

第7条（主務大臣への報告）
(1) 認可庁は，その創設後最初の12ヶ月間についての報告書，及

びその後12ヶ月間毎の報告書を準備しなければならず，準備期間終了後，可及的速やかに報告書を主務大臣に提出しなければならない。
(2) 本条の規定により準備されるいかなる期間の報告書も，その期間内の認可庁の活動及び次の12ヶ月間に認可庁が実施を予定する活動を取り扱わなければならない。
(3) (省略)

第8条（認可庁の一般任務）

認可庁は，次に掲げる事務をつかさどる。
(a) 胚及び胚が発育したものに関する情報並びに治療サービス及びこの法律による規制行為の提供に関する情報を常時調査し，主務大臣が助言を求めてきた場合には，これらの事項について助言すること。
(b) 認可庁が一般市民に提供するサービス又は認可に従って提供されるサービスを公表すること。
(c) 認可適用者，治療サービスを受けている者又はこの法律による規制行為に利用するために配偶子若しくは胚を提供している若しくは提供したいと考えている者に対し，認可庁が適切と考える範囲で助言及び情報を提供すること。
(d) 規則で定められるその他任務を実施すること。

第9条（認可委員会及びその他委員会）

(1) 認可庁は，認可の付与，変更，差し止め及び取消しに関する認可庁の任務を遂行するために，一つ以上の委員会を保持しなければならない。この法律において，これらの任務を果たす委員会を「認可委員会」という。
(2) 認可庁は，委員会又は認可庁のメンバー若しくは職員による認可庁の他の任務の遂行について定めることができる。
(3) ～ (6) (省略)
(7) 下記第10項に定める場合を除き，認可委員会は，認可庁にな

された次のいずれかについての認可申請を検討する前に，行為が実施される施設を認可庁に代わって査察し，且つ，認可庁に対してその査察についての報告書を作成するよう準備しなければならない。
  (a) 申請時，実施することが認められていない，この法律による規制行為を実施するための申請
  (b) 申請時，実施することが認められていない施設で，この法律による規制行為を実施するための申請
 (8) 下記第9項に定める場合を除き，認可委員会は，各暦年に一度，認可庁に代わって認可が関係する施設を査察し，且つ，認可庁に対しその査察についての報告書を作成するよう準備しなければならない。
 (9) 認可委員会が特定の年における査察を不要と判断する場合、特定の施設はその年に査察を受けなくてよい。
 (10) 申請日までの一年間に上記第7項又は第8項の規定により当該施設が査察を受け，且つ，認可委員会が更なる査察を不要と判断する場合，認可委員会は第7項の規定を遵守しなくてよい。
 (11)（省略）

第10条（認可手続き）（省略）

認可の範囲

第11条（治療，保存及び研究についての認可）
 (1) 認可庁は，次に掲げる認可のみを付与することができる。
  (a) 治療サービスの提供過程における行為を認めるこの法律附則2パラグラフ1の規定による認可
  (b) 配偶子及び胚の保存を認める同附則の規定による認可
  (c) 研究プロジェクトための行為を認める同附則パラグラフ3の規定による認可
 (2) 同附則パラグラフ4は，全ての認可において効力をもつ。

第3章 諸外国における生殖補助医療の規制状況と実施状況(イギリス)

認可の条件

第12条(一般条件)

次に掲げる条件を,この法律の規定に基づいて付与される全ての認可の条件とする。

(a) 認可により認められる行為は,認可に関連する施設において,責任者の監督下でのみ実施されること。

(b) 要請に応じて身分証明書を提示すれば,認可庁のメンバー又は職員はこれらの施設に立ち入り,施設の調査(あらゆる設備又は記録の調査及びあらゆる行為の見学を含む)を実施することが常時許されること。

(c) この法律附則3の規定を遵守すること。

(d) 認可庁が指令で規定する様式により,正確な記録を維持すること。

(e) 指令で認められる場合を除き,金銭その他一切の利益が配偶子又は胚の提供に関して授受されないこと。

(f) 配偶子又は胚が別の認可適用者に提供される場合,認可庁が指令で定める情報もその者に提供されること。

(g) 指令で定められる様式及び期間毎に,記録の複写又は記録からの抜粋,その他指令で定められる情報の提供を,認可庁が受けること。

第13条(治療についての認可条件)

(1) 次に掲げる条件を,この法律附則2パラグラフ1の規定による全ての認可の条件とする。

(2) 次に掲げる事項に関して,認可庁が指令で規定する情報を記録しなければならない。

(a) 認可に従ってサービスが提供された者

(b) 彼等に提供されたサービス

(c) 認可に従って提供されたサービスのために配偶子が保持若しくは利用された者又は保持若しくは利用された胚の生成に配偶子が用いられた者

(d) 認可に従った治療の結果として出生したと責任者が考える全ての子ども
(e) 精子と卵子の混合，女性からの胚の採取その他胚の採取
(f) その他認可庁が指令で規定する事項

(3) 認可に従って保持される記録には，上記第2項の規定により記録される全ての情報及びこの法律附則3の規定により同意が要求される者の全ての同意を含まなければならない。

(4) 当該記録が分類される指令で定められた保持期間満了前には，認可に従って保存される記録からいかなる情報も取り除いてはならない。

(5) 治療サービスの結果として生まれる可能性のある子どもの福祉（それは子どもにとっての父親の必要性も含む）及びその出生によって影響を受ける可能性のある他の子ども全ての福祉に対する配慮がなされていない場合，女性は治療サービスの提供を受けることができない。

(6) 治療を受けている女性及び女性が男性と共に治療を受けている場合には男性が，予定された処置を実施することの意味について適当な時期に，適切なカウンセリングを受ける機会を与えられ，且つ，それに関する適切な情報を提供されていなければ，女性は次に掲げる行為を含む治療サービスの提供を受けることはできない。

(a) この法律附則3パラグラフ5の規定により当該利用についての同意が要求される場合における，配偶子の利用
(b) 体外で生成された胚の利用
(c) 同附則パラグラフ7の規定により当該利用について胚を採取された女性の同意が要求される場合における，女性から採取された胚の利用

(7) 次に掲げる行為のために，適切な手続が維持されなければならない。

(a) 認可に従った利用のために配偶子を提供する者又は胚が採取される者の決定

(b) 認可を必要とする場合と同様に，認可を必要としない処置の利用に対する配慮の保証

第14条（保存認可の条件）
(1) 次に掲げる条件を，配偶子又は胚の保存に関する全ての認可の条件とする。
  (a) 配偶子又は女性から採取された胚は，配偶子の由来する者又は女性から入手し，又は認可適用者から取得した場合に限って保存庫に収めるものとし，体外で生成された胚は，その認可に従った場合を除き，認可適用者から取得した場合に限って保存庫に収めるものとすること。
  (b) 治療サービスの提供過程における場合を除いて，保存されている又は保存されていた配偶子又は胚が，認可適用者以外の者に提供されないこと。
  (c) いかなる配偶子又は胚も，法定の保管期間を超えて保存庫に保持してはならず，期間満了時に保存されている場合には死滅させること。この法律附則3の規定により同意が要求される者，彼等の同意条件及び保存状況に関して認可庁が指令で定められる情報並びに認可庁が指令で定めるその他の事柄に関する情報が，認可に従って保持される記録に含まれること。
(2) 当該記録が分類される指令で定められた保持期間満了前には，認可に従って保存される記録からいかなる情報も取り除いてはならない。
(3) 配偶子の法定保存期間は，認可が指定する10年間を超えない期間とする。
(4) 胚の法定保存期間は，認可が指定する5年間を超えない期間とする。
(5) 規則は，上記第3項又は第4項の規定が，10年間又は場合によっては5年間の期間を規則で定められる次のいずれの期間と置き換えられるよう規定することができる。
  (a) それより短い期間

(b) 規則で定められる状況での，それより長い期間

第15条（研究認可の条件）　（省略）

許可の付与，取消し及び差し止め

第16条（認可の付与）
(1) 初期料金を添えて，当該目的のために認可庁が承認した形式で認可庁に申請がなされた場合，下記第2項に定める条件が満たされ，且つ，追加料金が支払われれば，何人も認可委員会より認可が付与される。
(2) 上記第1項に規定する条件とは，次に掲げる条件である。
　(a) 申請が，認可によって認められる行為の実施監督者として，個人を指定する認可についてのものであること。
　(b) その個人が申請者である，又は次の場合であること。
　　(ⅰ) 申請がその個人の同意を伴ってなされ，且つ，
　　(ⅱ) 申請者が認可保有者として適切であると認可委員会が判断する場合
　(c) 認可委員会が，その個人の身分 (character)，技能 (qualification) 及び経験が当該行為の監督に必要な程度のものであり，且つ，その個人がこの法律第17条の規定による任務を遂行すると判断すること。
　(d) 認可委員会が，認可が付与されることになる施設が当該行為に適切であると判断すること。
　(e) 認可の付与に関係するこの法律で定めるその他全ての条件が満たされること。
(3) 認可は，条件の変更の有無に関わらず，更新を通じて付与することができる。
(4) ～ (7) （省略）

第17条（責任者）
(1) 次に掲げる事項を保証することは，認可によって認められる行

第 3 章　諸外国における生殖補助医療の規制状況と実施状況（イギリス）

為の実施監督者（この法律では「責任者」という。）の義務である。
- (a) 他の認可適用者が，認可によって認められる行為への参加に適した者としての身分を有し，訓練や経験によりそのような者としての技能を有する者であること。
- (b) 適切な設備が使用されること。
- (c) 配偶子及び胚の保持，及び，死滅した配偶子又は胚の廃棄に関して適切な取決めがなされること。
- (d) 行為の過程において適切な処置が用いられること。
- (e) 認可条件が遵守されること。

(2) この法律において，認可適用者とは，次に掲げる者をいう。
- (a) 責任者
- (b) 認可で認可適用者として指定された者又は認可保有者若しくは責任者による認可庁への通知で認可適用者として指定された者
- (c) 責任者又は認可適用者として指定された者の指示に従って実施する者

(3) 以下この法律において，名目的認可保有者（the nominal licensee）とは，別の者が責任者である状況下で認可を保有する者をいう。

第 18 条（認可の取消し及び変更）

(1) 認可委員会は，次のいずれかに該当すると判断した場合，認可を取り消すことができる。
- (a) 認可付与のための申請で提供された情報が，重要な点において誤っていた，又は誤解を招くものであったこと。
- (b) 認可に関連する施設が，認可によって認められる行為に適さないこと。
- (c) 責任者が，この法律第 17 条の規定に基づく任務を遂行しなかった若しくは能力の欠如により遂行することの出来ない，又は認可に関連して出された指令を遵守しなかったこと。
- (d) 認可が付与されて以降，その他重大な事情変更があったこと。

(2) 認可委員会は，次のいずれかに該当する場合，認可を取り消すことができる。
  (a) 認可委員会が，責任者の身分がそれらの行為の監督のために必要な程度のものでない，又は名目的認可保有者が認可を保有するのに適切な人物でないと判断した場合
  (b) 責任者が死亡した，又はこの法律に基づいて有罪宣告を受けた場合
(3) ～ (6) (省略)

第19条 (認可の拒否，変更，取消しの手続き) (省略)
第20条 (認可委員会の決定に対する認可庁への不服申立て) (省略)
第21条 (高等法院又は民事上級裁判所への上訴) (省略)
第22条 (認可の一時的差し止め) (省略)

指令及び指導

第23条 (指令：一般)
(1) 認可庁は，適宜，この法律に基づいて出すことのできるあらゆる目的のための指令又はその指令を変更若しくは取り消す指令を出すことができる。
(2) 指令に含まれる条件が適用される者は，その条件を遵守しなければならない。
(3) ～ (6) (省略)

第24条 (特定事項についての指令)
(1) 責任者が治療により子どもが誕生したか否か知らない場合，治療サービスを受けた者についての情報に関してこの法律第13条第4項の規定に基づいて指令で定められる期限は，情報が最初に記録されてから50年未満の間に満了してはならない。
(2) この法律附則2パラグラフ1の規定による各認可に関して，指令は，この法律第13条第2項a号からe号までで定められる各事項についての情報の記録及び認可庁への提供を求めなければ

第3章 諸外国における生殖補助医療の規制状況と実施状況（イギリス）

ならない。
(3) （省略）
(4) 指令は，指令で定められる状況及び条件の下，認可適用者が連合王国外から配偶子若しくは胚を入手すること，又は連合王国外へ配偶子若しくは胚を発送することを認めることができる。本項の規定により策定される指令は，この法律第12条から第14条までの規定が指令で定められる変更に対しても効力をもつよう規定することができる。
(5) ～ (11) （省略）

第25条（実施規程）

(1) 認可庁は，この法律に基づく認可に従って行われる行為の適切な実施並びに責任者及びその他認可適用者の任務の適切な遂行について指導する実施規程を保持しなければならない。
(2) 規程でなされる指導には，治療サービスの結果として生まれる可能性のある子どもの福祉（それは子どもにとっての父親の必要性も含む）及びその出生によって影響を受ける可能性のある他の子どもの福祉への配慮に関し，治療サービス提供者に対する指導を含まなければならない。
(3) 規程は，女性への精子及び卵子の移植に関係する技術の利用について指導することもできる。
(4) 認可庁は，適宜，規程の全部又は一部を改定することができる。
(5) （省略）
(6) 規程規定の遵守違反は，それ自体で，当人に法的責任を課すものではない。但し，
　(a) 認可委員会は，認可条件違反の有無及び，特に，「適切」又は「適当」であることを求める条件の違反の有無に関する検討において，規程の関連規定を考慮しなければならない。
　(b) 認可委員会は，検討権限がある場合には，認可を変更又は取消しすべきか否かの検討において，規程規定の遵守又は遵守違反を考慮することができる。

生殖補助医療

第26条（規程承認手続き）（省略）

地　　位

第27条（「母親」の意味）
(1) 胚若しくは精子及び卵子の体内への移植により子どもを懐胎している，又は懐胎していた女性がその子どもの母親とされ，それ以外の女性は子どもの母親とされない。
(2) 上記第1項は，養子縁組に基づいて養親以外の子どもとならないものとされた子どもには適用しない。
(3) 上記第1項は，胚又は精子及び卵子の移植時に女性が連合王国内にいたか他所にいたかにかかわらず適用する。

第28条（「父親」の意味）
(1) 本条は，胚若しくは精子及び卵子の体内への移植又は人工授精により女性が懐胎している，又は懐胎していた子どもに適用する。
(2) 下記第5項に定める場合を除き，次の各号に該当する場合，胚若しくは精子及び卵子の体内への移植又は（場合によっては）人工授精について婚姻の他方当事者が同意していなかったことが立証されない限り，彼は子どもの父親とされる。
　(a) 胚若しくは精子及び卵子の体内への移植又は人工授精の時に，女性が婚姻当事者であった場合
　(b) 女性によって懐胎された胚が，他方の婚姻当事者の精子によって生成されたものでない場合
(3) 上記第2項によると子どもの父親とされる男性がいないが次の各号に該当する場合には，下記第5項に定める場合を除き，その［訳注：治療サービスを受けた］男性が子どもの父親とされる。
　(a) 認可適用者が女性と男性両者に対し提供した治療サービスの過程で，胚若しくは精子及び卵子の女性の体内へ移植又は人工授精がなされた場合

第3章 諸外国における生殖補助医療の規制状況と実施状況（イギリス）

　(b) 女性によって懐胎された胚がその男性の精子によって生成されたものでない場合
(4) ある者が上記第2項又は第3項により子どもの父親とされた場合，その他の者は子どもの父親とされない。
(5) 上記第2項及び第3項は，次に該当する者には適用されない。
　(a) イングランド，ウェールズ，北アイルランドにおいては，コモンローの法理に基づいて婚姻当事者の法律上の子どもとして扱われる全ての子ども
　(b) スコットランドにおいては，法令又は法のその他の規律に基づいて婚姻当事者の子どもとして扱われる全ての子ども
　(c) 養子縁組に基づいて養親以外の子どもとならないものとされた子ども
(6) 次のいずれかに該当する場合，男性は子どもの父親とされない。
　(a) この法律附則3パラグラフ5で要求される同意をした男性の精子が，当該同意が要求された目的で利用された場合
　(b) 男性の精子又は彼の精子で生成された胚が，彼の死後に利用された場合
(7) （省略）
(8) 本条は，女性が，胚若しくは精子及び卵子の彼女への移植時又は彼女の人工授精時に連合王国内に居たかその他に居たか否かに関わらず適用する。
(9) （省略）

第29条（27条及び28条の効力）

(1) この法律第27条若しくは第28条の規定により子どもの母親又は父親とされる場合，その者は全ての目的で子どもの母親又は，場合によっては，父親として法的に扱われる。
(2) この法律第27条若しくは第28条に基づいて子どもの母親又は父親として扱われない場合，その者はあらゆる意味で子どもの母親又は，場合によっては，父親として法的に扱われない。
(3) ～ (5) （省略）

第30条（配偶子提供者に有利な親子決定）

(1) 裁判所は，次の各号に該当する場合，子どもが婚姻当事者（本条では，「夫」及び「妻」という）の子どもとして法的に扱われるよう決定を下すことができる。

　(a) 胚若しくは精子及び卵子の体内への移植又は人工授精により，妻以外の女性によって子どもが懐胎された場合

　(b) 夫若しくは妻の配偶子の一方又は双方が胚の生成に用いられた場合

　(c) 下記第2項から第7項までの条件が満たされた場合

(2) 夫及び妻は，子どもの出生から6ヶ月以内に，又はこの法律の施行前に子どもが出生した場合には施行から6ヶ月以内に，決定の申立をしなければならない。

(3) 申立て及び決定の時には，次の各号に該当しなければならない。

　(a) 子どもの家が夫及び妻の家と同じであること

　(b) 夫及び妻の一方又は両方が，連合王国，チャネル諸島又はマン島に居住していること

(4) 夫及び妻は，決定時に18歳に達していなければならない。

(5) 裁判所は，男性が夫でない場合における子どもの父親（この法律第28条により父親とされる者を含む）と子どもを懐胎した女性が，決定を下すことについて，自由意思で，且つ，関係事項について十分に理解をした上で，無条件で同意したと判断しなければならない。

(6) 上記第5項の規定は，行方がわからない者又は同意能力が欠如した者の同意を要求しない。子どもを懐胎した女性の同意は，子どもの出生後6週間以降に与えられたものでない限り，同項の目的において効果をもたない。

(7) 裁判所は，裁判所が認めた場合を除いて，夫又は妻が，次に掲げる行為の約因のために，又は約因において金銭その他の利益（かかった合理的経費以外）を授受していないことを確認しなければならない。

　(a) 決定

第3章 諸外国における生殖補助医療の規制状況と実施状況（イギリス）

　　(b) 上記第5項で要求される同意
　　(c) 夫妻への子どもの引渡し
　　(d) 決定を目的とした約束の締結
(8) ～ (10)（省略）
(11) 上記第1項a号の規定は，女性が胚若しくは精子及び卵子の彼女への移植時又は彼女の人工授精時に，連合王国内に居たかその他に居たか否かに関わらず適用する。

情　　　報

第31条（認可庁の情報登録簿）
(1) 認可庁は，認可庁が取得した下記第2項の規定に含まれるあらゆる情報を収録する登録簿を保持しなければならない。
(2) 次のいずれかに関係する情報，又は特定可能な個人が治療サービスの結果生まれた若しくは生まれた可能性があることを示す情報は，本項の対象となる。
　　(a) 特定可能な個人への治療サービスの提供
　　(b) 特定可能な個人の配偶子又は特定可能な女性から採取された胚の保持又は利用
(3) 18歳に達した者（「申請者」）は，認可庁への通知により，下記第4項の規定による請求に応じるよう認可庁に要求できる。認可庁は，次の各号に該当する場合，それに応じなければならない。
　　(a) 登録簿に収録されている情報が，申請者が治療サービスによって生まれた，又は生まれた可能性があることを示している場合
　　(b) 申請者が，請求に応じることが及ぼす影響について適当な時期に，適切なカウンセリングを受ける機会を与えられた場合
(4) 申請者は，この法律第27条から第29条までの規定がなければ，申請者の親以外の者が申請者の親となる又は親となる可能性があることを記録に収録されている情報が示しているか否かにつ

いて記した通知を申請者に出すよう，認可庁に請求することができる。示している場合には，申請者は，次のいずれかについての通知を申請者に出すよう，認可庁に要求することができる。
 (a) 規則が認可庁に対して提供を命じた当人に関する情報（但し，それ以外の情報は認められない）で，出来る限り多くの情報を申請者に提供する通知
 (b) この法律第27条から第29条までの規定がなければ，申請者と，請求において特定した申請者が結婚を申し込む相手とが近親関係にある，又はある可能性があることを情報が示しているか否かについて記した通知
(5) 規則は，認可適用者が配偶子が利用された者又は胚が採取された者の身元に関する情報を取得していたとしても，それが認可庁に提供を要求できなかった時期の取得であれば，そのような情報の提供を認可庁に命じることはできない。
(6) 18歳未満の者（「未成年者」）は，結婚を申し込む相手（「いいなずけ」）を特定する認可庁への通知により，下記第7項の規定による請求に応じるよう認可庁に要求することができる。認可庁は次の各号に該当する場合，その要求に応じなければならない。
 (a) 記録に記載されている情報が，未成年者が治療サービスの結果生まれた，又は生まれた可能性のあることを示している場合
 (b) 未成年者が，請求に応じることが及ぼす影響について適当な時期に，適切なカウンセリングを受ける機会を与えられた場合
(7) 未成年者は，この法律第27条から第29条までの規定がなければ，未成年者といいなづけが近親関係にある，又は近親関係にある可能性があることを記録簿に収録されている情報が示しているか否かについて記した通知を出すよう，認可庁に要求することができる。

第32条（登録機関長官に提供される情報）（省略）

第3章 諸外国における生殖補助医療の規制状況と実施状況（イギリス）

第33条（情報開示制限）（省略）

第34条（司法上の利害関係のための開示）
(1) 裁判所は，この法律第27条から第29条までの規定により子どもの親であるか否かの係争を決定する訴訟において，訴訟当事者の申し立てに基づき，認可庁が次の各号に該当する開示をするよう要求する決定を下すことができる。ただし，当該決定は，この法律第31条第2項b号に含まれる情報の開示を認可庁に要求することはできない。
(a) 当該係争に関係する情報がこの法律第31条に従って維持される登録簿に含まれているか否かを開示すること。
(b) 含まれているならば，指令で定められる情報を多く開示すること。
(2) ～（4）（省略）

第35条（司法上の利害関係のための開示：先天性障害等）
(1) 1976年先天性障害（民事責任）法第1条（障害者を持って生まれた子どもへの民事責任）に基づいて訴訟を提起するために，この法律第27条から第29条までの規定がなければ子どもの親となる又は親となる可能性がある者を特定することが必要である場合，裁判所は，子どもの申し立てに基づいて，この法律第31条に従って保持される登録簿に収録されている，その者を特定する情報の開示を認可庁に要求する決定を下すことができる。
(2) ～（4）（省略）

代 理 母

第36条（1985年代理母取り決め法の改正）
(1) 1985年代理母取決め法［1985年法律第49号］第1条の下に，次を加える。
（代理母取決めの強制不可能性）
1A. いかなる代理母取決めも，取決め当事者によって，又は

取決め当事者に対して強制することはできない。
(2) 同法第1条（「代理母」の意味等）は，次のように改正する。
　(a) 第6項中「又は，場合によって，胚挿入」を「又は，場合によって，胚，受精過程の卵子又は精子及び卵子の彼女への移植」に改める。
　(b) 第9項中 "and whether" 以下文末まで削る。

中　　絶

第37条（妊娠中絶に関する法律の改正）　（省略）

良心的拒否

第38条（良心的拒否）
(1) 何人も，この法律による規制行為への関与に対して良心的拒否の意思を持つ者は，たとえ関与する義務が生じたとしても，それを履行する義務を負わない。
(2)～(3)（省略）

執　　行

第39条（認可庁のメンバー及び職員の権限）
(1) 認可が関係する施設への立ち入り及び調査を行う認可庁のメンバー又は職員は，次に掲げる行為を行うことができる。
　(a) 正当な理由により，次のいずれかの目的で必要かもしれないと考えるあらゆる物を入手すること及び当該目的のために必要な期間それを保有すること。
　　(ⅰ) 認可の付与，変更，一時差し止め及び取消しに関する認可庁の任務の目的
　　(ⅱ) この法律に基づく犯罪の訴訟において，証拠として利用する目的
　(b) 当該目的のために，そのような物の保管又はそれへの妨害を防ぐのに必要と考えられる措置を講じること。これには，合理的に必要とされる支援をするよう，その実施権限を有す

る者に要求することが含まれる。
(2)～(3) (省略)

第40条 (施設への立ち入り権限)

(1) 治安判事 (スコットランドにおける保安官 sheriff を含む) は，認可庁の委員又は職員の宣誓した上での証言により，施設内でこの法律の違反が行われている，又は行われたと疑う正当な理由があると判断する場合，本条に基づいて令状を発行することができる。

(2)～(5) (省略)

犯　罪

第41条 (犯罪)

(1) 次のいずれかに該当する者は，有罪とする。
　(a) この法律第3条第2項又は第4条第1項c号の規定に違反した者
　(b) この法律第3条第3項の規定により認可で認めることのできない行為を行った者
　有罪とされた者は，正式起訴による有罪宣告により，10年以下の拘禁若しくは罰金又はその併科の刑に処される。

(2) 次のいずれかに該当する者は，有罪とする。
　(a) この法律第3条第3項の規定に基づいて認可によって認めることのできない行為の実施以外で，この法律3条第1項の規定に違反した者
　(b) この法律第4条第1項a号又はb号の規定に違反して配偶子を保持又は利用した者
　(c) この法律第4条第3項の規定に違反した者
　(d) この法律第24条第7項a号の規定に基づいて出された指令を遵守しない者

(3) 次の各号に該当する者は，有罪とする。
　(a) 認可を得るために，特に重要な点において誤った情報又は誤

解を導きかねない情報を提供した者
  (b) 特に重要な点において誤った情報又は誤解を導きかねない情報であることを知っていながら，又はその認識を持ちながら情報を提供した者
(4) 上記第2項又は第3項の規定に基づき有罪とされた者は，次の刑に処される。
  (a) 正式起訴による有罪宣告により，2年以下の拘禁若しくは罰金又はその併科
  (b) 略式起訴による有罪宣告により，6ヶ月以下の拘禁若しくは法定額以下の罰金又はその併科
(5) この法律第33条の規定に違反して情報を開示した者は，有罪とし，次の刑に処される。
  (a) 正式起訴による有罪宣告により，2年以下の拘禁若しくは罰金又はその併科
  (b) 略式起訴による有罪宣告により，6ヶ月以下の拘禁若しくは法定額以下の罰金又はその併科の刑
(6) 次のいずれかに該当する者は，有罪とする。
  (a) この法律第39条第1項b号若しくは第2項b号の規定，又は第40条第2項b号(ⅱ)若しくは第5項b号の規定に基づく条件に違反した者
  (b) この法律第40条の規定に基づいて発行される令状によって付与された権限の行使を意図的に妨害する者
(7) 正当な理由なく，この法律第10条第2項a号の規定に基づいて制定された規則で課された条件に違反した者は，有罪とする。
(8) 認可適用者又は名目的認可保有者が，配偶子又は胚の供給に関して，指令で認められていない金銭その他の利益を供与又は受領した場合，その者は有罪とする。
(9) 上記第6項，第7項又は第8項の規定に基づき有罪とされた者は，略式起訴による有罪宣告により，6ヶ月以下の拘禁若しくは罰金基準等級（the standard scale）5級以下の罰金又はその併科の刑に処される。

(10) (省略)
(11) (省略)

第42条（起訴承諾）（省略）

雑則及び一般

第43条（犯罪に関連する配偶子及び保管と調査）（省略）
第44条（障害児に対する民事責任）（省略）

第45条（規則）
(1) 主務大臣は，この法律に基づいて規則の制定が認められるあらゆる目的のために，規則を制定することができる。
(2) 〜 (5) (省略)
(6) この法律では，「規則」とは，本条に基づく規則を意味する。

第46条〜第49条　（省略）

HFE法附則2：認可を付与することのできる行為
治療のための認可

1．(1) このパラグラフに基づく認可は，治療サービス提供過程における，次に掲げる行為に付与することができる。
  (a) 体外での胚の生成
  (b) 胚の保持
  (c) 配偶子の利用
  (d) 胚が適した状態で女性に移植されることを確実にするため，又は胚がその目的に適しているかを判定するための処置
  (e) 女性への胚の移植
  (f) 妊孕性や精子の正常性を検査するために，精子をハムスターその他命令で特定された動物の卵子と混ぜ合わせること。但し，形成物は全て，検査終了時に，且つ，いかなる場合にも

2細胞期までに破棄されるものとする。
- (g) その他，規則で規定される行為又は規則に従って決定される行為
(2) このパラグラフに基づく認可は，この法律の規定に従って，認可で定められる条件の下で付与することができ，上記 (1) で規定した行為を定められた方法で実施することを認めることができる。
(3) このパラグラフに基づく認可は，認可庁が治療サービスの提供目的に必要または望ましいと考えない行為に対しては与えることはできない。
(4) このパラグラフに基づく認可は，胚の一部を形成している細胞の遺伝学的構成を改変することに対して付与することはできない。
(5) このパラグラフに基づく認可は，認可で特定される5年以下の期間で付与される。

保管のための認可

2. (1) このパラグラフ又はこの附則パラグラフ1若しくは3に基づく認可は，配偶子若しくは胚又は両方の保存を認めることができる。
(2) このような保管を認める認可は，この法律の規定に従って，認可で定められる条件の下で付与することができ，定められる方法で保存することを認めることができる。
(3) このパラグラフに基づく認可は，認可で特定された5年以下の期間で付与される。

研究のための認可

3. (省略)

一　般

4. (1) この付則に基づく認可は，認可で定められた施設において，

第3章　諸外国における生殖補助医療の規制状況と実施状況（イギリス）

　　認可で指定された一名の監督者のもとに実施される行為のみを認めることができる。
(2) 認可は，次に掲げる行為をすることはできない。
　(a) 上記パラグラフ1及び3の両方に含まれる行為を認めること
　(b) 1つ以上の研究プロジェクトに適用すること
　(c) 一人以上の者の監督のもとに実施される行為を認めること
　(d) 異なる場所の施設に適用すること

HFE法附則3：配偶子又は胚の利用に対する同意
同　　意

1．この附則に基づく同意は，書面によって与えられなければならず，この附則において「有効な同意」とは，撤回されていないこの附則に基づく同意を意味する。

2．(1) 胚の利用についての同意は，次に掲げる目的のうち一つの以上の目的を特定しなければならず，胚が利用されてよい条件を特定することができる。
　(a) 同意者に対する治療サービス又は同意者と他のもう一人の特定された者が一緒に受ける治療サービスの提供における利用
　(b) 同意者以外の者に対する治療サービス提供における利用
　(c) 研究プロジェクトのための利用
(2) 配偶子又は胚の保存についての同意では，次のことがなされなければならず，配偶子又は胚が引続き保存される条件を特定することができる。
　(a) 保存の最長期間を特定すること（法定保存期間よりも短い場合）。
　(b) 同意者が死亡した場合，又は能力の欠如により同意条件の変更若しくは同意の撤回が不可能となった場合に，配偶子又は胚について行うことを記載すること。
(3) この附則に基づく同意は，認可庁が指令で特定する他の事柄についても与えなければならない。

生殖補助医療

(4) この附則に基づく同意は,次に掲げる行為に適用することができる。
  (a) 特定の胚の利用又は保存
  (b) 配偶子提供者においては,これらの配偶子を用いて生成されるかもしれない胚の利用又は保存
  (b) においては,胚の全部又は単数若しくは複数の特定の胚についてこの附則に従って同意条件を変更し,又は同意を撤回することができる。

同意付与手続

3．(1) この附則に基づく同意を与える前に,
  (a) その者は,提示された処置に進むことの影響について,適当な時期に,適切なカウンセリングを受ける機会が与えられなければならず,且つ,
  (b) その者は,関係する適切な情報を提供されなければならない。
(2) この附則に基づく同意を与える前に,その者は下記パラグラフ4の効果についての情報が与えられなければならない。

同意の変更と撤回

4．(1) 同意者の同意に関係する配偶子又は胚の保管者に対する通知により,この附則に基づく同意条件は適宜変更することができ,且つ,同意を撤回することもできる。
(2) ひとたび胚が次に掲げる状況で利用された場合,胚の利用についての同意条件を変更すること及び同意を撤回することはできない。
  (a) 治療サービスの提供において利用
  (b) 研究プロジェクトのために利用

他人の治療のための配偶子利用

5．(1) 配偶子は,配偶子を治療サービスのために利用することに

ついてそれが由来する者の有効な同意がない，又は同意条件に従って利用されない場合には，治療サービスのために利用されてはならない。
(2) 配偶子は，上記目的での利用について，それが由来する者の有効な同意がない場合には，当該目的での利用のために受領されてはならない。
(3) このパラグラフは，治療サービスを受けている者のために，又はその者及びもう一人の者のために，その者の配偶子を利用することには適用しない。

体外受精及びその後の胚の利用

6．(1) 配偶子を用いて生成されるかもしれない胚が上記パラグラフ2(1)で規定された一つ以上の目的のために利用されることについて，配偶子が由来する者の有効な同意がない場合には，配偶子を体外での胚の生成のために用いてはならない。
(2) 体外で生成された胚は，上記パラグラフ2(1)で規定された一つ以上の目的のために利用されることについて，胚の生成のために配偶子が用いられた各人の有効な同意がない場合には，受領されてはならない。
(3) 体外で生成された胚は，当該目的での胚の利用について胚の生成のために配偶子が用いられた各人の有効な同意がない，又は胚がそれらの同意にしたがって利用されない場合には，いかなる目的にも利用されてはならない。
(4) 本パラグラフにより要求される全ての同意は，上記パラグラフ5で要求することのできる同意に追加される。

洗浄等によって得られる胚

7．(1) 女性から採取される胚は，当該目的に胚を利用することについて彼女の有効な同意がない，又は同意にしたがって利用されない場合には，いかなる目的にも利用されてはならない。
(2) 女性から採取される胚は，当該目的に胚を利用することについ

生殖補助医療

て彼女の有効な同意がない場合には、いかなる利用目的であっても受領されてはならない。
(3) 本パラグラフは、女性への治療サービスを提供する目的で、彼女から採取された胚の利用には適用しない。

配偶子及び胚の保存

8. (1) 配偶子は、保存についてそれらが由来する者の有効な同意がない、又は同意にしたがって保存されない場合には、保存庫に保持されてはならない。
(2) 体外で生成された胚は、胚の保存について胚の生成のために配偶子が用いられた各人の有効な同意がない、又はそれら同意にしたがって胚が保存されない場合には、保存庫に保持されてはならない。
(3) 女性から採取される胚は、保存について彼女の有効な同意がない、又は同意にしたって保存されない場合には、保存庫に保持されてはならない。

2 代理懐胎取決め法 (1985年)

女性が代理母として子どもを懐胎することを目的とした取決めに関連する特定の行為を規制するための法律 [1985年7月16日]

「代理母」、「代理懐胎取り決め」その他用語の意味

第1条 (1) 次の規定は、本法の解釈において効力を持つ。
(2) 「代理母」とは、次の各号に該当する取決めに従って子どもを懐胎する女性を意味する。
  (a) 彼女が子どもを懐胎する前に締結された取決め
  (b) 懐胎された子どもが彼女以外の1人又は複数の者に引き渡され、その者によって親権が行使されること（実行可能な限りで）を目的として締結された取決め

第3章 諸外国における生殖補助医療の規制状況と実施状況（イギリス）

(3) 取決め当事者で，取決めに従って子どもを懐胎する女性が代理母となる場合，その取決めは代理懐胎の取決めである。

(4) 取決めが上記第2項に定めた目的で締結されたか否かの決定においては，状況全体（及び，とりわけ，取決めに従った子どもの懐胎に関して，女性に支払いがなされる若しくは支払いがなされるであろう約束や合意，又は彼女に利益を供与する約束や合意がある場合には，その約束や合意に）に配慮することができる。

(5) 取決めは，子どもの引渡しに関する条件に関わらず，当該目的で締結されたものとみなすことができる。

(6) 子どもを懐胎する女性は，子どもの懐胎を引き起こす授精時，また場合によっては胚の移植時に，上記第2項a号における子どもの懐胎を開始したものと扱われる。

(7) 「団体」とは，法人又は非法人の団体を意味する。

(8) 「支払い」とは，金銭又は金銭相当価値での支払いを意味する。

(9) 本法は，取決めが合法か否かにかかわらず，また，取決めがそれを締結した当事者によって又は当事者に対して強制可能か否かにかかわらず，取決めに適用される。

第2条 (1) 何人も，連合王国において，次の各号に掲げるいかなる行為も営利目的で行ってはならず，且つ，これらの行為を故意に第三者に営利目的で行わせてはならない。

  (a) 代理懐胎の取決めを締結する目的で交渉を開始又は交渉に関与すること

  (b) 代理懐胎の取決め締結の交渉の申し入れ又は承諾をすること

  (c) 代理懐胎の取決め締結又はその交渉で利用するために，情報を収集すること

(2) 前項の規定に違反する者は，有罪とする。ただし，次の各号に該当する場合には，前項規定に違反しない。

  (a) 女性が，自ら代理母となる目的で，前項に定める行為を行う，又は行わせる場合

(b) 自己のために代理母に子どもを懐胎させる目的で，前項に定める行為を行う，又は行わせる場合
(3) 本条において，次の各号に該当する場合，営利目的で行為をしたものとする（但し，次項に定める場合を除く）。
　(a) 何時かに関わらず，本人又は第三者が，行為に関する支払いを受領する場合
　(b) その者が，代理懐胎の取決め締結，又はその交渉や支援に関して，本人又は第三者が支払いを受領するために行為をする場合。
　本項における「支払い」には，代理母又は代理母になろうとする者に対する支払い又は利益の供与を含まない。
(4) 上記第1項に基づく犯罪についての訴訟手続きにおいて，次のいずれかが立証されれば，当該行為に関して第三者が受領した支払いを理由として営利目的で行為を行ったものと扱われない。
　(a) 本人が行為を行う前に支払いが受領された場合，その者が当該行為に関して支払いが既に受領されていることを知りつつ，又は，それを疑うべき合理的理由がありながら当該行為を行ったのではないこと
　(b) その他の場合，本人が，当該行為に関して支払いを受領する目的で行為を行ったのではないこと
(5)
　(a) 団体に代わって行為をする者が，連合王国における代理懐胎の取決め締結の交渉又は支援に関与し，且つ，
　(b) 代理懐胎取決めの交渉又は支援が，当該団体の行為である場合，
　その団体が，何時に関わらず，次に掲げる者による支払い又はそれらに代わって支払いを受領すれば，その団体は有罪とされる。
　　（ⅰ）当該取決めに従って子どもを懐胎する女性
　　（ⅱ）当該女性が子どもの懐胎を引き受けた一人又は複数の者
　　（ⅲ）当該女性又は当該女性が懐胎を引き受けた一人若しくは

複数の者の関係者

　本項においては，団体関係者が受領した支払いは，団体が受領したものとして扱う。

(6) 前項に基づく犯罪についての訴訟手続きにおいて，当該支払いが前項a号に定める取決めに関してなされたものでないことの立証は抗弁となる。

(7) 連合王国において，次の各号に該当する運営又は管理に関わる者は，次項に掲げる行為が当該団体の行為であれば，有罪とされる。

 (a) 団体

 (b) 団体の諸行為

(8) 前項で規定された行為とは，連合王国における次の各号のいずれかに該当する場合の代理懐胎取決めの交渉又は支援をいう。

 (a) 取決めの交渉又は支援が営利目的でなされた場合

 (b) 上記第5項に違反して当該団体が支払いを受領する（又は，第5項の目的のために受領したものとして扱われる）場合

(9) 第7項に基づく犯罪についての訴訟手続きにおいて，前項に定めた行為が当該団体の行為であることを知らなかった又はそれを疑うべき合理的理由がなかったことの立証は抗弁となる。なお，本訴訟手続きにおいて，当該支払いがその取決めに関してなされたものでないことが立証されれば，前項b号に該当する取決めとされない。

代理懐胎に関する広告

第3条 (1) 本条は，次の各号に掲げる内容を含む広告（表現を問わず）に適用される。

 (a) 代理懐胎の取決めをする，又は代理懐胎の取決め締結の交渉又は支援をする意思がある，又は意思をもつ可能性のある者がいること

 (b) 代理母となる意思のある女性がいること，又は代理母として子どもを懐胎する意思のある女性を求めている者がいるこ

と

(2) 本条が適用される広告を掲載する新聞又は雑誌が連合王国で発行される場合，当該新聞又は雑誌の事業者，編集者又は発行者は有罪とされる。

(3) 連合王国で，見られ，又は聞かれる（又は視聴される）ために電気通信システムで本条が適用される広告が伝達される場合，第1項に定める内容を当該広告が含むことを知りつつ，連合王国においてそれを伝達させる者は有罪とされる。

(4) 連合王国において，本条が適用される広告（新聞若しくは雑誌に掲載される広告，又は電気通信システムで伝達される広告を除く）を公表する者又は公表させる者は有罪とする。

(5) 連合王国において，本条が適用される広告（連合王国外で発行される新聞若しくは雑誌に掲載される，又は電気通信システムによって伝達される広告を除く）が，第1項に定める内容を含むものであることを知りつつ，その広告を頒布する，又は頒布させる者は有罪とされる。

(6) 本条において，「電気通信システム」とは，1984年電気通信法におけるのと同じ意味を有する。

犯　罪

第4条 (1) 本法に基づく犯罪を行った者は，略式起訴による有罪宣告により，次の刑に処される。

 (a) 第2条に基づく犯罪の場合には，罰金基準等級5級以下の罰金若しくは3月以下の禁固又はその併科

 (b) 第3条に基づく犯罪の場合には，罰金基準等級5級以下の罰金

　　本項において「罰金基準等級」とは，1982年刑事裁判法[1982年法律第48号] 第75条で定められた意味を有する。

(2) 本法に基づく犯罪の訴訟手続きは，次に該当する場合以外には開始されない。

 (a) イングランド及びウェールズにおいては，公訴官の同意を得

ている場合
- (b) 北アイルランドにおいては，北アイルランド公訴官の同意を得ている場合
(3) この法律に基づく法人の犯罪が，その法人の理事，管理者，秘書その他それらに類する職員，又は同様の立場で行為することを表明していた者の同意又は黙認により行われたこと，又はこれらの者の懈怠に起因することが立証される場合には，法人だけでなくその者も有罪とされ，起訴されて相応に処罰される。
(4) 法人の事務がその職員によって行われる場合，一人の職員が管理職務に関連して行った行為又は不履行についても，その者が法人の理事であるのと同様に，前項が適用される。
(5) 本法第2条に基づく犯罪の訴訟手続きにおいて，団体又は団体の諸活動の運営又は管理に関わっている者，又は団体に代わって同条第1項a号からc号に掲げる行為のいずれかを行っている者によってなされた行為，書かれ，話され，印刷された言葉の証拠（訴訟当事者の面前でのものかを問わず）は，その団体の活動の証拠として採用される。
(6) 本法に基づく犯罪に関して，1980年治安判事裁判所法（1890年法律第43号）第127条第1項［情報は犯行後6月以内に提出されなくてはならない］，1975年刑事訴訟（スコットランド）法（1975年法律第21号）第331条第1項［同期間内に起訴手続きは開始されなければならない］，及び1981年治安判事裁判所（北アイルランド）命令第19条第1項［同期間内に申し立てがなされなければならない］は，6ヶ月を2年と置換したのと同じ効果をもつ。

略称及び適用

第5条 (1) 本法は，1985年代理懐胎取決め法と引用することができる。
(2) 本法は，北アイルランドにも適用される。

生殖補助医療

3 HFEA：実施規程（第7版）：「子どもの福祉及び治療希望者の審査」に関する規定

> Note：
> HFE法第25条第2項に基づき定められた，「子どもの福祉への配慮」に関するHFEA実施規程（第7版）上の規定の一部を抜粋。

G.3. 子どもの福祉及び治療希望者の審査

G.3.1 子どもの福祉規定の範囲

G.3.1.1 センターは，治療サービスを提供する前に，治療の結果生まれる可能性のある子ども，及びその誕生により影響を受ける可能性のある別の子どもの福祉を考慮するべきである。治療サービスには，女性が子どもを懐胎することを補助するために提供される一切の治療（外科的処置又は投薬など）を含む。子どもの福祉を考慮するために，センターは治療サービスを提供するか否かの決定に至るに際して，彼らが受け取る全ての関連情報を考慮するべきである。

G.3.2 子どもの福祉に関するリスク評価

G.3.2.1 治療センターは，子どもの福祉に対する危害についてのリスク評価を，認可治療［訳注：認可対象治療］又は体外での配偶子の処置若しくは操作を含む無認可治療［訳注：認可対象外治療］を提供する前に実施するべきである。これは，配偶子若しくは胚の提供（代理懐胎取決めを除く）又は後に利用するための配偶子保存を含まない。

G.3.2.2 センターは，一切の治療を提供する前に，各患者及びそのパートナー（該当者がいる場合）に関するリスク評価を実施するべきである。評価は，非差別的方法により実施されるべきである。特に，患者は，性別，人種，障害，性的指向，信教又は年齢に基づく不正な差別を受けるべきではない。

第3章 諸外国における生殖補助医療の規制状況と実施状況（イギリス）

G.3.2.3 子どもが懐胎する母親によって養育されない場合（すなわち，代理懐胎取決めにおいて），センターは，代理懐胎取決めの依頼者及び代理母（そして，彼女にパートナーがいればパートナー）両者に関する評価を実施するべきである。

G.3.2.4 センターは，次のいずれかに該当する場合，子どもの福祉に関するリスク評価を再度実施するべきである。
 (a) 2年以上クリニックと患者が連絡をとっていない場合
 (b) パートナーの変更がある場合
 (c) 前回の審査以降に患者に子どもが誕生した場合
 (d) 患者の医学的又は社会的状況に重大な変化があるとセンターが考える理由がある場合

G.3.3 考慮に入れる関連リスクファクター

G.3.3.1 治療希望者は，公正な評価を受ける権利がある。センターは，技能と配慮をもって評価を行い，且つ，全ての関係者の希望を考慮することが期待される。

G.3.3.2 子ども福祉を考慮するためにセンターは，生まれてくる子ども又は当該家族のすでに存在している子どものいずれかに対し，重大な肉体的，心理的又は医学的な危害を及ぼす恐れがあるファクターを考慮するべきである。これらのファクターは，次に掲げることを含む。
 (a) 生まれてくる子ども又は当該家族のすでに存在している子どものいずれかが重大な肉体的若しくは心理的危害又はネグレクトを経験する可能性が高いことを表す，患者の（又は，該当者がいればそのパートナーの）過去又は現在の状況側面。この側面は，次を含むことができる。
 (ⅰ) 子どもへの危害に関する前科
 (ⅱ) すでに存在する子どもに関してとられた児童保護措置
 (ⅲ) 家庭環境における重大な暴力行為や不和

(b) 生まれてくる子どもの幼少期を通してその子どもの世話をすることが不可能となる可能性が高い，又は，当該家族のすでにいる子どもの世話をすでに深刻に悪化させている，患者の（又は，該当者がいればそのパートナーの）過去又は現在の状況側面。この側面は，次を含むことができる。
　　（ⅰ）精神的又は心理的状況
　　（ⅱ）薬物乱用又はアルコール依存
　(c) 生まれてくる子どもが深刻な病状に苦しむ可能性が高いことを表す，患者の（又は，該当者がいればそのパートナーの）病歴についての側面。
　(d) 治療センターが生まれてくる子ども又は当該家族のすでに存在する子どもに対し重大な危害を及ぼす恐れがあると考える，患者の（又は，該当者がいればそのパートナーの）状況についてのその他の側面。

G.3.3.3　子どもが法的父親を持たない場合，センターは子どもが必要とするものを満たすことについて，母親となる見込みのある者の能力及び家族の他の者又はこれら必要なものについて責任の一部を担う意思のある社会的仲間（social circle）の能力を評価するべきである。

G.3.3.4　子どもが懐胎する母親によって養育されない場合，センターは，代理懐胎取決めの決裂の可能性及びこれが生まれてくる子ども又は代理母の家族のすでにいる子どもに対し重大な害を及ぼす恐れがあるか否かを考慮すべきである。

第3章 諸外国における生殖補助医療の規制状況と実施状況（イギリス）

4 判例：婚約解消後の凍結保存胚利用
—— Natallie Evans v. Amicus Healthcare Ltd and Others

1．事　案

　Natallie Evans と Howard Johnston は，2000 年 7 月に婚約した（婚姻はしていない）。2001 年 10 月 10 日，不妊治療のために通っていたクリニックで，Evans は，Johnston 同席のもと，両卵巣に癌性腫瘍があること，また，腫瘍の進行が遅いため摘出手術までに IVF 治療を 1 回受けるチャンスがあることを告げられた。そのため，二人は同日，IVF 治療のためのカウンセリングを同クリニックで受けた。Evans は卵子凍結についても質問したが，同クリニックではできないとの説明を受ける。このやり取りの中で，Johnston は，自分たちは別れないので卵子凍結は必要なく，自分は子どもの父親になりたい，と言って彼女を励ました。こうして，彼らはクリニックが発行する同意書及び HFEA の発行する同意書に各自署名した。Johnston に用いられた HFEA 発行の同意書式「HFEA（00）6　精子及び胚の保存並びに利用についての同意書」は次のものである。Evans に使用された同意書式「HFEA（00）7　卵子及び胚の保存並びに利用についての同意書」は，HFEA（00）6 における「精子」の表記を「卵子」に書き換えたものである。

HFEA（00）6　精子及び胚の保存並びに利用についての同意書

　注意．これらの事柄についての情報を受け取っておらず，カウンセリングも提供されていない場合には，この書式に署名をしてはいけません。既に使用された精子又は胚を除いて，あなたは，いつでも，本同意の条件を変更することができ，又，本同意を取り消すことができます。必要に応じて空欄に番号又チックマークを入れてください。
氏名（ブロック体の大文字）：
あなたが知られている別名：
I. 利用

> a. 私は私の精子を以下の目的に使用することをここに同意します：
> i. 記名したパートナーの治療において　YES [_]　NO [_]
> パートナーの氏名：
> ii. 他者の治療において　YES [_]　NO [_]
> iii. あらゆる研究プロジェクトにおいて　YES [_]　NO [_]
> 利用に関する特別な条件を全て記述してください：
> _____
>
> b. 私は，体外で卵子を受精させるために私の精子を使うこと，および，これらの卵子から発生した胚を以下の目的に使うことをここに同意します：
> i. 記名したパートナーとの私自身の治療において　YES [_]　NO [_]
> パートナーの氏名
> ii. 他者の治療において　YES [_]　NO [_]
> iii. いかなる研究プロジェクトにおいて　YES [_]　NO [_]
> 利用に関する他の全ての条件を記述してください（例えば，特定の胚の利用に関して）：
> _____
>
> 署名：――――――――――――
> 日付：
> II. 保管　　（省略）

翌月，Evans から 11 個の卵子が採取・培養され，Johnston の精子と受精させてできた 6 つの胚は凍結保存された。そして，同月，Evans は両卵巣の摘出手術を受けた。手術の経過は順調だった。しかし，二人の関係は 2002 年 5 月に破局してしまう。Johnston は 7 月，クリニックに破局したこと，胚の保存と利用についての同意を撤回し廃棄を認める旨の通知を送付し，その後，同クリニックから Evans のもとに Johnston が同意を撤回したことを知らせる通知が届いた。

本件は，Evans が，2002 年 9 月，胚の保存と利用についての同意の回復を Johnston に要求する差止め命令（injunction），及び次に関する確認判決（declaration）を求めて提起した事案である。

① Johnston は 2001 年 10 月 1 日にした胚の保存と利用についての同意を変更・撤回できないこと
② 10 年の保存期間の満了日まで胚は合法的に保存されること
③ 原告は胚の保存期間中，胚を用いた治療を合法的に受けられる

第3章 諸外国における生殖補助医療の規制状況と実施状況（イギリス）

こと

また，追加的に，HFE法第12条と附則3のパラグラフ6(3)，8(2)，4(1)が，Evansの欧州人権条約（人権及び基本的自由の保護のための条約）第8条，第12条，第14条に基づく権利を侵害していること，また，胚の欧州人権条約第2条及び第8条に基づいて保護される権利を侵害していること，についての人権法第4条第4項に基づく抵触確認判決も求めた。

2．判決・主たる判決理由
【高等法院2003年10月1日判決（[2003] EWHC 2161 (Fam)）】

請求棄却。なお，高等法院では，事案が類似するLorraine Hadleyの訴訟と共に審議され，両者の請求とも棄却する判決が出された。

HFE法附則3パラグラフ6(3)は，「体外で生成された胚は，当該目的での胚の利用について胚の生成のために配偶子が用いられた各人の有効な同意がない，又は胚がそれら同意にしたがって利用されない場合には，いかなる目的にも利用されてはならない」と規定している。そして，胚の利用目的として，HFE法附則3パラグラフ2(1)は3つの目的を挙げている。

Johnstonは，HFEA発行の「HFEA(00) 6 精子及び胚の保管並びに利用に関する同意書」において，自分の精子を用いて作成された胚をEvansとの治療に利用することのみ同意していた。これはHFE法附則3パラグラフ2(1)が定める「(a)同意者に対する治療サービス又は同意者と他のもう一人の特定された者が一緒に受ける治療サービスの提供における」胚の利用についての同意を意味する。

そこで，まず，Johnstonのこの同意が，二人が破局した後もEvansにクリニックが治療を提供することを可能とする効力を有していか，が検討された。この点，「関係性が壊れてから，カップルが一緒に治療を受けているということ，又はEvansがクリニックに行って胚の彼女への挿入を依頼した場合にそれをカップルが一緒に受ける治療ということは不可能であると思われる」（パラグラフ134）との見

解が示され,彼らが「現在一緒に治療を受けているとはいえない」（パラグラフ149）以上,Johnston の同意はもはや効力を有していないとした。

同附則パラグラフ4(2)は,胚の「利用」後の同意の撤回を禁止しているため,ここにいう「利用」の意味が検討された。原告側は,受精したか検査し,凍結保存可能な胚を選別し,凍結したのであるから,胚はすでに「利用」されており,Johnston は同意を撤回できないと主張した。しかし,このように解すると,「作成され,検査され,凍結させられた全ての胚は「利用された」ことになり,その結果,附則3パラグラフ4(1)(2)は不必要なものとなる。配偶子提供者が同意を撤回することは絶対に不可能となる。このような解釈は同法の同意規定に反する」（パラグラフ155）。「本件の事情において,「利用」とは原告への移植のみを意味している。それゆえ,本件において凍結胚のいずれも附則3パラグラフ4(2)における「治療サービスの提供において利用され」ておらず」,Johnston が「同意を撤回することについての障害はない」（パラグラフ165）と結論付けた。

【2004年6月25日　控訴院判決（[2004] EWCA Civ727)】
控訴棄却。

上記判決は3名の判事の全会一致によるものだが,判決理由は Thorpe 判事及び Sedley 判事によって書かれたものと Arden 判事によって書かれたものの二つある。以下,Arden 判事による判決理由を紹介する。

Arden 判事による主たる判決理由
HFE 法を制定した「議会は明らかに,精子提供者及び父親としての法的義務が課される者の同意を治療サービス開始時に要求している」（パラグラフ86）が,その「同意が後の治療の段階においても要求されているか否かが相対的にあいまいなまま」（同上）であることが問題であると言う。そして,それを明らかにするために,附則3パラグラフ2(1)における「一緒に受ける治療サービス」,及び同附則パ

第3章　諸外国における生殖補助医療の規制状況と実施状況（イギリス）

ラグラフ4(2)(a)における「利用」という言葉の意味を検討している。

まず，前者については，「たとえJohnstonの継続同意の要求が満たされたとしても，又はその撤回の事実が覆されたとしても，移植がEvansとJohnstonが「一緒」に受ける治療サービスの一部とみなされない限り，EvansとJohnstonの遺伝物質から出来た胚をEvansに移植することはできない」。それゆえ，本件においては，附則3パラグラフ2(1)の「一緒に受ける治療サービス」の意味が「中心的な問題である」との認識を示す（パラグラフ92）。そして，過去の判例を参照し，「一緒に受ける治療サービスの提供についての同意は，治療サービスの提供のあらゆる段階についての同意でなければなら」ず，それゆえ，「「共同事業」として治療を求めていた者が今はそれを求めていない場合には，たとえ同意が正式に撤回されていなくても，治療サービスはもはや同意書に記載されたものではなく，効力を持たない」（パラグラフ94）との見解を示した。その上で，「JohnstonとEvansは治療サービスの追求において明らかに団結していないため，Johnstonの同意はEvansに胚を移植することに及ばない」（パラグラフ99）と判断した。なお，このような理解においては，同意が無効となったことに気づかずに治療サービスを提供した場合の認可取得者の違法性が問題となる。この点については，「認可取得者は，全ての合理的措置をとり且つ違反を回避するための適切な注意をしたのであれば，同意が無効にとなったことによるセクション4(1)の違反を犯したことにはならない」（パラグラフ95）としている。

次に，附則3パラグラフ4(2)(a)の「利用」については，「当該規定の目的が，ウォーノックレポート及び法における同意の優位性原則から推定して，同意を撤回できる最終時点を特定することにあるという事実」（パラグラフ102）を踏まえて解釈しなければならず，それゆえ，「同パラグラフの意味する「利用」は一つしかない」（同左）と述べる。そして，「いかなる利用」がパラグラフ4(2)(a)の意味する「利用」にあたるかを決めるに際しては，パラグラフ4(2)(a)が暗に「利用」後の遺伝物質提供者による同意撤回は無効であることを規定していることから，裁判所は，関係する利用が同意撤回の阻止の目的

で実施できる最後の「利用」であるかという見地からこの問題にアプローチするべき」との見解を示した。このアプローチは,「彼ら自身の遺伝物質の利用に対する遺伝的親の最大限のコントロールを認めることとも一致」(同左) し,また,「「利用」は最終段階のものを意味する」との解釈は「遺伝的親を個人として最大に尊重する」(パラグラフ103) としている。

その上で,本件においては,胚について「異常なものを取り除くために胚が視覚的に検査されたに過ぎ」(パラグラフ105) ず,それは「胚の利用の予備的処置に過ぎない」(同左) のであるから,附則3パラグラフ4 (2)(a)のいうところの「利用」は認められず,Johnstonは同意を撤回することができるとした。

その後,Evansは貴族院に上訴許可を求めるが,2004年11月29日,貴族院は上訴許可の申し立てを却下した。

そこで,Evansは,2005年2月11日に,Johnstonの同意の撤回を認めるHFE法は欧州人権条約第2条,8条,14条に反するとして,連合王国を訴える訴訟を欧州人権裁判所に提起した。2006年3月7日,7名の判事で構成される小法廷は,条約第2条,14条については全会一致で,また,第8条については5対2で,違反はないとの判決を出した。そのため,Evansは17名の判事で構成される大法廷に再審理の申立てを行い,2007年4月10日,大法廷でも,条約第2条については全会一致で,条約第8条及び条約14条については13対4で,Evansの主張する条約違反はないとの判決が下された。

5 判例:精子の取り違えのケース
——Leeds Teaching Hospitals NHS Trust v Mr. and Mrs. A and others

1. 事 案
A夫妻(白人)と,B夫妻(黒人)は,それぞれ妻の卵子と夫の精子を用いて顕微授精法(ICSI)による生殖補助医療を受けるために,Leeds General Infirmary に通っていた。

A妻,B妻は,それぞれ,自己の治療に際し,彼女の卵子を夫の精子と混合させることについては同意したが,提供された精子と混合させることについては同意しなかった。A夫,B夫も,それぞれ,妻の治療に同意し,自己が治療の結果として生まれた子どもの父親になることを理解した。そして,両者とも,妻の治療に自己の精子を用いることについては同意したが,他者の治療に自己の精子が利用されることについては拒否した。

A妻は顕微授精により妊娠し,双子を出産した。ところが,生まれたその双子は混血であり,DNAを調べたところ,双子の生物学的親はA妻とB夫であることが判明した。双子は,A夫妻の愛情に包まれて暮らしており,出生証明書もA夫妻を親として提出されていた。本件当事者全てが,A夫妻のもとで双子が暮らすべきであることについては合意したが,親権については争いが生じた。本件は,この双子の法的親子関係を決定するためのものである。

2. 判決・主たる判決理由
【2003年2月26日高等法院判決([2003] EWHC259 (QB))】

本件では,HFE法第28条がA夫に適用されるかが一つの争点となった。すなわち,第28条第2項又は第3項が適用されればA夫は法的父親となる。適用されなければ,コモンローに従い,生物学的親であるB氏が双子の法的父親となる。裁判所は,以下のように判示した。

まず、HFE 法第28条第2項については、「受精卵のA妻への移植時、A妻はA夫と結婚しており、彼女によってなされた胚の作成はA夫の精子を用いたものではなかったため、第28条第2項は一見、A夫が双子の法的父親となるようにも見える」。しかし、A妻は、「彼女の卵子を、非匿名又は匿名の提供精子と混合することについては同意をしなかった」。また、「同意書に規定された明白な証拠に基づき、A夫は、彼の妻の卵子を非匿名又は匿名の提供精子と混合することについては明らかに同意していない」。すなわち、「受精卵がA夫妻の同意なく作成されたことは明らかであった」。そのため、A夫が当該受精卵の妻への移植を同意しなかったことは明白で、第28条第2項は適用されないとした。

次に、HFE 法第28条第3項に関しては、A夫妻の弁護人は、「第2項によると、子どもの父親とされる男性がいない場合、第3項 (a) が非婚男性と同様に婚姻男性にも適用され、A夫妻が一緒に認可適用者による治療を受けたと裁判所が考えたならば、厳格な法定解釈に基づき、第3項が適用される」と主張した。この点、裁判長は、2003年2月19日控訴審判決 (re R (a child)) における、第3項には婚姻カップルは含まないとする解釈を支持した。そして、「治療に参加している男性の精子利用に代わって、別の男性の精子利用で生じた基本的な誤りは、1990年法における「一緒に治療」の文脈全体を損なうと述べ、A夫妻弁護人の主張を斥けた。

更に、裁判長は「完全性を期して」、HFE 法第28条第6項にも言及している。すなわち、B夫は、B妻の卵子と授精させる以外の目的で自己の精子を利用することについて同意していないことは明らかであることから、第28条第6項は適用されないと判断した。

また、欧州人権条約第8条については、A妻は子どもの生物学的母親であり、また、A夫は自己の子どもとして双子と親密な関係を構築してきたので、第8条第1項に基づく権利が保障される。が、一方、B夫は、当該双子の法的父親であるが、双子との関係における家族生活を尊重される権利は持たないとした。

以上より、裁判所は、B夫を双子の法的父親と決定し（但し、「非婚

第3章 諸外国における生殖補助医療の規制状況と実施状況（イギリス）

の父」と同じ法的地位で，親権を自由に行使することはできない），A夫妻には養育権を与える判決を下した。

＊　　　　　＊　　　　　＊

【参考】
■欧州人権条約
第8条
(1) すべての者は，その私生活，家族生活，住居及び通信の尊重を受ける権利を有する。
(2) この権利の行使については，法律に基づき，かつ，国の安全，公共の安全若しくは国の経済的福利のため，無秩序若しくは犯罪の防止のため，健康若しくは道徳の保護のため，又は他の者の権利及び自由の保護のため民主的社会において必要なもの以外のいかなる公の機関による干渉もあってはならない。

（以上，訳・判例要約：神里彩子）

[2] フランス

概　要

<沿　革>

フランスでは、1982年に体外受精による最初の出生があり、これをきっかけとして、1983年に大統領直属の諮問機関、国家倫理諮問委員会が設置された。この機関は、生命倫理分野の諸問題に関して、議会等から諮問されて拘束力を持たない「意見」を提出するものである。

先端医療技術に対しては、このような意見や、専門職のガイドライン、個別ケースごとの司法判断ではなく、国家による介入、つまり立法によるべき、という議論が大勢を占めており、法律による規制が行われることとなった。

1994年7月に公布された「人体の尊重に関する法律（以下、人体尊重法）」および「人体の要素と産物の提供と利用、生殖補助医療と出生前診断に関する法律（以下、移植生殖法）」の中で、生殖補助技術に対する規制を規定していた。これら二法と、同時期に改正された「記名データ法」、「研究対象者保護法」の四法が「生命倫理法」と総称されていた。

人体尊重法は、民法典に倫理原則を築き、違反行為に対する罰則を刑法典に定めた。移植生殖法は、個別の先端医療技術に対する規制を保健医療法典に作った。移植生殖法は、94年以降の医学・科学分野での発展を見越して、5年以内の見直しを規定していたが、見直し作業は長期間に及び、結局10年後の2004年に改正され、「生命倫理に関する法律」となった。

<規制の概要>

生殖補助技術について、「生命倫理法」以前は、精子提供と利用に

第3章 諸外国における生殖補助医療の規制状況と実施状況（フランス）

ついての規定と配偶子の輸出入についての規定は法律により，卵および精子の採取や胚移植ならびに体外受精や受精卵の保存といった生殖補助技術全般については行政令により規制されていた。

1994年以降，法律および細則を定める執行政令が，生殖補助とはどのような技術をさすか，生殖補助の目的，受けられるカップルの要件，胚の保存をどのように終了するか，第三者の配偶子や胚を必要とする生殖補助，胚の国境を越える移転，生殖補助を受ける場合の事前面談，生殖組織の保存について細かく規定している。「生命倫理に関する法律」は，国家倫理諮問委員会や，先端医療庁，遺伝子検査とDNA鑑定，移植医療，人体組織の利用，バイオテクノロジーの発明の法的な保護，生殖補助や胚の研究について包括的に定めた法律である。

生殖補助について，2004年改正による変化は，「余剰胚」の扱いが決められたこと（保存の終了，研究利用，他のカップルによる引きとりを選択），生殖補助を受けられるカップルの適用拡大（医学的な不妊の治療と生まれてくる子への重篤な病気の感染防止に加えてカップル間での病気感染防止が追加），胚の国境を越える移転や生殖組織の保存についての規定が新設されたことが挙げられる。また，この改正により創設された先端医療庁は先端医療技術の管理を行う機関であり，生殖補助技術に関しては，配偶子の輸出入や胚の国境を越える移転の許可や，生殖補助の臨床およびラボでの生物学的行為を行う実施者の認可，生殖補助を受けた人と生まれた子にもたらされた帰結などに関する年次報告の実施施設からの受け取りを行うことが定められている。2004年法改正の後，細則を定める執行政令は2006年12月に出された。

【根拠法令】

法律	1994年人体尊重法
	1994年移植生殖法
	2004年生命倫理に関する法律
規則	1999年生殖補助の臨床および生物学的適正実施基準
	2001年 1999年基準の改訂
	2002年 1999年基準の改訂
	2004年提供卵子の引き取りと使用に関する衛生安全規則
	2006年生殖補助および配偶子の贈与に関する政令

生殖補助医療

＜実施状況＞

フランスでは，自然のプロセス外での生殖を可能にする技術全てが生殖補助であると定義されており，実施者は先端医療庁の認可を，また，実施施設は，保健大臣が先端医療庁の意見を得て策定する保健医療組織計画に基づく地域保険当局の許可を受けねばならない。

先端医療庁の 2006 年年次報告書[*8]によると，2005 年の時点で，生殖補助の実施を認可されているのは，医療機関 105 施設，生物学ラボラトリー 205 施設である。

同報告書では，2005 年には 19,026 人が生殖補助を経て出生したと報告されている。これはフランス本国の全出生数（774,355 人）のうち，約 2.5％に相当する。2005 年の実施状況は以下の通りである。

【表1　カップル由来の配偶子を使った生殖補助実施数】

		カップル由来の配偶子			
		AIH	IVF	ICSI	凍結胚移植
2005 年	実施数	51375	17600	26269	13048
	出産数	4507	3616	5543	1602
	出生数	4977	4313	6675	1768

*実施数は、人工授精の場合は実施周期数、体外受精の場合は胚移植周期数

【表2　第三者から贈与された配偶子を使った生殖補助実施数】

		提供精子				提供卵子**	
		AID	IVF	ICSI	凍結胚移植	胚移植	
						凍結胚	新鮮胚
2005 年	実施数	6402	486	484	266	212	238
	出産数	775	136	96	39	34	56
	出生数	876	164	113	40	34	66

*実施数は、人工授精の場合は実施周期数、体外受精の場合は胚移植周期数。
**2004年6月24日政令により新鮮胚移植も可能となった。それ以前は凍結胚のみ。

[*8]　Agence de la Biomédecine, 2006: Rapport Annuel Bilan des activites
http//:www.agence-biomedecine.fr/fr/experts/doc/rap-synth2006.pdf
Agence de la Biomédecine, 2002 2003 2004 2005 Bilan des Activités de procréation et génétique humaines en France
http://agence-biomedecine.fr/fr/rapport_2006/som/som_general_proc.htm

第3章 諸外国における生殖補助医療の規制状況と実施状況(フランス)

【表3 保存胚】

2005年末時点での保存数	141460個	38274組	100.0%
親になる計画進行中	82366個	22511組	58.2%
カップルからの返答なし	22793個	6190組	16.1%
計画を中断	32814個	8849組	23.2%
施設からの返答なし	3487個	724組	2.5%

<参考資料>
本田まり「配偶者死亡後の医学的に援助された生殖――日仏の法的比較」生命倫理,16号,2005年
橳島次郎「フランスにおける生命倫理の法制化――医療分野での生命科学技術の規制のあり方――」Studies No.1, 1993
橳島次郎「フランスの生命技術規則政策」Studies No.2, 1994
橳島次郎・小門穂「フランスにおける先端医療技術管理体制の再整備――生命倫理関連法体系2004年改正の分析――」Studies No.8, 2005

(小門 穂)

1 保健医療法典

保健医療法典(法律部) 第1部 保健の総合的な保護
第2編 人体の要素及び産物の提供と利用
第4章 組織,細胞,人体の産物及びその派生物
第4節 配偶子の提供と利用
第L.1244-1条 配偶子の提供は,生殖に対する医学的な補助を目的として,第三者によって精子又は卵子を供給することである。

第L.1244-2条 提供者は,生殖の経験がなければならない。提供者の書面による同意,及び提供者がカップルを構成している場合はカップルのもう一人の書面による同意を得るものとする。同意は,配偶子の利用のときまで常時撤回可能である。
　受け取る側のカップル双方の同意についても同様である。

生殖補助医療

第L.1244-3条 提供による新鮮精子の人工授精及び精子混合は禁止される。

第L.1244-4条 同一の提供者の配偶子からは，10人以上の子どもを出生させることはできない。

第L.1244-5条 配偶子の受け入れ，加工，保管，譲渡は，行政当局により，第6部第1編第2章第1節及び第2節の規定により，この目的で許可を与えられた公立及び非営利の私立の保健機関及び施設においてのみ実施できる。これらの活動分として，実施者はいかなる報酬も受け取ることができない。

これらの活動実施を許可されるために，第1項の規定による機関及び施設は，上述の規定を適用して決定される条件及び本編の規定する総則に合致した運営方法を保証するために的確な規則により決定される条件を満たさねばならない。この規則は，同様に，配偶子保管に関して，特にその活動を停止するときの，機関及び施設が満たすべき義務も定める。

許可は一つまたは複数の活動を対象とし，5年間有効である。

これらの活動の実施を許可された機関又は施設は，地域圏病院庁及び先端医療庁に対して，第L.2142-2条の規定により活動年次報告書を提出せねばならない。

第L.1244-6条 第L.1244-5条の規定により，許可を受けている機関又は施設は，提供者に関する有益な情報を保健当局に提供する。医師は，第三者の提供者を伴う生殖補助により受胎された子どもに関する治療上の必要性がある場合に，匿名の医療情報にアクセスできる。

第L.1244-7条 いかなるやり方によっても，受領するカップルは，匿名第三者のカップルのためにそのような提供を行うことを自発的に受け入れた人から特定の人を指定することはできない。

卵子の提供者は，複合専門医療チームとの面談の際，排卵誘発及び

第3章 諸外国における生殖補助医療の規制状況と実施状況（フランス）

採卵の条件，並びにリスク及びこの技術に関連する制約について，情報通知を受ける。提供者は，提供に関する法的な条件，特に，匿名原則及び無償原則について情報通知を受ける。提供者は，提供のためにかかった費用の償還を受ける。

第L.1244-8条　人体由来の配偶子の輸入及び輸出は，先端医療庁によって交付される許可に従う。

第L.1244-9条　本節の適用様式は執行政令により定められる。

保健医療法典（法律部）　第2部　家族，母，子どもの健康
第1編　母子の健康の保護と促進
第4章　生殖に対する医学的補助
第1節　総則
第L.2141-1条　生殖に対する医学的な補助（以降，生殖補助と略す）は，体外受精，胚移植，人工授精を可能にする臨床の生物学実践，及び自然なプロセスの外で生殖を可能にするような，これらに相当する効果を持つ全ての技術であると解される。こういった技術のリストは，先端医療庁の意見に従って，保健担当大臣省令により定められる。

　排卵誘発は，生殖補助技術とは無関係に実施される場合も含めて，適正実施勧告に従う。

第L.2141-2条　生殖補助は，カップルの親になりたいという要求に応えるためのものである。

　生殖補助は，その病理学的性質が診断されている不妊の治療，又は子ども若しくはカップルのうち一人への重篤な病気の感染の回避を目的とする。

　カップルを構成する一組の男女は，生きており，生殖年齢にあって，結婚しているか少なくとも二年の共同生活を証明でき，事前に胚移植又は授精に同意していなければならない。カップルの一人の死亡，離婚若しくは別離申請の提出，共同生活停止，又は生殖補助の実施を担

当する医師に対する男性若しくは女性からの同意の書面による撤回は，授精又は胚移植を妨げる。

第L.2141-3条 胚は，第L.2141-2条の規定により，生殖補助の枠内にあり，及びその目的に従う場合にのみ，体外受精されうる。少なくともカップルのうち一人に由来する配偶子を使う場合にのみ，受精されうる。

医療技術の状態を考慮して，カップル双方は，後に親になる計画を実現するという意図をもって，胚保存を必要とする数の卵子の受精を試みることに，書面により同意できる。親になる計画の対象とならなくなった保存胚の未来の可能性に関して，詳細な情報がカップル双方に提示される。

カップル双方は，移植又は保存の可能性のない胚が，第L.2151-5条の規定による条件下で研究対象となることに，書面により同意できる。

胚を保存しているカップルは，この保存胚の移植の前に，新たに体外受精を試みることはできない。但し，質の問題が胚に関係している場合を除く。

第L.2141-4条 胚を保存しているカップル双方は，毎年，書面により，親になる計画を維持するかどうかについて意見を求められる。

カップルが親になる計画をもはや持たない場合，又はカップルのうち片方が亡くなった場合，カップル双方又は生き残った方は，このカップルの胚が第L.2141-5条及び第L.2141-6条の規定による条件下で他のカップルに引き取られること，第L.2151-5条の規定による条件下で研究対象となること，又は保存を終了することに同意できる。全ての場合において，同意又は申請は書面でなされ，3ヶ月の熟慮期間の後，書面による確認の対象となる。

数回意見を求められたカップルのうちの一人が，その親になる計画の維持について返答しない場合，保存期間が少なくとも5年に相当するのであれば，胚の保存を終了する。親になる計画の維持又は胚の未

第3章 諸外国における生殖補助医療の規制状況と実施状況(フランス)

来に関して、カップル双方が不一致である場合も同様とする。

　カップル双方又は生き残っている方が、第 L.2141-5 条及び第 L.2141-6 条の規定による条件下で、胚の引き取りに同意し、この胚が書面による同意の日から 5 年間引き取られなかった場合、この胚の保存を終了する。

第 L.2141-5 条　例外として、カップル双方は、第 L.2141-6 条の規定による条件において、保存胚が他のカップルに引き取られることに書面で同意できる。

　片方の死亡の場合、残された方は、第 L.2141-6 条の規定による条件において、保存胚が引き取られることに同意するか書面により聞かれる。

第 L.2141-6 条　例外として、第 L.2141-2 条の規定による条件を満たし、第三者の提供者による助けなしでは生殖補助が成功しないカップルは、胚を引き取ることができる。胚を引き取るカップルは、生殖補助の実施により生まれる子どもにもたらされるリスクを、事前に知らされる。

　胚の引き取りは、提供するカップルの同意を事前に受取った司法当局の決定に従う。裁判官は、申請するカップルが第 L.2141-2 条の規定による条件を満たすことを確認し、申請するカップルが、家庭において、教育に関して、及び心理的に、これから生まれる子どもに与えることができる受け入れの条件を評価するためのあらゆる調査を進めさせる。

　胚を引き取るカップル及び胚を放棄するカップルは、互いの身元を知り得ない。

　必要な場合は、医師が、胚を放棄したカップルの匿名の医療情報にアクセスできる。

　胚を放棄したカップルに対して、どのような形であれ、いかなる報酬も与えられない。

　胚の引き取りは、衛生保全規則に従う。この規則は、感染症検査を

含む。

　許可を受けた公立施設又は非営利の私立施設のみが，引き取られる胚を保存し，引き取り手続を進める。

第 L.2141-7 条　子ども若しくはカップルの片方に非常に重い病気を感染させる恐れがあるとき，カップル間の生殖補助が成功しない場合，又は第 L.2141-10 条の規定による条件下で正式に情報を通知されたカップルがそれを断念した場合[*9]，第三者の提供者を伴う生殖補助技術が実施される。

第 L.2141-8 条　人の胚は，商業目的又は産業目的で受精させることも利用することもできない

第 L.2141-9 条　少なくともカップルのうち一人の配偶子を使っており，民法典16条から16-8条の規定する基本原則を尊重して受精された胚のみが，保健医療法典の適用される領土に入ることができる，又はそこから出ることができる。この胚の移動はこのカップルの親になる計画の続行を可能にすることを専ら目的とする。移動は先端医療庁の許可に従う。

第 L.2141-10 条　生殖補助の実施に先立ち、申請者は，実施施設の臨床生物学複合専門医療チームと個別面談を行う。チームは，必要があると判断する場合に，家族・社会扶助法典第4章の規定により制定されている福祉課の助けを求めることができる。

　チームのメンバーは次に掲げることを行う。

1. カップルを形成する男女の動機を確認し，養子縁組に関して，法により開かれている可能性に注意を促す。
2. 生殖補助技術の成功と失敗の可能性、副作用，短期的・長期的

　　＊9　訳注：生殖補助を望むカップルが，養子縁組の可能性についての説明を受けたが，養子縁組をしないと決めた場合。

第3章 諸外国における生殖補助医療の規制状況と実施状況（フランス）

　　リスク，苦痛，及び起こりうる制約について情報を与える。
２．の2　カップルの解消又は片方の死亡により，保存胚の移植は
　　不可能になることを告げる。
３．次に掲げる項目が記載されているガイド冊子を渡す。
　　a) 生殖補助に関わる法規
　　b) 技術の説明
　　c) 養子縁組に関わる法規，養子縁組について情報を得られる協
　　　会及び機関の住所

　申請は，最後の面談から一ヶ月間の熟慮期間を経た後でなければ確認されない。

　申請の確認は書面により行われる。

　生殖補助は衛生保全規則に従う。

　申請者が本章に定める規定を満たさない場合，又は臨床生物学複合専門医療チームにおける協議の後で，生まれてくる子供の利益のために申請者には予備の熟慮期間が必要と医師が判断した場合は実施されない。

　第三者の提供者を必要とする生殖補助を行う配偶者又は同居人は，民法典の規定する条件において，裁判官又は公証人に事前に同意を与える。

第L.2141-11条　ある医療を受けることが生殖力を損なう可能性があるとき，又は生殖力が時期尚早に損なわれる恐れがあるとき，生殖補助を後に実現することを目的として，全ての人は，その配偶子又は生殖組織の収集と保存を享受できる。本人の同意，及び必要な場合には親権所有者の内の一人，又は未成年若しくは成年の当事者が後見措置の対象となっている場合，後見人の同意を伴う。

第L.2141-12条　本節の適用様式，特に次に掲げる項目については執行政令により定められる。
１．第L.2141-6条の適用様式及び同条の最後の項により規定される許可に従う活動

2．生殖医療補助の実施が従うべき公衆衛生規則

第2節　機関の許可及び運営方法に関する条件

第L.2142-1条　生殖補助の臨床的活動は，人工授精及び排卵誘発を除き，保健機関でなければ実施されない。

　生殖補助の生物学的活動は公立保健機関及び医学生物学分析研究所でなければ実施されない。

　人工授精及び排卵促進を除いて，生殖補助の臨床及び生物学的活動は，本法典第6部第1編第2章第2節の規定に従った様式に沿って許可されなければならない。この許可は，医学分析研究所にとって，第L.6221-9条第7項の規定による特例に相当する。

　これらの活動実施を許可されるために，本条第1項及び第2項の規定による機関及び研究所は，本法典第6部の上述の規定の適用によって決定される条件及び規則により定められる運営方法の条件を満たさねばならない。

　許可は，第三者による提供を含む又は含まない，一つ又は複数の生殖補助活動に及ぶ。許可は5年間有効である。

　体外受精の実施は，第3項の規定する臨床及び生物学に関する許可の組み合わせに従う。

第L.2142-1-1条　規則により定められた条件下で，第L.1418-1条の規定による先端医療庁によりこの目的で認可を受けた実施者のみが，生殖補助の臨床及び生物学の活動を進めることができる。

　本条の規定により活動の実施を任された認可実施者の名前は，第L.2142-1条の規定による許可を交付する行政機関に対する申請の対象となる。

第L.2142-2条　生殖補助活動の実施を許可されている施設又は研究所は全て，地域圏病院庁及び先端医療庁に対して，保健担当大臣省令により決定される様式に従って，活動年次報告書を提出せねばならない。

第3章 諸外国における生殖補助医療の規制状況と実施状況（フランス）

施設及び研究所は，同様に，施設及び研究所が保存する配偶子，生殖組織，胚に関する登録を作成し保管しなければならない。

第L.2142-3条 生殖補助に適用される法規に対する，施設又は研究所で確認されたすべての違反は第L.2142-1条の規定による許可の一時的又は最終的な撤回を招く。

許可の撤回は，同様に，許可により定められた規定に違反した場合，又は活動量若しくは結果の質が不十分である場合に，行われる。

撤回は，行政当局が関係する施設又は研究所に宛てて出した，理由を明示した催告の一ヶ月後でなければ行われない。本章の規定に対する重大な違反の場合，当局は保全として，直ちに許可を停止させることができる。

第L.2142-4条 本節の適用様式，特に次に掲げる項目については政令により定められる。

1. 生殖補助に関わる臨床的及び生物学的行為
2. 第L.2142-1条第1項及び第2項の規定による施設及び研究所が生殖補助活動の実行を許可されるため満たすべき機能条件
3. 生殖補助活動の実施を認可されるために，実施者が必要とされる訓練及び経験の条件
4. 第L.2141-1条の規定による生殖補助活動全体の運営及び組織の条件
5. 施設及び研究所が保存している配偶子，生殖組織及び胚に関する登録を作成し，保管することを義務付けられる条件，並びに配偶子，生殖組織及び胚の保存に関して，特にその活動を停止するときに守らねばならない義務
6. 第L.2141-9条の規定による胚の移動を実施する際の実施様式を明示する規定

生殖補助医療

保健医療法典（規則部）　第1部　保健の総合的な保護
第2編　人体の要素及び産物の提供と利用
第4章　組織，細胞及び産物
第4節　配偶子の提供と利用

第R.1244-1条　第L.6122-2条第1号及び第2号の規定による条件を損なうことなく，非営利機関，並びに公立及び非営利の私立保健施設が第L.1244-5条第2項を適用して第R.2142-1条第1号d及び第2号eの規定による活動を行うために必要な，第L.1244-5条の規定による許可の授与又は更新は，本節により定められる規則を尊重しなければならない。これらの規則は第L.6122-2条第3号の規定による運営専門規則を構成するものとする。

　機関又は保健施設が複数の用地にある場合，許可は一つ又は複数の活動を実施する一つ又は複数の用地を明示するものとする。機関が医学生物学分析研究所である場合，許可は第R.6211-11条の規定により，この活動に使われる部屋のある場所を明示するものとする。

第R.1244-2条　許可は，第R.6122-23条から第R.6122-44条の規定により，第L.1244-5条を適用して地域圏病院庁執行委員会より交付される。保健機関地域委員会の見解を得る前に，地域圏病院庁は，第L.1418-1条第12号の規定により，許可の申請及び必要な場合は許可の更新について先端医療庁の見解を得なければならない。

　先端医療庁総局長は，この書類を受け取った日から2ヶ月の間に，地域圏病院庁長官に見解を渡さなければならない。

　第R.6122-32条の規定する書類は，先端医療庁総局長の見解に従った保健担当大臣省令によってその構成が定められる特別な書類によって，保管される，又は置き換えられるものとする。

第R.1244-3条　許可の更新に関する第L.6122-10条第3項の規定による場合，申請は第R.6122-28条の規定によるように提出されなければならない。この場合，許可所有機関は申請を1部先端医療庁総局長に宛てて送らなければならない。

第3章 諸外国における生殖補助医療の規制状況と実施状況（フランス）

許可の一時停止又は撤回の維持に関する第L.6122-13条最終項の規定による場合，地域圏病院庁長官は先端医療庁の見解を得るものとする。地域圏病院庁長官による意見請求から15日の間に先端医療庁の見解がないことは，地域圏病院庁の提案した措置の受容を意味する。

第R.1244-4条　先端医療庁は，地域圏病院庁より，許可の交付及び拒否，更新，並びに第L.6122-12条の規定による手続きを適用して行った決定について，情報通知を受ける。

先端医療庁は許可を受けた機関及び保健施設のリストを更新し，広く利用できるようにしておく。

第R.1244-5条　本法典第2部第1編第4章第2節の規定は，配偶子の受け入れ，加工及び保管，並びに配偶子の登録に関するものについては，第R.1244-1条の規定による機関又は施設に対して適用されるものとする。

第R.1244-6条　部屋の配置，並びに提供者及び受領するカップルを受け入れる方式は，提供の匿名性及び活動の機密性を保証できるものでなければならない。

配偶子提供又は配偶子の譲渡に先立って行われる面談のために，一部屋整備されるものとする。

第R.1244-7条　第L.1244-2条に従って提供者の同意及び提供者がカップルの一員である場合はそのカップルのもう一人の同意，並びに配偶子の受け入れに先立って，提供者及び複合専門医療チームとの間で次に掲げる各号を目的とする面談が行われなければならない。

1．提供者が第L.1244-2条の規定による条件を満たしていることを確認する。
2．配偶子提供及び提供が親子関係に及ぼす影響に関する法規について情報通知する。
3．提供の前に行われる検査の性質について明示する。
4．第R.1244-10条の規定による書類において提供者の健康に関す

る個人的な情報が保管されることに同意しなければならないと通知する。

卵子提供者は更に排卵誘発及び採卵の条件,並びにこれらの技術に伴うリスクと制約についても情報提供を受けるものとする。

第R.1244-8条 第L.2141-10条の規定を損なうことなく,配偶子の全ての譲渡に先立って,受領するカップル及び複合専門臨床生物学医療チームの,一度又は複数の面談が行われなければならない。このチームには精神医学の資格を持つ医師又は心理学者が参加していなければならない。

第R.1244-9条 提供された配偶子は,生殖補助の実施者又は受領するカップルに対してのみ譲渡されることができる。

第R.1244-10条 第L.1244-6条の規定による義務を満たすために,第R.2142-1条第1号d及び第2号eの規定による活動の許可を受けた機関及び保健施設は,提供者に関する情報を保管する。

提供者の書類は,匿名化した形式で,以下に掲げる情報を含むものとする。

1. 第三者である提供者を伴う生殖補助の実施に必要な個人の病歴及び家族歴
2. 第R.1211-25条及び第R.1211-26条の規定する衛生検査の結果
3. 提供による子どもの数
4. 精子提供の場合,提供日,保管されたストロー数,譲渡日及び譲渡されたストロー数
5. 卵子提供の場合,採卵日及び提供された卵子数
6. 提供者の同意書及び提供者がカップルの一員である場合はそのカップルのもう一人の同意書

第L.2142-1-1条の規定により,第1項の規定する活動を認可された実施者は,書類に記載される情報の正確性及び書類の保管につい

第3章 諸外国における生殖補助医療の規制状況と実施状況(フランス)

て,責任を持つ。

 この書類は少なくとも40年間,及び媒体に関わらず匿名で保管されるものとする。記録化は機密性を保持できる条件において行われねばならない。

 配偶子の受け入れに先立ち,提供者はこの書類の保管に対する同意を明確に与えなければならない。

 提供者の身元に触れる情報,生まれた子どもを識別できる情報,並びに提供者及び生まれた子どもの間に存在する生物学的な関係に関わる情報は,この保管に特別に適した部屋又は戸棚において保管される。第1項の規定する活動を認可された実施者だけがこの部屋又は戸棚にアクセスできる。

第R.1244-11条 第L.1244-4条の規定に従い,第L.1244-6条第2文の規定による条件下で医療情報にアクセスできるように,施設又は機関は,中絶も含めた配偶子提供による妊娠の経過,出生日,並びに新生児及び子どもの健康状態に関する全ての情報を保管しなければならない。

保健医療法典(規則部) 第2部 家族,母,子どもの健康
第1編 母子の健康の保護と促進
第4章 生殖に対する医学的補助
第1節 総則
第1セクション 排卵誘発に適用される特別規定
第R.2141-1条 排卵誘発が,生殖補助と無関係に実施される場合も含めて,従うべき適正実施規則は,保健産品衛生保全庁の意見に従って,先端医療庁が規定する。

第2セクション 胚の引き取り
第R.2141-2条 第L.2141-5条の規定による胚引き取りに対する第三者のカップルによる書面同意は,胚が由来するカップルの双方又は生き残っている方及びこの胚が保存されている第R.2142-8条の規

定による生殖補助センターの複合専門臨床生物医療チームとの，少なくとも一度の面談に先立つ。

この面談では特に次に掲げる項目を行う。

1. カップル双方又は生き残っている方に，胚の引き取りに関する法律及び規則，特に胚を引き取るカップル及び胚を放棄するカップルが互いの身元を知ることを妨げる規定，並びに親子関係に関してこれらの規定が与える影響について，通知する。
2. 第L.2141-6条の規定による衛生保全規則を尊重するために行われる検査の性質について，胚が由来するカップル双方又は生き残っている方が第R.2141-4条の規定による条件下にない場合に，詳しく説明する。
3. 第三者のカップルによる胚の引き取りに対する同意は，胚が由来するカップル双方又は生き残っている方の，第R.2141-7条の規定による健康に関する情報の保管に対する同意も伴うことを説明する。
4. カップル双方又は生き残っている方の同意は，第L.2141-4条の規定により，最初の面談の日，又は面談を数回行っている場合は最後の面談の日から3ヶ月間の熟慮期間の後に，書面により確認されなければならないことを通知する。

第R.2141-3条 第R.2142-7条の規定により許可を受けているセンターだけが，引き取りを目的とする胚の保管及び引き取りの実施を行うことができる。

第R.2141-2条の規定により同意をとったセンターが，引き取りを目的とした胚の保管及び引き取りの実施に関する許可を得ていない場合，このセンターは，許可されているセンターに胚を移す。同様に，第R.2142-9条の規定によるカップルの書類の写しも，この書類に含まれる情報の機密性の保持に適した条件下で，移動させる。

第R.2141-4条 第R.2141-3条第1項の規定によりセンターの認可を受けた実施者は，胚が由来するカップル双方に対して行われた生物

第3章 諸外国における生殖補助医療の規制状況と実施状況（フランス）

医学分析の結果が，感染症の生物学的マーカー，又は技術的に可能である場合は，次に掲げる疾病に関する感染の可能性に関わる生物学的マーカーについて陰性であることを確認する。

1．HIV 1型または2型のウィルスによる感染症
2．B型肝炎又はC型肝炎のウィルスによる感染症
3．梅毒

これらの分析は，引き取りの対象になる可能性を持つ胚の凍結の日から少なくとも6ヶ月以降に行われなければならない。

胚が配偶子提供によるものであった場合，実施者は，第R.1211-25条から第R.1211-28条の規定による衛生保全規則に従っていることを確認する。

上記の分析の一つ又は複数の結果が陽性であった場合，胚は引き取りを目的として譲渡されることはできない。

第1項の規定により認可された実施者は，胚が由来するカップル双方の個人の病歴，家族歴，及び必要であると思われる現在の臨床データを調査する。これらの病歴及び臨床データを鑑みて，有効であると判断する補足的な分析を実施する。

胚にクロイツフェルトヤコブ病又はその他の亜急性感染性海綿状脳症感染の潜在的なリスクが存在する場合，この胚は引き取りを目的として譲渡されることはできない。第R.2142-24条及び第R.2142-27条の規定による省令が，このリスクの存在を疑わせる基準又は病歴を明示する。

第R.2141-5条　第R.2141-2条の規定による面談から少なくとも3ヶ月後，胚の由来するカップル双方又は生き残っている方は，第R.2141-4条の規定により認可を受けた実施者に対して書面により，日付及び書名が記入された用紙に，一つ又は複数の胚の引き取りに対する同意を確認する。この用紙には，第R.2141-2条の規定による情報が，カップル双方又は生き残っている方に対して伝えられたことが記載されている。先端医療庁総局長の意見に従った，保健担当大臣省令が用紙の内容を定める。

認可を受けた実施者は，カップルが精神医学の資格を持つ医師又は心理学者に面会できることを確認する。

本条第1項の規定による用紙は，認可を受けた実施者によって，2部作成され，第R.2141-3条第1項の規定による生殖補助センターを管轄とする大審裁判所長に送付する。大審裁判所長又はその代理は，必要な場合には，胚の引き取りに同意したカップル双方又は生き残っている方の聴聞を行う。注意深く査証し，2部のうち1部は，認可を受けた実施者に戻される。

この書類は，第R.2141-3条第1項の規定によるセンターによって保管される。

第R.2141-6条　第R.2141-5条の規定による書類は，この書類に含まれる情報の機密性を守るために適した条件下で，移動され，保管される。

第R.2141-7条　第R.2141-5条の規定により，大審裁判所長によって査証された書類を受け取ると，第R.2141-3条第1項の規定によるセンターは，治療上の必要がある場合に，医師の求めに応じて，医師が情報を得られるように，胚の由来するカップル双方に関する情報を含む書類を作成する。

これらの情報は，匿名化された形式で，次に掲げる項目を記す。

1. カップル双方の，個人の病歴，家族歴，及び実施者が必要であると判断した現在の臨床データ
2. 第R.2141-4条の規定による義務的な衛生検査の結果。第R.2141-4条の規定により認可を受けた実施者は，書類の管理及び書類に記載された情報の正確さについての責任者となる。

この書類の記録化は，書類に記載されている情報の機密性を保持できる条件下で行われなければならない。

第R.2141-8条　引き取りを目的とする胚の保管及び引き取りの実施を許可されたセンターは，胚の由来する各カップル及び第R.2141-7

第3章 諸外国における生殖補助医療の規制状況と実施状況(フランス)

条の規定による書類について,次に掲げる情報を保管する。

1. 引き取られた胚の数
2. 着床を目的とした移植の日付
3. 中絶を含めた,胚の引き取りによる妊娠の経過,出生日,並びに新生児及び子どもの健康状態に関する全ての情報

　胚が由来するカップル,及び引き取りによってこれから生まれる子又は既に生まれた子どもの間に関係を確立できる情報は,コード化され,最短で40年間,この保管に特別に適した部屋又は戸棚において保管される。第R.2142-1条第1号e及び第2号hに記載されている活動に関して認可を受けている実施者だけがこの部屋又は戸棚にアクセスできる。

第R.2141-9条　第L.2141-10条の適用を侵害することなく,胚の引き取り全てに先だって,胚を引き取りたいと願うカップル,並びに引き取りを目的とする胚の保管及び引き取りの実施の許可を得ているセンターの複合専門臨床生物医療チームの面談が少なくとも一度は行われねばならない。精神医学の資格を持つ医師又は心理学者がこのチームに加わらねばならない。

　このセンターの,第R.2142-1条第1号eの規定する活動を行うことを認可された実施者は,胚の引き取りを願うカップルについて,次に掲げる項目を証明する書類を作成する。

　——カップルが,生殖補助の実施により,生まれてくる子どもにもたらされるリスクについて情報通知されていること
　——カップルが,第L.2141-2条及び第L.2141-6条第1項の規定による条件を満たしていること
　——胚の引き取りについて医学的禁忌がないこと

　この書類の写し1部が,第R.2141-10条の規定による大審裁判所長に送られる。

第R.2141-10条　胚の引き取りの許可を求める申請又は許可の更新は,第L.2141-6条の規定による条件を満たすカップルにより作成され,

大審裁判所長又はその代理に送られる。

提出すべき裁判所を次に掲げる。

カップルがフランス在住である場合，申請者が住む土地の裁判所

カップルが外国に住む場合，着床を目的とする胚移植が検討されている，許可を受けたセンターの位置する土地の裁判所

申請は，弁護士による仲介を免除する。

第 R.2141-11 条　胚の引き取りの許可を求めるカップルの申請について決定する前に，大審裁判所長又はその代理は，第 R.2141-9 条の規定による書類を鑑みて，第 L.2141-2 条及び第 L.2141-6 条第 1 項の規定による医学的な評価に関わる条件が医療チームによるコントロールの対象となっていることを確認する。

裁判所長が，カップルの申請に対して好意的に裁定しようとする場合，所長又はその代理は，配偶者又は同居人について，民法典第 311-20 条並びに新民事訴訟法典第 1157-2 条及び第 1157-3 条の規定による条件下で，第三者の提供者の助けを必要とする生殖補助に同意を表明していることを確認する。

同意がない場合は，同意をとる。

カップルの申請に対して，第 L.2141-6 条の規定による胚の引き取り許可の有効期限の 3 年間が終了するときに，大審裁判所長又はその代理は，本条第 1 項の定める条件と同じ条件下でこの許可を更新できる。

胚の引き取り許可の申請又は更新の申請を扱う裁判官によって下された決定は，申請カップルの受領証が必要な書留で送られる。

第 R.2141-12 条　第 R.2142-1 条第 2 号 h の規定による資格で認可を受けた実施者は，引き取りを目的として，移植に先立つ胚の準備を行う生物学活動の認可を受けた実施者にしか，胚を渡すことができない。

胚を渡す前に，第 R.2142-1 条第 2 号 h の規定による資格で認可を受けた実施者は，第 R.2141-5 条の規定による書類を提出しなければならない。この実施者は，胚の由来するカップルが第 R.2141-4

第3章 諸外国における生殖補助医療の規制状況と実施状況（フランス）

条 の規定による衛生条件を満たすことを確認する。

　胚は，次に掲げる書類とともに渡される。

1．第R.2141-7条に定める書類を保管するセンターの名称及び所在地
2．胚の由来するカップルを特定できるいかなる情報も記載されていない，第R.2141-4条 の規定による分析の結果
3．胚を引き取るカップルの身元

第R.2141-13条　第R.2142-1条第1号cの規定による資格で認可された実施者は，第R.2141-11条の規定により胚の引き取りに関する法的な許可決定の写しがカップルから提出された場合にのみ，胚移植を行うことができる。

第3セクション　胚の国境を越える移転の許可：(省略)
第4セクション　体外の胚の研究：(省略)

第2節　保健機関及び生物医学分析研究所の許可及び運営方法の条件
第1セクション　許可規則
第R.2142-1条　第L.2142-1-1条 の規定による生殖補助の臨床的，生物学的活動には次に掲げる項目が入る。

1．以下の臨床的活動
　a）第三者の精子提供者を必要とする又は必要としない，生殖補助を目的とした採卵
　b）穿刺による採精
　c）着床を目的とした胚移植
　d）提供を目的とした採卵
　e）胚の引き取りの実施
2．以下の生物学的活動
　a）人工授精を目的とした精液の加工
　b）特に以下を含む顕微操作をしない体外受精
　　——精液採取，加工，保管
　　——卵子の加工，顕微操作をしない体外受精

c）本条第2号bの規定する活動を含む，顕微操作を行う体外受精に関わる活動と顕微操作技術の利用
d）提供を目的とした精液の採取，加工，保管，譲渡
e）提供を目的とした卵子の加工，保管，譲渡
f）第L.2141-11条を適用した配偶子及び生殖組織の自己利用のための保管
g）親になる計画のための胚の保管
h）胚の引き取り及び引き取りを実施するための胚の保管

第R.2142-2条　第L.6122-2条第1号及び第2号の定める条件の尊重を侵害することなく，第R.2142-1条の規定による，一つ若しくは複数の生殖補助の臨床若しくは生物学活動を実施する許可の授与又は更新は，提供による配偶子の受け入れ，加工，及び保管を除いて，第L.2142-1条第4項を適用して，本節に定める運営の規則に従う。これらの規則は，第L.6122-2条第3号の規定による運営専門条件を構成する。

　一つの保健機関が複数の用地から成っている場合，許可は，一つ又は複数の活動を実施する一つ又は複数の用地を明示する。医学生物学分析研究所に交付される許可は第R.6211-11条の規定によりこの活動が行われる部屋が設置されている場所を明示する。

第R.2142-3条　許可は，地域圏病院庁の執行委員会によって，第R.6122-23条から第R.6122-44条の規定による条件下で，第L.2142-1条を適用して交付される。但し，保健機関地域圏委員会の見解を得る前に，地域圏病院庁は，許可の申請及び必要な場合には更新の申請について，第L.1418-1条第12号の規定により，先端医療庁の意見を得る。

　先端医療庁総局長は，この書類を受け取った日から2ヶ月以内に，地域圏病院庁長官に見解を渡す。

　先端医療庁は，地域圏病院庁によって，許可の交付及び拒否，更新に関わる決定，並びに第L.6122-12条の規定による手続きを適用する

決定に関して，情報通知される。

　先端医療庁は，許可を受けた保健施設と生物医学分析研究所のリストを更新し，広く利用できるようにしておく。

　第R.6122-32条の規定による証拠となる書類は，先端医療庁総局長の見解に従って保健担当大臣省令によりその構成が定められる特別な書類によって補完又は代用される。

第R.2142-4条　許可の更新に関する第L.6122-10条第3項の規定を適用する場合，申請は，第R.6122-28条の規定により提出される。この場合，許可所有機関が先端医療庁総局長に申請書を1部送付する。

　許可の中断又は撤回の維持に関して第L.6122-13条最終項の規定を適用する場合，地域圏病院庁長官は先端医療庁の見解を聞く。地域圏病院庁長官の諮問から15日経っても先端医療庁の意見が得られない場合は，地域圏病院庁の提案する措置が受け入れられたことを意味する。

第R.2142-5条　第L.6122-10条の規定による生殖補助の臨床的及び生物学的活動の定期的な評価に関する形式，周期，内容，並びに第L.2142-2条の規定による年次報告書の形式及び内容は，先端医療庁総局長の見解に従って，保健担当大臣省令により決定される。

第R.2142-6条　第R.2142-1条第2号b又はcの規定による生物学的活動を実施する許可と，第R.2142-1条第1号a，c，及び場合によってはdの規定による臨床的活動を実施する許可が，次に掲げる施設のそれぞれに交付される場合，第L.2142-1条最終項に記載されている生殖補助の臨床的及び生物学的な許可はまとめられる。

　——同じ保健施設
　——協定を結んでいる2つの保健施設
　——協定を結んでいる，保健施設と生物医学分析研究所

　第1項に記載されている臨床的活動を実施する許可の取得は，生物学的活動の許可の取得に従う，又はその逆もそのように従うものとす

る。

　本条に記載されている協定は，第 L.6122-4 条の規定による適合性見学の際に作成されねばならない。

第 R.2142-7 条　第 R.2142-1 条第 1 号 e 及び第 2 号 h の規定による活動を実施する許可を得ている，第 R.2142-6 条の規定によるセンターだけが，引き取られることになっている胚の保管及び引き取りを実施できる。

　この許可は，第 R.2142-1 条第 2 号 h の規定による活動に関して，第 L.6212-1 条第 4 号，第 5 号，第 6 号の規定による，公立若しくは非営利の私立保健施設，又は生物医学分析研究所に対してのみ交付されうる。

第 R.2142-8 条　第 R.2142-6 条の規定による体外受精の実施に必要な臨床的及び生物学的な活動の実施に関する許可を所有する一つ又は複数の機関は，同じ用地に生殖補助センターも配置する。このセンターは，臨床的活動の実施を許可された保健施設内に設置する。センターには，複合専門臨床生物医療チームがおり，第 R.2142-22 条の規定による心理学者又は精神医学の資格を持つ医師の協力を仰ぐことができる。

　このチームは，各カップルの共通カルテを作成する。

　許可を所有する一つ又は複数の機関は，協同して，臨床生物医療チームの意見に従って，センターの内規を作成する。これらの機関は，第 R.2142-19 条の規定により，共通の活動年次報告書を作成し，地域圏病院庁及び先端医療庁に提出する。

　第 R.2142-6 条の規定による生物学的活動実施の許可を所有する機関が，生物医学分析研究所である場合，この研究所は，第 R.6211-11 条を適用して，第 R.2142-26 条の規定により，研究所の主要な場所とは異なる部屋においてこれらの活動を行う。

第 R.2142-9 条　生殖補助センターは，許可の所有機関の共同責任下

第3章 諸外国における生殖補助医療の規制状況と実施状況(フランス)

で,機密性を保持して,第R.2142-8条の規定による,次に掲げる項目を記した共通カルテの情報を保管する。

1. 生殖補助の実施及び選択に関する医学的適応
2. 配偶子採取の日付,各採取の際に得られて加工した卵子数
3. 移植の日付,移植胚の数
4. 胚の今後,妊娠経過,新生児及び子どもの健康状態に関する全ての情報
5. 生殖補助の実施においておこった紛争及び自己に関する全ての情報

第2セクション 実施者の認可条件

第R.2142-10条 一つ又は複数の,生殖補助の臨床的又は生物学的活動を行うための実施者に対する認可は,先端医療庁総局長より,5年の期限で交付される。

認可申請は,先端医療庁総局長がその構成を定めた書類見本に従って作成される。

申請は,受領証を必要とする封書書留で先端医療庁に送られる,又は同じ条件で受領証と引き換えに提出される。

先端医療庁総局長は認可申請書類の受領を通知し,不服申し立て及びその期日について指示する。申請を審査するために必要な書類が欠けている場合,受領通知書はこれらの書類が提出されるべき期日を指定する。

認可申請の書類が揃えられて受領された日から2ヶ月間で,先端医療庁総局長は申請した実施者に対して,認可又は認可拒否の決定を通知する。この期日以降,総局長の決定がないことは,認可拒否の暗黙の決定を意味する。

認可書類の審査にあたって,先端医療庁総局長は,受領書を必要とする書留によって,審査に必要であると考える補完的な情報すべてを求めることができる。総局長は,申請者に対して,これらの情報が提出されるべき期日を指定する。この情報要請は,第5項に記載されている期日を保留する。

第 L.2142-1 条の規定による許可を所有する機関は，許可を得る前に，認可された実施者の名前，及び同様に，新たに認可された実施者の名前を，この実施者が職務に就く前に，管轄の地域圏病院庁及び先端医療庁に対して届出なければならない。許可を所有する機関は同様に，これらの実施者がその活動を停止する場合にも，地域圏病院庁及び先端医療庁に対して情報通知をしなければならない。

第 R.2142-11 条　第 R.2142-1 条第 1 号 a，c，d，及び e の規定による認可を得るために，実施者は，産婦人科，医学婦人科，又は内分泌学及び代謝の資格を持つ医師でなければならない。

更に，この実施者は，先端医療庁指導会議によって決定された，訓練及び経験を評価する基準に関して十分であると判断される，生殖医療における訓練及び経験を証明しなければならない。

第 R.2142-12 条　第 R.2142-1 条第 1 号 b の規定する活動の認可を得るために，実施者は，泌尿器科又は一般外科又は産婦人科の資格を持つ医師でなければならない。

更に，この実施者は，先端医療庁指導会議によって決定された，訓練及び経験を評価する基準に関して十分であると判断される，男性病理学における訓練及び経験を証明しなければならない。

第 R.2142-13 条　第 R.2142-1 条第 2 号の規定する活動の認可を得るために，実施者は医師又は薬剤師，又は例外として，科学者でなければならない。

更に，この実施者は，先端医療庁指導会議によって決定された，訓練及び経験を評価する基準に関して十分であると判断される，生殖生物学分野における訓練及び経験を証明しなければならない。

全ての場合において，当事者は，認可のタイプに応じて，配偶子又は人胚の扱いにおいて十分な経験を有していなければならない。

第 R.2142-14 条　第 L.2142-1-1 条を適用して，第 R.2142-10 条の規

第3章 諸外国における生殖補助医療の規制状況と実施状況（フランス）

定による条件の下で，医学生物学分析研究所において活動を行う認可を得た実施者は全て，局長又は局長補佐でなければならない。

第 R.2142-15 条 実施者の認可の更新は，第 R.2142-10 条の規定による手続きに従って，先端医療庁総局長によって交付される。更新は，指導会議の意見に従って先端医療庁総局長により定められた基準に沿った活動の評価によって決まる。この評価は，実施者が，認可を受けていた5年の間に従事していた施設又は研究所の活動報告書に基づいて行われる。

認可更新申請書類は，認可最終日から少なくとも6ヶ月以内に，先端医療庁に対して，実施者によって提出されねばならない。

更新しない場合，先端医療庁総局長は，管轄の地域圏病院庁及び，この実施者が生殖補助活動を行っていた保健施設又は生物医学分析研究所の許可所有機関に対してこの決定を伝える。

第 R.2142-16 条 例外的に，生殖医学の補完的専門研究の免許を目的とした登録医は，一年間の期限で，先端医療庁総局長によって認可されることができる。この認可は一度だけ更新できる。この医師は，認可医師のコントロールの下で，生殖補助の臨床的活動を行う。

第 R.2142-17 条 実施者の認可は，生殖補助に適用される法規に対する違反，又は認可によって定められた条件に対する違反の場合，指導会議の見解に従って先端医療庁総局長により定められた基準に関して活動の量及び結果の質が不十分である場合に，撤回される。

緊急の場合，認可は，保全のために，最大で3ヶ月間一時停止されうる。

先端医療庁総局長が，理由を付して，一時停止又は撤回を決定する。総局長は，管轄の地域圏病院庁，及びこの実施者が生殖補助活動を行っている保健施設又は生物医学分析研究所の許可所有機関に対して，この決定を情報通知する。

この実施者は，その所見を述べるために，先端医療庁に赴く。

第 R.2142-18 条　先端医療庁は，実施者の認可に関する決定，この認可の更新，一時停止，撤回に関する決定を保健省公報に公表する。先端医療庁は，認可実施者のリストを更新し，広く利用できるようにしておく。

第3セクション　生殖補助を行う機関の条件
第 R.2142-19 条　第 R.2142-8 条の規定により生殖補助センターにおいて従事する，複合専門臨床生物医療チームのメンバーは，メンバーの間で，センターの内規が定める条件に従って，センターにおいて実施される一連の活動のコーディネーターを決める。コーディネーターの年限は2年間であり，更新可能である。コーディネーターの名前は，地域圏病院庁及び先端医療庁に伝えられる。

　コーディネートする実施者は，次に掲げる項目を行う。
1. 全ての生殖補助の実施に先立つ複合専門協議を組織する。
2. 第 R.2142-21 条の規定による望ましくない出来事に関する申告及び情報を先端医療庁に伝える。
3. 第 L.2142-2 条の規定による活動年次報告を作成する。
4. 生殖補助に助けを求めた人の健康及びその結果生まれた子の健康に関して，生殖補助によって起こりうる結果を評価するために必要な情報を，機密性を保持し，第 L.1418-1 条第4号の規定により，先端医療庁に伝える。

第 R.2142-20 条　第 R.2142-1 条第2号aの規定による活動の実施を許可された医学生物学分析研究所において従事する，生物学的活動の実施を認可された実施者は，実施者の間にコーディネーターを定める。コーディネーターの名は地域圏病院庁及び先端医療庁に伝えられる。

　コーディネートする実施者は，次に掲げる項目を行う。
1. すべての生殖補助の実施に先立つ，認可された実施者及び生殖補助の実施に関わる臨床医の間での協議に気を配る。
2. 第 R.2142-21 条の規定する望ましくない出来事に関する生物学的活動を明らかにする申告及び情報を先端医療庁に伝える。

第3章 諸外国における生殖補助医療の規制状況と実施状況（フランス）

3．第L.2142-2条の規定する活動年次報告を作成する。
4．生殖補助に助けを求めた人の健康及びその結果生まれた子の健康に関して，生殖補助によって起こりうる結果を評価するために必要な情報を，機密性を保持し，第L.1418-1条第4号の規定により，先端医療庁に伝える。

第R.2142-21条 第L.1413-14条の規定する出来事又は第L.5311-1条の規定する保健産品に関連する出来事の，所轄当局への届出を侵害することなく，認可を受けた実施者及び認可の義務に従っていないが生殖補助の活動に協力している実施者は，コーディネートする実施者を通じて，生殖補助活動を行う過程でおこった，カップル双方又は生まれてくる子どもにとって重大な結果をもたらしうる，望ましくない出来事について先端医療庁に届出なければならない。

第1項に記載されている所轄当局は，所轄当局が知らされた，生殖補助の臨床的及び生物学的活動と関連づけられる望ましくない出来事と，所轄当局が扱う届出の結果について，先端医療庁に情報通知する。

先端医療庁は，先端医療庁が知らされ，所轄当局の管轄に属する可能性のある出来事について，これらの所轄当局に情報通知する。

第4セクション　保健機関及び生物医学分析研究所の運営方法の条件
第1サブセクション　生殖医療補助の臨床的活動

第R.2142-22条 第R.2142-1条第1号の規定する活動を実施する保健施設には，エコー診断法の経験を持つ医師及び麻酔蘇生専門医がいなければならない。更に，機関は，心理学者又は精神医学の資格を持つ医師の協力を保証できねばならない。

採卵が，認可を受けているが外科医の資格を持たない実施者により実施される場合，外科医の資格を持つ実施者が当該保健施設におり，常時介入できるようにしておかねばならない。

第R.2142-23条 第R.2142-1条第1号a，c，d，及びeの規定する活動は，最小限でも次に掲げる設備を所有するセンターの，産科婦人

科活動の実施を許可された施設において行わなければならない。

　——第 L.2141-10 条の定める，医療チーム及びカップルの面談を行う部屋

　——胚移植を行うための部屋

　——第 R.2142-24 条に記載されている省令の規定に従って設備を備えた採卵・採精室。

　この部屋は，手術ブロックに隣接している，又はブロック内にあり，本法典第6部第1編第2章第4節第1セクション第5サブセクションの規定により麻酔を行うことができる。

　——秘書のための，及び機密性を尊重して書類の記録化を行うための部屋

　病床へのアクセスも整えられていなければならない。

　第 R.2142-1条第1号bの規定する活動は，外科又は産科婦人科活動の実施を許可された施設において行われる。

第 R.2142-24 条　保健施設は，保健産品衛生保全庁の見解に従って，先端医療庁の提案により決められた，保健担当大臣省令の定める適正実施規則を尊重しなければならない。この規則は，社会保障法典第 L.161-37 条第2号の規定により，健康監督機関の勧告を考慮する。

第 R.2142-25 条　保健施設は，機密性を保持して，次に掲げるものを保管しなければならない：

1. 第 L.2141-2 条第3項の規定する条件の尊重を保証する書類の写し
2. 生殖補助を利用するカップルによる同意書。この同意書は，生殖補助の実施に先立ち，胚移植又は人工授精に先立って作成される。第三者提供者を必要とする場合は，民法典第 311-20 条及び新民事訴訟法典第 1157-2 条の規定するカップルの片方の宣言が行われた日付及び場所も記載される。

第3章　諸外国における生殖補助医療の規制状況と実施状況（フランス）

第2サブセクション　　生殖医療補助の生物的活動

第R.2142-26条　第R.2142-1条第2号の規定する活動を実施する保健施設又は生物医学分析研究所は，専ら採精に割り当てられる部屋と，配偶子の加工及び体外受精に専ら割り当てられる部屋，並びに配偶子，生殖組織及び胚の保管に専ら割り当てられる部屋を有さねばならない。更に，第R.2142-27条の規定する省令の規定に従って，これらの活動の実施に必要な設備及び材料を所有し，汚染除去及び消毒を保証できねばならない。

　配偶子，生殖組織，及び胚の保管に割り当てられた部屋は，盗難防止装置を備えていなければならない。

第R.2142-27条　保健施設または研究所は，保健産品衛生保全庁の見解に従って先端医療庁総局長の提案により決められた，保健担当大臣省令の定める適正実施規則を尊重しなければならない。この規則は，社会保障法典第L.161-37条第2号の規定により，健康監督機関の勧告を考慮する。

第R.2142-28条　第R.2142-1条第2号aの規定する活動を許可された保健施設又は研究所は，機密を保持して，人工授精を行った各カップルについて，次に掲げる情報を保管する。
1．生殖補助の実施及び選択に関する医学的適応
2．採精し，授精させた精液の数及び質
3．授精の日付及び結果
4．妊娠経過，並びに新生児及び子どもの健康状態に関する全ての情報

第R.2142-29条　第R.2142-1条第2号fの規定する活動の許可を受けた保健施設又は研究所は，機密性を保持して，第L.2141-11条の規定により配偶子又は生殖組織を保管している各人について，次に掲げる情報を保管する。
1．本人の同意書，及び未成年者の場合は親権所有者の同意書又は

後見措置の対象者の場合は後見人の同意書
2. 生殖機能を損なう恐れのある疾病を担当した医師により同時に提出された，配偶子又は生殖組織の保管に関する理由と適応

第5セクション　配偶子，生殖組織，胚の保管：(省略)
第6セクション　配偶子，生殖組織，胚の登録：(省略)

2　民法典

民法典　第1編　人
第1章　私権について
第2節　**人体の尊重**[*10]
第16条　この法律は，人の優越性を保証し，その尊厳へのあらゆる侵害を禁止し，及び人をその生命の始まりから尊重することを保証する。

第16-1条　何人も，自己の人体を尊重される権利を有する。
　人体は不可侵である。
　人体，その構成要素及びその産物は財産権の対象としてはならない。

第16-2条　～第16-3条　(省略)

第16-4条　何人も，人の種の完全性を侵害してはならない。
　人の選別の組織化を目的とするあらゆる優生学上の行為はこれを，禁止する。
　遺伝性の疾病の予防及び治療を目的とする研究を別にして，人の子孫を変えるための遺伝形質のいかなる作り替えも行ってはならない。

＊10 この節については，棚島次郎，フランス「生命倫理法」の全体像，外国の立法第33巻2号，1994年，pp.1-35における大村美由紀翻訳 pp.9-10を参照した。

第3章　諸外国における生殖補助医療の規制状況と実施状況（フランス）

第16-5条　人体，その構成要素又はその産物に財産的価値を与える効果を生ずる契約は，無効とする。

第16-6条　自己自身に対する人体実験，自己の人体の構成要素の摘出又は自己の産物の採取に同意した者に対しては，いかなる報酬も与えてはならない。

第16-7条　他人のための生殖又は妊娠を目的とする契約は，全て無効とする。

第16-8条　自己の人体の構成要素又は産物の提供者及びそれを受領した者を同時に特定することを可能にするいかなる情報も，漏洩してはならない。提供者は受領者の身元を知ることができないし，受領者は，提供者の身元を知ることができない。
　治療上の必要がある場合には，提供者及び受領者の担当医師のみが，両者の特定を可能にする情報を利用することができる。

第16-9条　この章の規定は，公序に関わるものとする。

民法典　第1編　人
第7章　親子関係について
第1節　総則
セクション3　生殖に対する医学的補助
第311-19条　提供者を必要とする医学的に補助された生殖の場合，提供を行った者及びこの生殖により生まれた子どもの間にはいかなる親子関係も確立され得ない。
　提供者に対して責任を問う訴訟は起こすことができない。

第311-20条　生殖するために，提供者の介入を必要とする医学的な補助を用いる配偶者又は同居人は，事前に，秘密が保証されるという条件において，裁判官又は公証人に対して同意を与えなければならな

い。裁判官又は公証人は，この行為が親子関係についてもたらす影響について説明する。

　生殖医療補助に対して与えられた同意は，子どもがその生殖医療補助によるものでないことが主張されない限り，又は同意が効果を持たないものでない限り，親子関係の確立を終了させるための，又は異議を唱えるためのすべての訴訟を禁ずる。

　同意は，生殖医療補助の実施に先立つ，死亡，離婚申請の提出，別居，共同生活の停止の場合に効果を持たない。同様に，同意は，男性又は女性が，書面により，生殖医療補助の実施に先立って，実施医師に対して撤回する場合に，効果を持たない。

　生殖医療補助に同意した後で，その実施により生まれた子どもを認知しない者は，母親と子どもに対する責任を持つ。

　更に，父子関係は，法の定めるところにより，宣言される。それに関する訴訟は，第328条と第331条の規定による。

3 刑 法 典

刑法典　第2部　人に対する重罪と軽罪
第2編　人類に対する侵害
第7章　未成年者と家族に対する侵害
セクション4　親子関係に対する侵害

第227-12条　営利目的で，又は提供，契約，脅迫，職権濫用によって，両親若しくはそのうちの一人に，既に生まれた子ども若しくはこれから生まれる子どもを遺棄させる行為は，6ヶ月間の拘禁及び7千5百ユーロの罰金に処される。

　営利目的で，養子が欲しいと思っている人，及び既に生まれた子ども又はこれから生まれる子どもを遺棄したいと思っている親を仲介する行為は，1年間の拘禁及び1万5千ユーロの罰金に処される。

　子どもを引き取りたいと望む人又はカップル，及びその子どもを渡す目的で妊娠することを受け入れる女性を仲介する行為は，第2項が

規定する罰に処せられる。これらの行為が，常習的に行われている場合，又は営利目的の場合，罰は二倍となる。

本条第2項及び第3項が規定する違反を未遂した場合も同じ罰に処される。

第227-13条　子どもの民事身分（日本の戸籍に相当）に侵害をもたらす，故意の入れ替え，虚偽，隠蔽は3年間の拘禁及び4万5千ユーロの罰金に処される。

未遂も同じ罰に処される。

第227-14条　（省略）

刑法典　第5部　その他の重罪と軽罪
第1編　公衆衛生における違反
第1章　生物医学倫理における違反
第1セクション　人の種の保護：（省略）
第2セクション　人体の保護
第511-2条　（省略）
第511-3条～第511-5条　（省略）
第511-5-1条～第511-5-2条　（省略）

第511-6条　生きている人から書面による同意を得ずに配偶子を受け取る，又は採取する行為は，5年の拘禁及び7万5千ユーロの罰金に処される。

第511-7条～第511-8条　（省略）
第511-8-1条～第511-8-2条　（省略）

第511-9条　いかなる形であれ報酬と引き換えに配偶子を得る行為は，5年の拘禁及び7万5千ユーロの罰金に処される。この配偶子の調整及び保管を行う施設により保証されている給付の支払いを除く。

生殖補助医療

いかなる形であれ報酬と引き換えに配偶子を得ることを促進するために仲介する行為,及び提供による配偶子を有償で第三者に渡す行為は同じ罰に処せられる。

第511-10条　配偶子の提供を行った人又はカップル及び配偶子を受け取ったカップルを,同時に特定できる情報を漏洩する行為は2年の拘禁及び3万ユーロの罰金に処される。

第511-11条　保健医療法典第L.1211-6条が要求する感染症検査を進めないままで,生殖補助のために生きている人から配偶子を受け取る又は採取する行為は,2年の拘禁及び3万ユーロの罰金に処される。

第511-12条　保健医療法典第L.1244-3条に違反して,提供による新鮮精子又は混合精子の人工授精を進める行為は,2年の拘禁及び3万ユーロの罰金に処される。

第511-13条　保健医療法典第L.1244-7条に違反して,第三者カップルのためにそのような提供を行うことを自発的に受け入れた人を,受け取る側のカップルに指名させる行為は,2年の拘禁及び3万ユーロの罰金に処される。

第511-14条　保健医療法典第L.1244-5条の規定する許可を得ずに,提供された配偶子を受け入れ,加工し,保管し,及び譲渡する行為は,2年の拘禁及び3万ユーロの罰金に処される。

第3セクション　人胚の保護
第511-15条　いかなる形であれ報酬と引き換えに人胚を得る行為は,7年の拘禁及び10万ユーロの罰金に処される。
いかなる形であれ報酬と引き換えに人胚を得ることを促進するために仲介する行為,及び人胚を有償で第三者に渡す行為は同じ罰に処される。

第3章 諸外国における生殖補助医療の規制状況と実施状況(フランス)

第511-16条 保健医療法典第L.2141-5条及び第L.2141-6条の規定する条件を尊重せずに人胚を得る行為は、7年の拘禁及び10万ユーロの罰金に処される。

第511-17条 産業目的又は商業目的で、人胚の体外受精又はクローニングを進める行為は、7年の拘禁及び10万ユーロの罰金に処される。
　産業目的又は商業目的で人胚を利用する行為は同じ罰に処される。

第511-18条 （省略）
第511-18-1条 （省略）
第511-19条 （省略）
第511-19-1条〜第511-19-3条 （省略）
第511-21条 （省略）

第511-22条 保健医療法典第L.2142-1条第3項の規定する許可を得ずに、又は許可の内容に従わないで、生殖補助活動を実施する行為は2年の拘禁及び3万ユーロの罰金に処される。

第511-23条 保健医療法典第L.2141-9条の規定する許可を得ずに、保健医療法典の適用される領土へ胚を持ち込む行為、又は領土から持ち出す行為は、3年の拘禁及び4万5千ユーロの罰金に処される。

第511-24条 保健医療法典第L.2141-2条の定める以外の目的で、生殖補助活動を実施する行為は5年の拘禁及び7万5千ユーロの罰金に処される。

第511-25条 Ⅰ　次に掲げるいずれかの行為を伴って、保健医療法典第L.2141-6条の規定する条件に基づき、人胚を引き取るために必要な活動をする場合は、2年の拘禁及び3万ユーロの罰金に処される。
1. 保健医療法典第L.2141-6条第2項の規定する裁判所による許可が得られているか事前に確認せずに

2．同条第6項の規定による感染性疾病検査の結果を確認せずに

3．同条第7項の規定に合致して許可を受けた施設の外で

Ⅱ　胚を放棄したカップルと，引き取ったカップルを同時に特定できる記名情報を漏洩する行為は同じ罰に処される。

第4セクション　個人に適用されるその他の規定と補完的な罰，及び法人の責任

第511-26条　第511-2条，第511-3条，第511-4条，第511-5条，第511-5-1条，第511-6条，第511-9条，第511-15条，第511-16条，第511-19条の規定する軽罪の未遂は同じ罰に処される。

第511-27条〜第511-28条　(省略)

(以上，訳：小門穂)

第3章 諸外国における生殖補助医療の規制状況と実施状況（ドイツ）

［3］ドイツ

概　要

＜沿　革＞

　ドイツにおいて，生殖補助医療を包括的に規制する法律は現在まで（2007年7月時点）存在していない。よく知られる胚保護法（Gesetz zum Schutz von Embryonen, 1991年1月1日施行）が，胚の移植を規制しており，また，養子縁組斡旋・代理母斡旋禁止法（Gesetz über die Vermittlung der Annahme als Kind und über das Verbot der Vermittlung von Ersatzmüttern, 1989年11月27日施行）が，代理出産・代理母斡旋を例外なく禁止している（資料参照）。このように，連邦レベルで規制に向けて立法化がすすめられる際，そのたたき台となったのが，1985年11月に提出された「ベンダ委員会報告」であった。そこですでに，体外受精は，1）原則として配偶者間においてのみ実施されること，独身女性に対する実施は認められない，2）第三者から提供された精子または卵細胞による体外受精および胚提供の原則的禁止，3）代理母の禁止，という厳格な規制が提案されていた。

　親子法改正（Gesetz zur Reform des Kinderschaftsrechts, 1998年7月1日施行）により，分娩した女性を母と定める法律上の母の定義規定が導入された（民法1591条）。さらに，親子法改善のための法律（Gesetz zur weiteren Verbesserung von Kinderrechten, 2002年4月9日施行）において，精子提供に同意した夫婦から生まれた子どもについては，夫および子の母は，夫の父性を否定することはできないという規定が導入された（民法1600条に第2項として追加）。

　連邦政府・議会による取り組みに先行して，自己統治の伝統をもつドイツ医師会は，生殖補助医療に関するガイドラインを策定してきた。体外受精がドイツに1980年代初頭に導入された後，旧西ドイツ連邦

医師会内の諮問委員会は,「ヒトの不妊治療としての体外受精および胚移植実施に関する指針」を作成,1985年の医師会会議の決議によって職務規程の一部となった。この指針においても,代理母禁止はもちろんのこと,事実婚カップルに対する施術や第三者の配偶子の利用を原則的に禁止するなど,厳しい規制がもうけられていた。包括的な生殖医療法が存在しない状況において,日々進歩する生殖補助医療の実施を規制するのは,連邦医師会の指針ということになる。数度の改正を経て,2006年には最新版が発表されている。

＜規制の概要＞

2006年度版の医師会指針「医療介助生殖のための施行規則」((Muster -) Richtlinie zur Durchfuhrung der assistierten Reproduktion——Novelle 2006 ——) の特徴は,その序文にもある通り,家族・婚姻・パートナー関係に関わる「社会的な価値転換」を考慮し,また新しい技術の登場にも対応していることであろう。以下に示すように,提供精子の利用や事実婚カップルに対する施術に関して,前回指針(1998年度版)と比較して,例外を認める条件が緩和されている。

認められている術式：人工授精／配偶子卵管内移植 GIFT ／体外受精 IVF ／卵細胞質内精子注入 ICSI ／胚移植 ET ／卵の凍結保存 KRYO ／極体診断

提供精子の利用は,これまで原則禁止であり,例外については,医師会に設置された委員会の審議が必要であった。しかし今回の指針では,この審議に関する規定が削除された。原則として夫の精子を使うべきとされているものの,精子提供者が医学的条件を満たしており,夫婦に対する事前説明がなされ,また精子提供について記録が残されるという条件で認められるようになっている。卵子提供は胚保護法によって禁止されている。

カップルの条件：新しい指針も,生殖補助医療の対象者は,「原則として法律上の夫婦に限られる」という,これまでの規定を残してい

る。しかし上述の提供精子の場合と同様，これまでは例外について医師会の委員会の審議が必要とされていたが，この規定は新しい指針にはみられない。それに代わり，「結婚はしていなくてもパートナーである男性と固い絆で結ばれた共同生活を営んでいる，その男性が人工生殖によって生まれた子どもの父となることを承認している」と医師が確信した場合，未婚女性への生殖医療の実施が認められるとの規定が加えられた。なお，未婚カップルに対する第三者の精子提供には特に慎重であるべきで，また，パートナーを持たない女性，同性愛カップルの女性に対する精子提供は現在のところ禁止される，とのコメントが付されている。

<u>医師の条件</u>：生殖補助医療を実施する医師は，医師会に届出し，実施条件が満たされていることを証明しなければならない。

<u>説明と同意</u>：治療を受けるカップルは，治療開始前に，治療に関する医学的，社会心理学的，また遺伝的観点から説明を受けねばならない。

<u>記録</u>：州医師会は，ドイツ体外受精登録簿の書式に沿って治療を記録しなければならない。

<u>監督</u>：州医師会には常設の委員会がもうけられ，医師会指針が遵守されているか，監督する。

<u>制裁</u>：胚保護法，医師会ガイドランが守られない場合，刑法上のみならず，身分法の制裁をうけることになりうる。

＜実施状況＞

医師会指針に規定されているように，生殖補助医療の実施は，「ドイツ体外受精登録簿」（Deutsches IVF-Register）に記録される。この登録簿は，すでに1982年に，ヴェストファーレン＝リッペ医師会所

属の医師の提唱により創設されたもので，最初は任意であった。1995年に「ドイツ体外受精登録簿」という連邦の事務局が創設され，1999年以降，この登録簿への登録は，連邦医師会の指針によって義務づけられるようになった。この登録簿は毎年，年次報告書を出している。現在入手できる最新の報告書は，2005年度のものである。

【表1　2000年から2005年までの実施センターの数】

	2000	2001	2002	2003	2004	2005
IVF	100	107	112	114	118	117
ICSI	98	108	112	116	120	117
KRYO	77	95	97	101	112	109
GIFT	7	5	6	8	2	1
全体	102	108	112	116	120	117

【表2　2000年から2005年までの実施数】

	2000	2001	2002	2003	2004	2005
IVF	28945	28506	23936	28058	11848	11098
ICSI	15752	24897	37692	51389	25339	25532
IVF/ICSI	790	695	678	987	446	590
Kryo	9457	12195	14923	14265	16883	14471
GIFT	25	19	13	22	4	2
治療の中断	6562	7507	9802	11133	4928	4539
全体	61531	73819	87044	105854	59448	56232

（吉田治代）

第3章　諸外国における生殖補助医療の規制状況と実施状況（ドイツ）

1 胚の保護に関する法律 (1990年)

第1条（生殖技術の乱用）
(1) 次のいずれかに該当する者は，3年以下の自由刑又は罰金刑に処する。
  1．他の女性の未受精卵細胞を女性に移植する者
  2．卵細胞が由来する女性に妊娠をもたらすこと以外の目的で，その卵細胞を人工的に受精させる者
  3．1月経周期内に，3つ以上の胚を女性に移植する者
  4．1月経周期内に，卵管内への配偶子移植によって，3つ以上の卵細胞を受精させる者
  5．1月経周期内に，女性に移植すべき数を超えて女性の卵細胞を受精させる者
  6．他の女性に胚を移植するために，又は胚の保存に役立たない目的で胚を利用するために，子宮内での着床が完了する以前に胚を女性から摘出する者
  7．子どもを出産した後，永続的に第三者に譲渡するつもりでいる女性（代理母）に対して人工的な受精を行う者，又はその女性にヒトの胚を移植する者
(2) 次のいずれかに該当する者も同様の処罰を受ける。
  卵細胞の由来する女性に妊娠をもたらす意図なく，
  1．ヒトの精子細胞がヒトの卵細胞内に進入する事態を人為的に引き起こす者
  2．ヒトの精子細胞をヒトの卵細胞内に人為的に移入する者
(3) 次に掲げる者は，処罰されない。
  1．第1項第1, 2, 6号に関して，卵細胞又は胚の出自である女性，及び卵細胞又は胚を移植される女性
  2．第1項第7号に関して，代理母及び子どもを永続的に引き取る意思のある者
(4) 第1項第6号及び第2項に関しては，未遂も処罰される。

生殖補助医療

第2条（ヒトの胚の乱用）
 (1) 体外で生成されたヒトの胚，又は子宮内での着床が完了する以前に女性から摘出されたヒトの胚を売却する者，又はこの胚をその保存に役立たない目的で譲渡，獲得，利用する者は，3年以下の自由刑又は罰金刑に処する。
 (2) 妊娠を引き起こす以外の目的で，ヒトの胚を体外で発育させる者も，同様の処罰を受ける。
 (3) 未遂も処罰される。

第3条（禁止された性選択）
　含有された性染色体に基づいて選別された精子細胞によってヒトの卵細胞を人工的に受精させようとする者は，1年以下の自由刑又は罰金刑に処する。医師による精子細胞の選別がデュシェンヌ型筋ジストロフィー又はそれと同等に重い伴性遺伝病の発病から子どもを守ることに役立つ場合で，且つ，州法により権限を与えられた機関によって，子どもに発病するおそれのある当該の疾患が性選択が妥当な程に重いと認められた場合，この規定は効力を有さない。

第4条（同意のない受精，同意のない胚移植，及び死後の人工的受精）
 (1) 次のいずれかに該当する者は，3年以下の自由刑又は罰金刑に処する。
    1．自己の卵細胞が受精される女性及び自己の精子細胞が受精に用いられる男性の同意なく，卵細胞を人工的に受精させる者
    2．胚を移植される女性の同意なく胚移植を行う者
    3．男性が死亡している事実を知りながら，その男性の精子を用いて卵細胞を人為的に受精させる者
 (2) 前項第3号に関しては，人工的な受精がなされた女性は処罰されない。

第5条（ヒトの生殖系列細胞の人為的改変）
 (1) ヒトの生殖系列細胞の遺伝形質を人為的に改変する者は，5年

第3章 諸外国における生殖補助医療の規制状況と実施状況（ドイツ）

以下の自由刑又は罰金刑に処する。
(2) 人為的に改変された遺伝形質を含むヒトの生殖細胞を受精に利用する者も，同様に処罰を受ける。
(3) 未遂も処罰される。
(4) 第1項は，次の場合には適用されない。
　1．体外に置かれた生殖細胞が受精に利用されることがない場合，この生殖細胞の遺伝形質を人為的に改変すること
　2．死亡した胎児，ヒト又は死亡した者から採取される体内の生殖系列細胞が，次のいずれかに該当する場合に，この生殖細胞の遺伝形質を人為的に改変すること
　　a) この生殖系列細胞が胚，胎児及びヒトに移植されることがない場合
　　b) この生殖系列細胞から新しい生殖細胞が生成することがない場合
　3．生殖系列細胞の遺伝形質の改変が意図されていない接種，放射線治療，化学療法又はその他の治療

第6条（クローン）（省略）

第7条（キメラ及びハイブリッドの形成）（省略）

第8条（概念規定）
(1) この法律において胚として該当するのは，受精し成育能力を有する核融合以降のヒトの卵細胞，及び必要な付加的条件が満たされた場合に分裂し個体へと成育可能となる，胚から採取されたあらゆる全能性細胞である。
(2) 核融合後24時間以内の段階では，受精したヒトの卵細胞は発育能力を有するとみなされる。ただし，この期間が経過する前に，卵細胞がこの期間を超えて成育できないことが確認された場合を除く。
(3) この法律において生殖系列細胞とは，細胞系列において，受精

した卵細胞に始まって，そこから生まれてくるヒトの卵細胞又は精子細胞へと導く全ての細胞，及び精子細胞の混入又は進入に始まって，核融合で終了する受精にいたる卵細胞をいう。

第9条（医師への制限）
　医師のみが，次に掲げる作業に従事できる。
　　1．人工的な受精
　　2．ヒトの胚の女性への移植
　　3．ヒトの胚及びヒトの精子細胞がすでに進入した，又は人為的に混入されたヒトの卵細胞の保存

第10条（自由意思に基づく協力）
　何人も，前条にあげられた種類の諸措置を行う，又はそれに協力するよう義務づけられることはない。

第11条（医師への制限に対する違反）
　(1) 医師でないにもかかわらず，次のいずれかを行う者は，1年以下の自由刑又は罰金刑に処する。
　　1．第9条第1項に反して，人為的な受精を行う者
　　2．第9条第2項に反して，ヒトの胚を女性に移植する者
　(2) 第9条第1項に関しては，人工授精を自らに対して行う女性，及び自分の精子が人工授精に用いられる男性は処罰されない。

第12条（過料規定）
　(1) 第9条第3項に反して，医師でないにもかかわらず，ヒトの胚又は同項に規定されたヒトの卵細胞を保存した者は，秩序違反とみなされる。
　(2) 秩序違反は，2500ユーロ以下の罰金によって罰せられうる。

第13条（施行）
　この法律は，1991年1月1日より施行される。

2 養子縁組斡旋および代理母斡旋禁止に関する法律（養子縁組斡旋法，1989年改正）（抜粋）

第13条a（代理母）

代理母とは，取決めに基づいて次の行為を行い，且つ，出産後，第三者に対し，第三者の子どもとして，又はその他の引き取りを目的として永続的に子どもを委譲するつもりでいる女性をいう。
　　1．人工的な，又は自然な受精を引き受ける
　　2．自分を出自としない胚を自分に移植させる，又は懐胎する

第13条b（代理母斡旋）

代理母斡旋とは，代理母から生まれる子どもを引き取る，又はその他の形で永続的に引き受けることを望む者（依頼者としての両親）を，代理母を引き受ける用意のある女性に引き合わせることである。代理母斡旋はまた，aにあげられた取決めの機会を仲介することである。

第13条c（代理母斡旋の禁止）

代理母斡旋は禁止される。

第13条d（広告の禁止）

代理母又は依頼者としての両親を公的に表示，とりわけ新聞広告若しくは新聞記事によって探すこと，又は提供を申し出ることは禁止される。

第14条（過料規定）

(1) [...] 前条dに反して，公の表明により [...] 代理母若しくは依頼者としての両親を探す者，又は提供を申し出る者は，秩序に違反して行為する者である。[...]
(2) （省略）
(3) 第1項に該当する秩序違反は，1万ドイツマルク＊以下の罰金

によって罰せられうる。[...]

第14条 b （代理母斡旋に対する刑罰規定）

(1) 前条 c に反して代理母斡旋を行う者は，1年以下の自由刑又は罰金刑に処する。
(2) 代理母斡旋によって資産的利益を得る者又はそれを約束させる者は，2年以下の自由刑又は罰金刑に処する。商売又は営業として代理母斡旋を行う者は，3年以下の自由刑又は罰金刑に処する。
(3) 第1項及び前項に関しては，代理母と依頼者としての両親は罰せられない。

＊ユーロに変換すること。

(以上，訳：吉田治代)

＜参考資料＞
翻訳にあたっては，以下の文献を参照した。
市野川容孝「生殖技術に関するドイツ，オーストリア，スイスの対応：政策過程の比較社会学」『Studies 生命・人間・社会』三菱化学生命科学研究所，1994年

第3章 諸外国における生殖補助医療の規制状況と実施状況（オーストリア）

[4] オーストリア

概　要

<沿　革>

オーストリアは，国民の大半がカトリック教徒（日本の外務省のデータでは78％）であるため，1978年にイギリスで世界最初の体外受精児が生まれると，大々的な社会的議論がまき起こった。1985年にドイツ政府がベンダ委員会を置いたことにも影響され，同年，オーストリア議会は体外受精委員会を置いた。しかしその後，多くの関係組織が委員会や報告書を作成したため，議会での審議は大幅に先送りされ，1992年になってようやく生殖技術法（Fortpflanzungsmedizingesetz）が成立し，合わせて関連する民法典，婚姻法などの関連法規の改正も行われた。

その内容は，キリスト教教義の世俗的な表現をそのまま法文化した性格を，部分的にもつものになった。キリスト教の教えでは，男女の間に愛が生まれ，祝福を受けて結婚し，セックスをして子を作る，一連のことすべてが神の恩寵によるとされる。実際，法律では，「医学的補助生殖とは，性交以外の方法で妊娠を引き起こすことに対して医学的手段を適用することを意味する」（第1条第1項，第2条第1項）と，セックスを介さない子作りと定義しており，医学的補助生殖という命名には，この過程をほんの少しだけ医療技術が介助するという意味が込められている。このため，オーストリア生殖技術法はその内容は，第三者の精子による人工授精（AID）に関わるものを多く含む結果になっている。体外受精の実施に関してもきわめて神経をつかっており，体外で受精させてよいのは卵3個までであり，これはただちに卵が採取された女性の体内に移植されなくてはならない（第3条第3項）。また，医療関係者は生殖技術を行っても，逆にその実施を拒否しても，ともに不利な扱いを受けないことが明文化されており（第6条），

このような条文が必要になるほど,生殖技術についての賛否は割れたのである。このような事情で体外受精は医療保険の対象にはならなかったが,カップルの負担が大きすぎるとの批判が出され,2000年1月より体外受精基金法（IVF-Fonds-Gesetz）によって助成が開始された。その後,この基金による助成対象となる不妊の範囲が狭すぎるとの批判が出,2004年に,生殖技術法とともに体外受精基金法が改正され,助成対象は,不妊のためのホルモン治療や男性の不妊による場合にも拡大された。

＜規制の概要＞

生殖技術法では,結婚もしくは事実婚のカップルが対象であり,体外受精できる卵は3個までで,本人の子宮に移植することを前提としている。この法律では,卵や受精卵の譲渡は前提とされておらず,また法文の解釈として,着床前診断は認められないとするのが一般的見解である。法律が規定する内容は,AIDに関係するものの比率が多く,その一部として満14歳になると厳格な条件づきであるが出自を知る権利が与えられる。これらの実施には文書による同意が必要であり,その記録は30年間保管されなければならない。また医療施設と医師には,一定以上の技術が求められる。

2004年の法改正によって,体外受精の実施は,不妊治療のためだけではなく,エイズやウイルス性肝炎に感染しているカップルが,感染を回避しながら子を得る目的で行うことも明文化された。また同時に,癌治療の目的で,精子・卵子・睾丸・卵巣の保管も明文化され,保存期間もそれまでの1年から,カップルのどちらかが意思を撤回するが死亡するか,もしくは最長10年にまで延長された。

体外受精基金による助成

生殖技術法の規制とは独立に,体外受精基金法によって設けられた体外受精基金の助成によって,オーストリア国内における体外受精の実態は決定的な影響を受けることになった。体外受精基金は,初回の試みの時点において,女性40歳以下,男性50歳以下の不妊のカップ

第3章　諸外国における生殖補助医療の規制状況と実施状況（オーストリア）

ルに限って，最大4回までの体外受精の試みに対して，経費の70％を助成することが，その基本である。また，体外受精基金から助成を受けられるのは，この基金の基準に合致し，基金と契約を結んだ医療施設で体外受精を受けた場合に限られる。体外受精基金は，その基準として，年間50回以上の体外受精の実施と，妊娠率18％以上の実績があることを求めている。助成に関するデータは，契約医療施設を介して，国立保健研究所（Bundesinstitute fur Gesundheiiswesen）が所管する「体外受精登録（IVF-Resiter)」に集約され，実態把握と技術水準の確保のために活用されている。

＜実施状況＞

2000年1月からの体外受精基金法の施行により，この基金から助成を受けた体外受精の記録はすべて，個人情報を捨象した後，体外受精登録に報告されることになっている。『2004年体外受精基金報告』（オーストリア保健省）によると，2004年（暦年）の実績は以下のとおりである。

　　基金助成によりIVFを受けた患者数　　3,614　人
　　基金助成によるIVFの実施回数　　　　4,878　周期
　　うち　治療実施　88.4％（ICSI：71.4％，IVF：26.4％，保存受精卵
　　　　　　　　　　使用：2.2％）
　　　　　治療停止　11.6％

また，契約医療施設は，『2004年体外受精基金報告書』の巻末に列記されており，その数は25施設にのぼっている。

(米本昌平)

1 生殖医学法

(文書 I)
概念定義
第1条 (1) 連邦法における医学的補助生殖とは,性交以外の方法で妊娠を引き起こすことに対して医学的手段を適用することを意味する。
(2) 第1条の意味における医学的補助生殖の方法は,とりわけ次のものである。
  1) 女性の生殖器官へ精子を導入すること
  2) 女性の体外で卵細胞及び精子細胞とを融合させること
  3) 女性の子宮又は卵管に発生能力をもつ細胞を導入すること
  4) 女性の子宮又は卵管に卵細胞又は精子とともに卵細胞を導入すること
(3) 発生能力をもつ細胞とは,受精した卵細胞又はそこから発生が進んだ細胞を意味する。

許容範囲
第2条 (1) 医学的補助生殖は,結婚又は結婚に準じる共同生活に対してのみ許される。
(2) さらにそれは,性交によって妊娠を引き起こすため,他のあらゆる要求可能な治療を行ったにもかかわらず,科学及び経験からみて不成功に終った,若しくは見込みがない場合,又は結婚若しくは共同生活の期間における妊娠を引き起こすための性交が,深刻な感染症を感染させる恐れがあるため望まれない場合,にのみ許される。
(3) 肉体的な負担,又は当該する処置が科学的にみて性交によって妊娠を引き起こす可能性を低くする危険がある場合,精子,卵細胞,睾丸もしくは卵巣を,人為的な医学的補助生殖のために採取し保管することができる。

第3章 諸外国における生殖補助医療の規制状況と実施状況(オーストリア)

第3条 (1) 医学的補助生殖には,配偶者又は人生の伴侶(Lebensge-fahrte)の卵細胞及び精子のみを用いて,行うことができる。

(2) しかしながら第1条第2項1にある方法は,配偶者又は人生の伴侶が生殖能力のない場合には第三者の精子を用いることができる。

(3) 卵細胞および発生能力をもつ細胞は,3個のみを,それが得られた女性に用いることができる。

資　格

第4条 (1) 医学的補助生殖は,独立した職務行為として産科婦人科の専門医資格のある者によってのみ行うことができる。

(2) 医学的補助生殖は,これを認可された医療施設(Krankenanstalt)でのみ行うことができる。但し,第1条第2項1の方法は,その精子が配偶者もしくは人生の伴侶のものが用いられる限りにおいて,診療所(Ordinationsstatte)において産科婦人科の専門医によって行うことができる。

第5条 (1) 医療施設の医療指導者又は専門医は,その医療施設又は診療所において,配偶者又は人生の伴侶の精子を用いて第1条第2項1の方法を行う場合は,州知事(Landeshauptmann)に届出なければならない。届出は,申請によって確認する。

(2) 医療施設の医療指導者は,その他の医学的補助生殖を実施しようとする時,それについて州知事に認可を申請しなければならない。認可は,人的および専門的な設備の点で医学的補助生殖を行うのに十分な医学的な知識及び経験をもつ状態であることが保証されたとき,発行される。加えて,十分な心理学的相談及び心理療法的看護が提供されなくてはならない。

(3) 州知事は,このような前提条件の多くが満たされなくなった時は,認可を取消さなければならない。州知事はまた,配偶者又は人生の伴侶の精子を用いて第1条第2項1の方法を行う者が,連邦法の規定に著しく違反する,又は度重なる警告にも違反す

ることがあった場合，これを禁止させるため，許可を取消さなければならない。

自由意志による参加，不利な扱いの禁止
第6条 (1) いかなる医師も，医学的補助生殖を行ったり，又は参加しなければならない義務はない。これはまた，看護，医療技術又は療養の担当として勤務する者にも該当する。
(2) この法律の規定にある医学的補助生殖を実施しこれに参加すること，又は医学的補助生殖の実施若しくはこれへの参加を拒絶すること，この双方ともこれによって不利な扱いを受けることは許されない。

相　談
第7条 (1) 医師は，医学的補助生殖を実施する前に，その夫婦又は人生の伴侶に対して，この方法並びにその女性及び求められている子どもに関してありうる成果及び危険について詳細に説明し，相談にのらなければならない。
(2) 医師は，その夫婦又は人生の伴侶に対して，彼らが断らない限り，心理的相談又は心理療法的看護を指示しなければならない。
(3) 医学的補助生殖で第三者の精子が用いられる時は，人生の伴侶の場合はつねに，夫婦の場合にも，裁判所又は公証人を介した法律的な同意の形（第8条）をとる前に，詳細な相談が先行されるべきである。

同　意
第8条 (1) 医学的補助生殖は，夫婦の場合は書面によるその同意がある時のみ，実施されうる。人生の伴侶の場合には，裁判所調書（gerichtlichen Protokoll）又は公証役場証（Notariatsakt）の形での同意が出されなくてはならない。第三者の精子が用いられる場合，この方法の同意については常に裁判所調書又は公証役場証が必要である。

第3章 諸外国における生殖補助医療の規制状況と実施状況（オーストリア）

(2) 対応能力がない場合は，同意を表明できない。部分的に能力がない場合は，自ら同意を表明しなくてはならない。その場合は，その人間の法的代理人の承諾を必要とする。この承諾については，第1項の規則が適用される。
(3) 表明には次に掲げる事項が含まれなくてはならない，
 1) 医学的補助生殖の実施に対する明確な同意（承諾）
 2) 必要な場合は，第三者の精子の使用についての同意（承諾）
 3) 姓名，場合によっては性，出生年月日及び場所，その女性と夫又はその人生の伴侶の国籍及び住所
 4) その医学的補助生殖が実施されうる期間
(4) 同意は，女性の体に精子又は卵細胞が導入されるまでは，女性又は男性から医師に対して撤回することができる。女性の体外で精子細胞及び卵細胞を融合させる場合は，女性は発生能力をもつ細胞が当人の体の中に導入される前まで，ただし男性は精子細胞が卵細胞と融合するまでにのみ，同意を撤回することができる。撤回は決まった形式を必要としない。医師はその撤回を書面に記録し，確認の要請があればこれを発行する。
(5) 婚姻又は同居人の間での同意は，精子，卵子又は女性の体内にある発生能力をもつ細胞が，採取された時点より1年以内のものが認められる。

精子・卵細胞・発生能力をもつ細胞の利用・検査・取扱い

第9条 (1) 発生能力をもつ細胞は，医学的補助生殖以外の目的で使用されることはできない。それは，妊娠を引き起こすことに関する医学知識及びその経験に鑑みて必要と認められる限りにおいてのみ，研究対象として用いることができる。医学的補助生殖に用いられた精子及び卵細胞についても同様である。
(2) 生殖細胞への介入は許されない。
(3) 異なった男性の精子を混合させたものを医学的補助生殖に用いることはできない。

第10条　女性の体外で精子細胞及び卵細胞を融合させる場合は，医学知識及びその経験に鑑みて，医学的補助生殖の要求可能な期待しうる一回の治療周期に必要なだけの数の卵細胞のみを，受精させることができる。

第三者の精子
第11条　第三者の精子を用いる医学的補助生殖は，認可された医療施設（第5条第2項）においてのみ行うことができる。第三者は，医学的補助生殖のための精子を，指定をうけたその医療施設に対してのみ提供できる。医療施設は，第三者及びその精子をこれらの目的で検査しなければならない。

第12条　第三者及びその精子の検査によって，現在の医学知識と経験の水準において，精子の生殖能力，及びそれを使用することで女性又は求められている子どもに対して健康上の危険を招来させることがないことが，確認されなければならない。

第13条（1）第三者の精子は，第三者が，その利用と第20条にある情報が他に与えられることを，医療施設に対して書面で同意した場合にのみ，医学的補助生殖で利用することができる。しかしながらその同意は，いつでも撤回する効力があり，それによってさらなる利用は許されなくなる。撤回は決まった形式を必要としない。医療施設はその撤回を書面に記録し，確認の要請があればこれを発行する。
（2）第三者は，その精子を医学的補助生殖への目的で，つねに特定の指定をうけた医療施設にのみ提供でき，医療施設は彼にそのことをはっきり示さなければならない。

第14条　第三者の精子は，医学的補助生殖のために，最大3組の結婚又は結婚に準じる共同生活者に対して用いることができる。

第3章　諸外国における生殖補助医療の規制状況と実施状況（オーストリア）

第15条（1）医療施設は，指示に従って精子を提供する第三者に関して，次に掲げる記録をとらなければならない．

　　1）姓名，場合によっては性，出生年月日と場所，国籍と住所
　　2）両親の姓名
　　3）精子提供の指示に応じる期間
　　4）第12条にもとづいて行われる検査の結果．

　（2）医療施設はさらに，どの結婚又は結婚に準じる共同生活に対してその精子が使われたのかについて，記録をとらなければならない．

第16条　医学的補助生殖のための精子提供の指示への応諾は，金銭が伴う生業の対象となってはならない．

保　管

第17条（1）精子，卵細胞，睾丸及び卵巣組織は，第5条第2項により認可をうけた医療施設においてのみ，また精子は第5条第1項に従い届け出た産科婦人科の専門医によって採取され，且つ，撤回され，又はそれが由来する人間の死亡まで，保管することができる．発生能力をもつ細胞は，細胞が由来する女性からの撤回がある，又は結婚あるいは同居の一方が死亡するまで，ただし最長で10年間，第5条第2項による許可を得た医療施設で保管することができる．その保管は，現在の科学と技術の水準に合致するものでなくてはならない．

　（2）医学的補助生殖に用いる，又は用いる予定であった精子，卵細胞，睾丸及び卵巣組織は，発生能力をもつ細胞の場合を含め，第5条第2項による許可を得た医療施設においてのみ，また精子は自立的職能行為として第5条第1項により届け出，資格をもつ産科婦人科の専門医により，譲渡することができる．精子，卵細胞，睾丸及び卵巣組織の譲渡は，それが由来する本人の文書による同意があるときにのみ，また発生能力をもつ細胞の譲渡は，結婚又は同居の両人の文書による同意があるときにのみ，

認められる。第3条は適用されない。

記録と報告

第18条 (1) 医学的補助生殖を行う医師は，その女性，その結婚相手又は人生の伴侶，及びこれとは別に場合によって精子を用いた第三者について，次のことを文書で記録しておかなければならない，
 1) 姓名，場合によっては性
 2) 生年月日と出生地
 3) 国　籍
 4) 住　所

(2) さらに医師は，医学的補助生殖が実施された前提条件の内容，治療の経過及び期間，並びに妊娠の医学知識及びその経験の水準からみて，出産並びに望まれていた子どもの医学的発育及び重要な事項について，書面で記録しておかなければならない。

(3) これらの記録および，第8条第1項と第2項さらに第13条第1項による同意書と認可証は，医療施設もしくは診療所の専門医によって，30年間保管されなければならない。この期限の経過後もしくはそれより早く医療施設や診療所の閉鎖があった時は，その資料は県知事に送られる。これらはその期間は保管されなければならない。

第19条 (1) 医学的補助生殖が実施される医療施設の医療指導者，および，配偶者もしくは人生の伴侶の精子を用いて第1条第2項1の方法を行う診療所の専門医は，毎年遅くとも3月31日までにその都度，前暦年の関連する活動と体験を，州知事に報告しなければならない。

(2) 保健・スポーツ・消費者保護省大臣は，法務省と協力して規則に従い，医療及び法政策の観点さらにデータ保護にも力点を置いた，報告書の内容及び形式を定めなければならない。報告書にはとりわけ，使用された方法の種類，利用頻度及び成功率，

並びに第三者の精子及び発生能力をもつ細胞の保管と利用について含まれる必要がある。

情　報

第20条　(1) 精子提供の指示への応諾を行う第三者についての記録は，内密に扱わなければならない。
(2) 第三者の精子を用いて生まれてきた子は，満14歳に達して以降，本人の要望に従って，第15条第1項に定められた記録の閲覧がかなえられ，そこからの情報を与えられることができる。その法的代理人又は教育権者は，子の福祉のため，医学的に根拠のある例外として，それを閲覧し情報を得るための後見人裁判所許可 (pflegschaftsgerichtlicher Genehmigung) を求めることができる。地方で後見人裁判所がない場合，後見人裁判所許可の代りは，医療施設が存在する管区の郡裁判所にその権限が委ねられる。
(3) 当該裁判所及び所轄当局に属す閲覧及び情報への権限並びにその任務の遂行は，この連邦法の実行に不可欠のものである。

斡旋の禁止

第21条　次に関する斡旋は許されない，
  1) 発生能力をもつ細胞に関して
  2) 医学的補助生殖に用いられる精子と卵細胞に関して
  3) 医学的補助生殖に用いられる精子，卵細胞又は発生能力をもつ細胞を，自らもたらすことが可能な状態にある人間に関して。

罰則規定

第22条　(1) 以下の者，
  1) 医学的補助生殖を医師の介在なしに行う，
  2) 第11条に反してその精子を2箇所に，もしくは第13条第2項の指示で提供する，

3) 精子, 卵細胞もしくは発生能力をもつ細胞を, 第9条に反して利用し, 研究に用い, もしくは操作する,

4) 第21条に反して, 精子, 卵細胞, 発生能力をもつ細胞又は該当する人間を, 斡旋し, 責任違反を犯す。

(2) 第1項にある責任違反は以下のように処罰する,

1) 第1項1), 3) 及び4) の場合は3万6000ユーロ以下の罰金, 利益を求めたのではない場合は14日以下の代償自由刑 (Ersatzfreiheitsstrafe),

2) 第1項2) の場合, 7260ユーロ以下の罰金, 利益を求めたのではない場合は一週間以下の代償自由刑。

第23条 (1) 以下の医師,

1) 次の医学的補助生殖を行った場合,

a . 第2条及び第3条によって許可されないもの

b . 第4条に規定された前提条件及び要件が存在しないもの

c . 第5条第1項にある届出義務の違反

d . 第7条が求める, 夫婦もしくは人生の伴侶に対して説明と相談をしない

e . 第8条第1項と第2項もしくは第13条第1項にある必要な同意および認可をとらない。

2) 第11条の第一及び第三の文脈に反して医学的補助生殖を行う,

3) 第12条が求める必要な検査を行わない,

4) 第14条に反した精子を用いた, あるいは

5) 第18条が定める記録義務又は保管義務に応じず, 責任違反を犯す。

(2) 第1項にある責任違反は次のように処罰する,

1) 第1項1) 〜 4) の場合は3万6000ユーロ以下の罰金, 利益を求めたのではない場合は14日以下の代償自由刑

2) 第1項5) の場合, 7260ユーロ以下の罰金, 利益を求めたのではない場合は一週間以下の代償自由刑。

第3章 諸外国における生殖補助医療の規制状況と実施状況(オーストリア)

第24条 医療施設としての業務に関わる者,
(1) 第12条にある必要な検査を行うこと,又は第13条第2項にある,懸念に対して示唆することを怠る。
(2) その精子は明らかに他の医療施設に提供されるものであることを知りながら,第三者の精子を受取る。
(3) 第15条に反して,記録をとらないか不十分にしか行わない。
(4) 第18条第3項にある保管義務,又は第19条第1項にある報告義務に違反し,責任違反を犯した場合は,3600ユーロ以下の罰金,利益を求めたのではない場合は3日以下の代償自由刑に処せられる。

第25条 (1) 上述の条文にある責任違反は,裁判所の管轄に入る可罰性の行為としての構成要件を満たさない限りにおいて,有責である。
(2) 未遂は罰せられる。
(3) 犯罪行為に対する対価の受取りがあった場合,その期限を判定する必要がある。対価の期限を確定できなかった場合,その行為に対しては,受取った対価の額に相当する期限切れ代償罰(Verfallsersazstrafe)が科さなければならない。その行為の意味又は行為に対する非難としての期限切れ代償罰はこの関係の外にあるから,これに刑罰を課すことの全部又は一部を見合わせることができる。
(4) 上述の条文にある責任違反に対する調査及び処罰の権限は,州知事の所轄に属する。

(文書Ⅱ)
民法典の修正

民法典 JGS N r.946/181 1 は,連邦法 BGBl. N r.656/1989 の変更に従い以後,以下のように修正される,

1. 第137条aの後に続いて表題と共に第137条bが以下のように挿入される,

「**母　親**

第137条b. 母はその子を産んだ女性である。」

2. 第155条は, その終止符をコンマに代え, 以下の文章を付け加える,

「これについては, 結婚の期間に子はその夫が生せたのか, 又は夫の精子によって妊娠したのか, とくに夫が裁判所調書又は公証役場証の形で同意し第三者の精子を用いた医学的補助生殖によって生まれたのか, が示されなければならない。」

3. 第156条の後に以下のような第156条aが挿入される,

「第156条a. 女性の夫が, 裁判所調書又は公証役場証の形で第三者の精子を用いた医学的補助生殖に同意した場合, 第三者の精子を用いて生まれてきた子の嫡出性はこれを争うことはできない。」

4. 第163条は表題とともに以下にする,

「**非嫡出子に対する父性**

第163条　1. 女性が非嫡出子の出産した前, 302日を越えず180日を下回らない期間を男性と同居していれば, その子はその男性が作ったと推定される。この期間に女性に対して医学的補助生殖が行われれば, それに用いられた精子の男性が子の父親であると推定される。

2. 男性は, 第1項の推定に対して, 彼が子を作ったという仮定が, あらゆる状況を考慮に入れれば彼が父親だとする現実性がないという証拠をもって反論できる。さらに, 当人が父親ではなく, ある他の男性であるという証拠も同様な価値がある。

3. 女性が, 第三者の精子を用いた医学的補助生殖を行なった時は, 以下のように推定される, すなわち, その医学的補助生殖に裁判所調書又は公証役場証の形で同意していた場合, たとえ子は医学的補助生殖によって生まれてきたのではなく, それが実証されたにしても, その男性が子の父親である。

4. 第三者の精子を用いて医学的補助生殖が行われた時, その提供

者は，その精子によって生まれた子の父親となることはできない。」
5．第879条第2項はその1の後に次の1aが挿入される，
「1）a．医学的補助生殖の仲介があったとき」

（文書Ⅲ）
婚姻法の修正

結婚と離婚の権利の統一法である，いわゆるRGBl.1938 lS807は，直近では連邦法BGBl.Nr.481/1985によって修正されたが，また以下のように修正される，
1．第48条は，これまでの条文に1．をつけて維持し，かつ
2．第2項として以下のようにする，
「2．配偶者は，一方が医学的補助生殖の実施を拒んだ時，それを離婚の権利にはしえない。」

（文書Ⅳ）
管轄権規則の修正（省略）

（文書Ⅴ）
付則および経過規定

1．この連邦法は，1992年6月1日に発効する。
2．この連邦法を根拠とする諸規則は，その公布の翌日より定めることができる。それらは早くてもこの連邦法の発効と同時に，効力を持つことができる。
3．この連邦法の発効時点ですでに医療施設又は診療所において，配偶者又は人生の伴侶の精子を用いて生殖医学法第1条第2項1による方法が行われていた時は，医療施設の医療指導者又は

診療所の専門医は，この連邦法の発効後3ヶ月以内にそれを州知事に届出なければならない。
4．この連邦法の発効時点ですでに，それ以外の医学的補助生殖が行われていた場合，医療施設の医療指導者は，この連邦法の発効後3ヶ月以内に州知事に対して，生殖医学法第5条第2項1が定める認可を申請しなければならない。その医学的補助生殖は，申請に対する法的な決定があるまでの間だけ，認可なしに行うことができる。
5．ABGB第137条b及び第155条は，それが夫若しくは夫の精子を用いた医学的補助生殖による出生であるかぎり，およびABGB第163条第1項の第二文章と第4項もそれぞれの枠組みにおいて，この連邦法は発効時点ですでに生まれている子に対しても該当する。
6．この連邦法の発効前に，女性の夫が第三者の精子を用いる医学的補助生殖に同意していた場合，第三者の精子によって生まれてきた子の嫡出性を争うことはできない。
7．この連邦法の発効までは，係争中の方法についてはこれまで通り現行の諸規則が適用される。
8．この連邦法の執行は法務大臣ならびに保健・女性問題省大臣が行う。

Waldheim
Vranitzky

2 体外受精基金法 (IVF-Fonds-Gesetz)

概念規定 (Begriffsbestimmungen)

第1条1a （1）この連邦法におけるカップルとは，結婚もしくは結婚に準じる共同生活を送っている二人を意味する。
（2）この連邦法における，成功した誘発された妊娠 (erfolgreich herbergefuhrte Schwangerschaft) とは，胚移植後，早くとも5週間以後

に映像的に妊娠が認められた場合を意味する。
(3) 基金の資金提供による試行開始とは，基金との契約の締結に従って，基金との契約機関によって，体外受精という手段による医学的な指示もしくは処置をすることを意味する。
(4) 基金の資金提供による試行終了とは，以下が証明された場合である，
　1) 胚移植後，早くとも5週間以後に映像によって，妊娠の進行が記録される，
　2) これ以降に妊娠が終了する，
　3) 卵管妊娠が記録される，もしくは，
　4) 妊娠が起こることはなかった。

体外受精基金（IVF-Fonds）
第2条 (1) 保健・女性省により，体外受精を助成するための基金（以後，基金という）が設立される。基金は法人格をもち，保健・女性省大臣および社会保障・世代問題・消費者保護省大臣がこれを代理する。
(2) 基金は，第5条による契約医療機関からの要請があった場合，第4条の条件に従い，体外受精の経費の70%を助成する。
(3) 基金は，業務年度ごとに，予算見積と決算書，年の終わりまでに損益計算書を作成していなくてはならず，さらに年報告書を作成し，保健・女性省大臣および社会保険・世代問題・消費者保護省大臣に提出する。業務年は暦年とする。

基金の方法
第3条 (1) 基金の方法は，以下からの送金により調達される，
　1) 家族助成金の均等基金から，
　2) 疾病保険制度
　3) 疾病福祉機構
　4) オーストリア保険企業連盟と
　5) その他の保険業界との合意による。

(2) 第2条第2項による費用の支払い方法は以下の通りである,
　1) 50%は, 家族助成の均等基金から, また
　2) 50% は, 以下から調達される,
　　a) オーストリア社会保険組織の連合による疾病保険制度
　　b) 疾病福祉機構
　　c) オーストリア保険企業連盟, もしくは
　　d) その他の保険業界との合意, から調達される。
　　疾病保険制度, 疾病福祉機構, オーストリア保険企業連盟および他の保険業界の負担割合は, それぞれの場合に対して, 基金を介した共同融資に応じて適用される。
(3) 家族助成の均等基金, 疾病保険制度, 疾病福祉機構, オーストリア保険企業連盟およびその他の保険業界からの振込みは, 基金からの申請の申し立て後, 4週間以内に行われる。申請は, 基金における給付額の適格審査と資格保有の証拠によってなされる。
(4) 基金は均衡がとれていなくてはならない。その方法は, 常に出費が補填されうるような手法によってである。

申請の要件

第4条 (1) 第2条第2項による経費助成の申請は,
　1) 以下の不妊女性による
　　a) 卵管,
　　b) 子宮内膜症によるもの, もしくは
　　c) 子宮多発嚢症に原因するもの, もしくは
　2) 男性不稔による。
(2) 第2条第2項による経費支援の申請は, カップルあたり最大4回の試行において成立する。これらの試行の一つが成功裏に終わり, 第1条a第2項の意味で妊娠がもたらされた限り, その試行を別にして, さらに4回の試行に対して第2条第2項による経費助成の申請が成立する。基金によらない試みによる妊娠の場合, カップルが体外受精という方法による妊娠であること

を明確に証明できるかぎり，同様の扱いとする。
(3) 不妊が女性ないしは男性による意図的な手術による，望まれた結果である場合は，第2条第2項による経費支援の申請は成立しない。
(4) 第2条第2項による経費助成の申請に関する条件は，また，一回の体外受精の試行を開始する時点において，
  1) 女性は満40歳，そして男性は満50歳に達してはいない，
  2) 疾病に関して，女性および男性の場合にも，以下の給付資格がある，
    a) 法が定める疾病保険
    b) 疾病福祉機構
    c) 営利社会保険法，BGBl.Nr.560/1978，第5条に従う例外としてのグループ契約により締結された民間疾病保険，もしくは，
    d) その他の民間保険会社でかつ，第2条第2項にいう経費の50％を引き受ける合意があるもの。
  3) オーストリア国民でない人間の場合は，家族負担均等法，1967,BGBl.Nr.376，第3条第1項の条件を満たすもの。
(5) 第2条第2項による経費助成は，また，医療施設との契約が以下であること条件とする，
  1) 生殖医療法第5条第2項による認可を得ている，
  2) 基金（第5条）と合法的な契約を結んでいる
  3) 第4項にいう人間との処置契約が，第1項にいう申請条件の少なくとも一つを基礎に締結されている。

契約医療機関：品質保証

第5条 (1) オーストリア社会保険組織の連合は，基金のために，資格を持つ体外受精を行う医療施設と契約を結ぶ。この契約により，基金の経費助成（第2条第2項）による体外受精の実施に対する資格が与えられる。その法的有効性のためには基金との合意を必要とする。

(2) 第1項による契約は，連邦全体で統一されたもので，かつ，少なくとも以下の内容を含まれなくてはならない，
 1) 実施能力と報酬
 2) 記録
 3) 契約者の権利と義務
 4) 品質保証の方法
 5) 決算報告の様式
 6) 解約の様式
(3) 第1項よる契約は，その医療施設が生殖医学法第5条第2項にいう認可を得ており，かつ，医科学の原理と認められた方法，とりわけ常に品質確保のための特別の施策を満たし採用していることを条件とする。これによって，生殖医学法第1条2Z2から4にいう品質保証の施策の遂行の意味，とりわけ実施された周期あたり達成された妊娠との関係，および周期の回数について配慮がされる。これに加えて，契約の締結において，十分な看護についても考慮される。
(4) 労働・保健・社会省は，体外受精の領域における品質保証に関する包括的な概念を確立させるため，関連する専門団体の協力を促進する。
(5) 第2項もしくは第3項に定める条件が欠落している場合は，基金は契約の解約予告をする義務がある。

法的保護

第6条 (1) 第2条第2項による経費助成の拒否に関して，その申請者が明確に要請した場合，基金は，一般行政訴訟法1991,BGBl.Nr.51の適応の下で回答を公布する。
(2) 第2条第2項による経費助成の拒否に関する争いは，労働社会裁判所法，BGBl.Nr.104/1985第65条の意味における社会的公正問題に該当する。

業務・押印・法的負担の免除

第6条a (1) 基金は，裁判所・司法行政の料金の例外として，すべての支払いが免除される。

(2) 基金が作成する文書，それによる法的契約文書，ならびにこれへの提出文書は，印ならび公定料金が免除される。

登　録

第7条 (1) 保健・女性省は，第5条による契約医療施設に関して登録を行い，機関名と所在地は公表する。

(2) 基金は，この連邦法（第2条2）による経費助成でなされる一人の体外受精において何回の試行を行うか，を算定する目的で記録をとる。基金は，そこへの届出を根拠に，体外受精を行うそれぞれの契約医療施設で何回試行が行われるかを算定し，これらのデータを，労働・保健・社会省が所管する登録に伝える。伝えられるデータは，治療を受ける人間の個人識別ができる記載をいっさい含んではならない。

(3) 登録は，この連邦法（第2条2）による経費助成でなされる試行の数を，契約医療機関ごとに分け，これによって達成された妊娠を提示する。これらの記録はまた，保健・女性省が企画する品質確保とその管理のための基礎ともなる。社会保障・世代問題・消費者保護省はまた，この記録の非公開部分を閲覧できることになる。

業務委託

第7条a　基金は，外部組織に行政業務の行使を委嘱することができる。

秘密保持義務

第7条b (1) 体外受精基金の機関とその全職員，第7条aにより基金が委嘱した組織の従業員・内部関係者，基金の方法としての調達機関の従業者・内部関係者，および，体外受精に何らかの

形で関与するすべての人間は，すでに他の法律の規定により守秘義務がかからない場合は，その業務を通して知りえたすべての事実について，秘密を保持する義務がある。この守秘義務はとりわけ，健康状態と生殖能力に関わる状況すべて，および体外受精基金の支援を申請した者の個人的・経済的・その他の関係，もしくは申請をしたカップルについて職務上知りえたこと，までに及ぶ。
(2) 以下の場合，秘密保持義務はない，
 1) 社会保障機関，契約医療施設，家族助成金均等基金，オーストリア保険企業連盟，その他の保険業界，および第7条aによって委託された拡張された組織が，その受領者のために，委嘱された業務の確認の目的で基本的条件を築くため，通知が必要な場合，
 2) 秘密の開示により危機にさらされるカップルが，秘密保持に関わる人間の情報を開示する，もしくは，
 3) 公衆衛生の保持もしくは正当な保護という高度な利益の擁護に関したある種の事情により，秘密の開示が，無条件に要求される場合
(3) 秘密保持義務はまた，以下の場合は該当しない。疾病保険の保持者，体外受精センター，および薬局に対する，報酬もしくは薬剤費の決済のために必要な書類の場合，または業務執行が，コンピューター支援による作業を行う企業の委ねられている場合。
(4) 第1～3項にある秘密保持義務に違反した者は，その行為が，裁判所の管轄内の加罰性の行為を構成しない場合は，5000ユーロ以下の罰金が科せられる。

指示規定
第8条 この連邦法において他の連邦法の規定が指示している場合，それぞれの内容はこれに適用される。

第3章　諸外国における生殖補助医療の規制状況と実施状況（オーストリア）

執　行
第9条　この連邦法の執行は，
(1) 第6条第2項に関しては法務省に，
(2) 第6aに関しては財務省に，
(3) 第2条および第3条に関しては保健・女性省が社会保障・世代問題・消費者保護省との協議の下に，
(4) 他は保健・女性省に委ねられる。

発　効
第10条　これらの連邦法は，2000年1月1日をもって発効する。

直近の改正（2006年9月22日　金曜日）

（以上，訳：米本昌平）

[5] イタリア

概　要

<沿　革>

　生殖補助医療技術, 特に体外受精技術は, これまで外部からの侵害に直接さらされることのなかったヒト胚, すなわち生存を開始したばかりの人に対する様々な干渉——母体外での培養, 遺伝子診断及び操作, 様々な研究や実験への利用, 破壊——を可能にした。それは, 人類史上, これまでに見られなかった新しい形態の大規模な人権侵害の出現である。この事態に対して, 欧州では人権保護のための新たな対策の必要が早くから認識され, 欧州議会は1989年に「体内及び体外の人工生殖に関する決議」(*Risoluzione doc. A2-372/88 concernente la fecondazione artificiale in vivo e in vitro, 16. 3. 1989*) によって, 生殖医療技術の適切な規制, 具体的には, 移植されるのと同数の卵子のみが受精されること, その胚自身の生命を救うため以外には凍結されないこと, 母体外での胚の遺伝子検査の禁止を要請し, この要請に応えて, 欧州各国では国内法の整備が図られてきた。イタリアでも1984年に人工生殖と胚の取り扱いに関する最初の特別委員会 (サントスオッソ委員会) が設置されて以来, 他国の法律の周到な比較衡量を踏まえた長年にわたる議論を経て, ようやく2004年2月に「生殖補助医療に関する法律 (2004年2月19日の法律第40号)」(以下, 生殖補助医療法) が成立し, 同年5月から施行されている。イタリアでは, 生殖補助医療技術の規制に対する2つの異なったアプローチ：女性, カップル, 研究者の要求を中心に据えるアプローチ——典型的なものとして, ウォーノックレポート (英国, 1984年), パレイシャスレポート (スペイン, 1985年) ——と, 子を中心に据えるアプローチ——サントスオッソレポート (イタリア, 1985年), ベンダレポート (ドイツ, 1986年) ——のうち, 後者のアプローチを自覚的に選択し,

第3章 諸外国における生殖補助医療の規制状況と実施状況（イタリア）

子の権利を胚の段階から保護する決断を下した例として大きな注目を集めた。

ヒト胚の法的主体性を認めたイタリアの生殖補助医療法は，「生命倫理から生命法への推移をしるしづけるもの」，あるいは，「すでに生きている者とやがて生まれてくる者の人格を共同の利益の中心に置く民主主義思想を貫徹」し，「生命の社会的次元での保護を図ろうとした」ものと評価されている。これは，すでに欧州議会が1989年に発した2つの文書——「遺伝子操作の倫理的・法的問題に関する決議」(*Risoluzione doc. A2-327/88 sui problemi etici e giuridici della manipolazione genetica, 16. 3. 1989*) 及び前掲の「体内及び体外の人工生殖に関する決議」に示された方針に沿うものである。前者の付属文書には明快に次のように記されている。「人はその生命の最初の段階としての接合子の時から，決してモノではなく，つねにその人格が認められなければならない。〔他者の〕治療を目的とするヒト胚及びヒトの胎児の取扱いにおいて遵守されなければならない基本原則は，体内または体外の胚の人としての性質の尊重によって構成されなければならない。胚に対して実施されるいかなる介入も，子の福利に奉仕しなければならず，その誕生を目的としなければならない。このことは，胚が人であって，他の人の利益の犠牲にされるモノではない，という考察の帰結である。様々な発達段階にあるヒト胚に対して，保障されるべき保護の質について，どのような差別もなされてはならない」。

後者もまた，「受精の時からの人の生命保護の必要性」を確認するところから出発する。その上で，人工生殖技術を規制するための基準として，「母親の自己決定権と子の権利及び利益の尊重」を提示する。子の権利はさらに以下の権利に要約されている。「生きる権利，身体的・精神的・実存的な完全性への権利，家族への権利，両親の世話を受ける権利，適切な家庭環境で成長する権利，固有の遺伝的独自性を持つ権利」。母親の権利は自己決定権が挙げられているのみで，生殖の権利（reproductive rights）には言及されていない。これは，母親と生まれてくる子が同等の人間として，平等に法律の保護を受けるべ

きである以上，生殖の権利は，上掲のような子の基本的な諸権利を凌駕しえないと考えられたためであろう。受精時から人格，あるいは人としての性質を認める考え方は，その後も発生学や分子生物学の進歩によって，その科学的裏付けをさらに堅固なものにしている。

イタリアの新法は胚の生きる権利ばかりでなく，その人格的な権利をも保障するために，代理母はもとより，第三者の配偶子の使用を禁止するなど，他の欧州諸国の法律と比べてもきわめて厳しい内容のものであるため，カトリック倫理の影響がしばしば指摘されている。確かに，生殖の領域において最も弱い立場に置かれる子どもの尊厳と権利を生命誕生の最初のときから最大限保障しようとする基本姿勢は，カトリック倫理の側から「賢明な法」（una legge prudentiale）として高く評価されている。しかし1回の移植術のために3個の胚の作成を許すなど，この法律がヒト胚の生命権の保障において不十分であることに対しては，なお厳しい批判もある。

人工妊娠中絶が事実上自由化されている現状を捉えて，ヒト胚に対する法的保護の導入は胎児に対する保護との間に不均衡をもたらすという主張は，ヒト胚の保護の法制化に反対する決定的な論拠として，しばしば持ち出される。その異議はイタリアにおいても提出された。しかしこれに対しては，女性の自由意思に基づく人工妊娠中絶を許容する欧州諸国の法律は，受胎された子の「人としての性質」を明確に否定するものであるよりは，むしろ妊娠によって付与される女性の特殊状況に基礎を置くものであることが指摘されている。母体外にあるヒト胚に対して第三者が介入する場合は，このような特殊状況に訴えること，また，女性の自己決定に訴えることも不可能である。また，侵害の規模の点でも全く比べものにならない。イタリアでは，生殖補助医療技術や科学研究の介入から体外のヒト胚を保護する問題と人工妊娠中絶の問題とを同列に論じることはできない，という認識が広がりつつある。

＜規制状況＞

生殖補助医療法の基本コンセプトは，上述のとおり，生殖補助医療

第3章 諸外国における生殖補助医療の規制状況と実施状況(イタリア)

に関わるすべての主体の権利を保障することであり,とりわけ生まれてくる子どもの権利をその生命の開始時——すなわち受精時——から法的主体として厚く保護する点に核心がある。ヒト胚の法的主体性は冒頭の条文で明らかにされ,第2章以下に生殖補助医療技術へのアクセスが許される条件(第2章:第4-7条),生まれてくる子の保護(第3章:第8,9条),生殖補助医療技術への適用が許される施術(第4章:第10,11条)に関する規定を置き,続く第5章(第12条)で一括して,これら生殖補助医療全般についての禁止事項と罰則を定めている。法律はさらに「胚保護の方策」と題する独立の章を設けて,ヒト胚の権利を侵害する実験や生殖補助医療技術を制限する規定を置き,その違反についても広範に刑事罰と行政罰を導入している(第6章:第13,14条)。

刑事罰(医師については,これに加えて職務停止処分)をもって禁止されるのは,胚の商品化や代理母(12条6項),生殖目的のヒトのクローニング(12条7項),研究または実験のためのヒト胚の作成と利用(13条1項,3項a),研究目的のヒトのクローニング(13条3項c),優生を目的とする胚の選別や操作(13条3項b),ハイブリッド,キメラ胚等の作成(13条3項d),多胎妊娠における減数(13条4項),胚の凍結と破壊(14条1項),余剰胚の作成(14条2項)等である。また行政罰をもって禁じられるのは,生殖補助医療技術の実施に際し,第三者の配偶子を使用した場合(12条1項),適格性を欠くカップルへの施術(12条2項),適切なインフォームドコンセントを得なかった場合(12条4項),認可されていない施術の適用(12条5項),インフォームドコンセントを得ずに配偶子を冷凍保存した場合(15条8項)等である。

＜実施状況＞

2005年6月12,13日,この法律の規制緩和を求める国民投票が実施された。しかし規定の投票率(50%)を大幅に下回ったため(26%),投票自体が無効になった。この結果には,生命を開始したばかりのヒト胚についても人間の尊厳は例外なく尊重されるべきことを

説いた 2005 年 5 月 30 日のイタリア司教会議総会における新ローマ教皇ベネディクト 16 世の講演が大きな影響を及ぼしたと言われている。

法施行 3 年を経て 2007 年 6 月に公表された保健省の報告書（La Relazione ministeriale relativa all' applicazione della Legge 40 del 2004 in materia di procreazione medicalmente assistita del 28 giugno 2007）に示された統計上の数字からは，法施行後，生殖補助医療によって意図的に減失される胚の数が著しく減少したこと，すなわち生殖補助医療法が現実に機能していること，その一方で生殖補助医療の成功率は減じておらず，生殖補助医療技術の有効性は低下していないことを読み取ることができる。

■上記は，秋葉悦子訳著『ヴァチカン・アカデミーの生命倫理——ヒト胚の尊厳をめぐって』（知泉書館，2005 年）151-164 頁の一部を編集・加筆したものである。文中で引用した文献については同書に，また日本の議論との関係についてはホセ・ヨンパルト＝秋葉悦子『人間の尊厳と生命倫理・生命法』（成文堂，2006 年）133-148 頁，168-177 頁に詳細に記した。

（秋葉悦子）

1 生殖補助医療に関する法律 (2004 年)

第 1 章　一　般　原　則

第 1 条（目　的）

(1) 不妊（sterilità）または生殖不能（infertilità）に由来する生殖上の問題の解決を助けるために生殖補助医療に頼ることは，一定の条件の下で，また，受胎される子（concepito）を含む関係するすべての主体の権利を保障するこの法律に定められた条項に従って，許される。

(2) 生殖補助医療に頼ることが許されるのは，不妊または生殖不能の原因を取り除く他の有効な治療手段がない場合に限られる。

第3章　諸外国における生殖補助医療の規制状況と実施状況（イタリア）

第2条（不妊及び生殖不能に対する介入）
(1) 保健省は，教育，大学，研究省と相談して，不妊及び生殖不能の現象の病理学的，心理学的，環境的，社会的原因についての研究を促進し，また，その影響範囲を縮小するためにはもとより，それを除去するために必要な介入を援助することができる。また，接合子の凍結保存技術についての研究を助成することができる。さらに，不妊の現象の情報と予防のキャンペーンを促進することができる。
(2)，(3)　（省略）

第3条（1975年7月29日の法律第405号の改正）
(1)，(2)　（省略）

第2章　生殖補助医療技術へのアクセス

第4条（技術へのアクセス）
(1) 生殖補助医療技術に頼ることは，他の方法では生殖の妨げとなる原因を取り除くことが不可能であることが確認された場合にのみ許される。それは，いずれにせよ，医学的に確認され，証拠づけることのできる原因に基づく不妊のケースのほか，医学的に資料に基づいて説明することのできないケースに限定される。
(2) 生殖補助医療技術は，以下の諸原則に基づいて適用される：
  a）漸進性——最小限の侵襲性の原理によって，受診者にとってより重い技術的，心理的侵襲度を有する介入に頼ることを避けるため。
  b）第6条に従って実施されるべきインフォームドコンセント。
(3) 第三者の配偶子を用いる (eterologo) 生殖補助医療技術に頼ることは禁じられる。

第5条（主体の適格性）
(1) 第4条第1項の規定が有効性を有するのは，双方とも生存して

おり，潜在的に生殖可能な状態にある婚姻中または同居中の，性を異にする成人のカップルで，生殖補助医療技術に同意しうる場合に限られる。

第6条（インフォームドコンセント）
(1) 第3項に示された目的のために，生殖補助医療技術に頼る前，及びそれを適用する全段階において，医師は詳細な仕方で，第5条の主体に以下の情報を与える：方法，生命倫理上の問題点，技術適用に続く健康上及び心理上生じうる副次効果，成功の可能性，生じうるリスク，女性，男性はもとより，生まれてくる子に関わる法的帰結。カップルに対して，生殖補助医療技術に代わる手段として，養子または（……）信託の手続きに訴える可能性が提案されなければならない。本項に規定された情報及び男女に対する技術の侵襲の程度に関する情報は，適用される技術の各々について，また自覚的な意思および自覚的な表明の形成を保障するような仕方で，提供されなければならない。
(2) 認可された非公式な施術については，カップルに対して全過程のコストが明示されなければならない。
(3) 生殖補助医療技術に与る主体双方の意思は，双方の意思の連絡が確認される書面で，その施術の責任を負う医師に表明されなければならない。司法省と厚生省のデクレで定められた（……）様式に従って，意思の表明から技術の適用までの間に，7日以下でない期間が置かれなければならない。意思の取り消しは，主体の双方によって，卵子の受精時まで可能である。
(4) この法律に定められた適格性を確保するために，施術の責任を負う医師は，もっぱら医学・衛生上の秩序を理由に，生殖補助医療を実施しない決定をなしうる。その場合，カップルに対し，決定の動機を書面で提示しなければならない。
(5) 生殖補助医療技術の同意を得る際，明瞭な仕方で署名を得ることによって，第8条及び第9条に示された法的帰結が，申請者に対して明確にされなければならない。

第3章 諸外国における生殖補助医療の規制状況と実施状況（イタリア）

第7条（ガイドライン）
(1) 厚生省は，保健当局機関と，それに先立つ保健当局の審議会の見解を活用して，この法律の施行日から3月以内に，生殖補助医療の手続きと技術の指示を含むガイドラインを公布する。
(2) 第1項に規定されたガイドラインは，認可される全施術に対して拘束力を有する。
(3) ガイドラインは第1項と同じ手続きによって，定期的に，少なくとも3年ごとに，科学的技術の進歩に伴って更新される。

第3章　生まれてくる子の保護に関する規定

第8条（出生児の法的地位）
(1) 生殖補助医療技術を適用した結果出生した者は，嫡出子，あるいは，第6条に従ってこの技術に頼る意思を表明したカップルの認知した子の地位を有する。

第9条（父性の否認と母の匿名の禁止）
(1) 第4条第1項に違反して第三者の配偶子による生殖医療技術に頼った場合，その同意が説得力のある証拠書類から推測される婚姻中または同居中のカップルは，民法第235条第1項第1号，第2号に規定されたケースにおける父性否認の訴えも，同法第263条の異議申し立てもなしえない。
(2) 生殖補助医療技術を適用した結果出生した子の母親は，2000年11月3日の共和国大統領のデクレ第30条第1項にいう〔子の後見に〕任命されない意思を宣言することはできない。
(3) 第4条第3項に違反して第三者の配偶子を用いる生殖補助医療技術を適用した場合，配偶子のドナーは，出生した子との間に何らの法的親子関係も獲得しない。また，何らかの権利を主張することも，義務を負うこともできない。

第4章　生殖補助医療技術への適用が認可された施術の規制

第10条（認可された施術）

(1) 生殖補助医療の介入は，公的な施術，および州によって認可され，第11条の記録簿に記録された施術によって実施される。

(2) （省略）

第11条（記　録）

(1) 厚生省のデクレによって，生殖医療技術に適用することが認可された施術，その技術を適用した結果，形成された胚と出生した子の国内記録簿が，保健当局機関内に設けられる。

(2) 第1項の記録簿への記入が義務づけられる。

(3) 保健当局機関は，採用された生殖補助技術とその結果の透明性と公開を可能にするために，地域の疫学研究者と協力して，必要な情報を収集し，普及させる。

(4) 保健当局機関は，生殖補助医療に関わる学術団体及び利用者の申請，情報，助言，提言を収集する。

(5) 本条の施術は，地域の疫学研究者と保健当局機関に対して，関係当局の側からの管理及び監査機能の発展に必要な他のあらゆる情報はもとより，第15条に示された目的に必要なデータを提供しなければならない。

(6) （省略）

第5章　禁止及び罰則

第12条（一般的禁止及び罰則）

(1) 第4条に違反して，要求しているカップル以外の主体の配偶子を生殖のために使用した者は，300ユーロ以上600ユーロ以下の行政罰に処する。

(2) 第5条に違反して，双方が生存していないカップル，一方が未成年のカップル，同性同志のカップル，あるいは婚姻も同居もしていないカップルに生殖補助医療技術を適用した者は，200ユーロ以上400ユーロ以下の行政罰に処する。

第3章 諸外国における生殖補助医療の規制状況と実施状況（イタリア）

(3) 第2項の必要条件を確保するために，医師は要求している主体の署名した宣言を利用することができる。虚偽の宣言の場合は，2000年12月28日の共和国大統領のデクレ第445号の行政文書に関する法規及び規制の統一法典第76条第1項，第2項が適用される。

(4) 第6条の様式に従って同意を得ずに生殖補助医療技術を適用した者は，5ユーロ以上50ユーロ以下の行政罰に処する。

(5) 第10条に定められたものとは異なる施術を生殖補助医療に適用した者は，100ユーロ以上300ユーロ以下の行政罰に処する。

(6) 配偶子または胚を商品化し，あるいは代理母を実施し，組織化し，または宣伝した者は，3月以上2年以下の自由刑及び600ユーロ以上1,000ユーロ以下の罰金に処する。

(7) 開始時の1つの細胞から派生する，場合によっては生存中または死亡した他人と核の遺伝的遺産において同一の人の獲得に向けたプロセス〔＝ヒトのクローニング〕を実施した者は，10年以上20年以下の自由刑及び600ユーロ以上1,000ユーロ以下の罰金に処する。医師は，さらに職務行為の永久禁止処分に処する。

(8) 第1項，第2項，第4項および第5項については，技術を適用された男女は処罰されない。

(9) 第7項以外の，本条に定められた不法行為の1つについて有罪判決を受けた医療従事者は，1年以上3年以下の職務行為の停止が命じられる。

(10) 第10条で認可された施術に対する許可は，その施術に関して本条で禁止された実務の1つが実施されたときは，1年間停止される。本条で禁止された多くの違反があるとき，あるいは，違反が繰り返されたときは，許可は無効になりうる。

第6章　胚保護の方策

第13条（ヒト胚に対する実験）

(1) いずれのヒト胚に対するいかなる実験も禁止される。

(2) ヒト胚に対する臨床的，実験的な研究は，いずれのヒト胚に対

しても，もっぱら胚自身の健康と発達の保護のために治療及び診断目的を追求するという条件の下で，他の代替手段がない場合に限って許される。
(3) いずれにしても，以下のことは禁じられる。
  (a) 研究または実験を目的とした，あるいは，いずれにしてもこの法律の規定と異なる目的での胚の作成
  (b) 優生を目的とするあらゆる形態の胚及び配偶子の選別，あるいは選別や操作の技術，またはいずれにしても人工的な手段によって胚の遺伝的遺産を変更すること，あるいは遺伝的性格をあらかじめ決定することに向けられた介入。ただし，本条第2項の診断及び治療を目的とした介入を除く。
  (c) 核移植によるクローニング，または初期胚の分割，または生殖目的であれ研究目的であれ，体外発生（ecto genesi）の介入。
  (d) 異種の配偶子によるヒト配偶子の生殖及びハイブリッドまたはキメラの作成
(4) 第1項の禁止に対する違反は，2年以上6年以下の自由刑及び50ユーロ以上150ユーロ以下の罰金で処罰される。第3項の禁止の一つに違反した場合は，加重処罰される。第3項に規定された加重事由と競合する減軽事由は，加重事由と同等あるいは優先的なものと考えることはできない。
(5) 本条の違反の1つによって有罪判決を受けた保険開業医は，1年以上3年以下の職務行為の停止が命じられる。

第14条（胚に対する技術の適用の制限）
(1) 1978年5月22日の法律第194号〔人工妊娠中絶に関する法律〕の規定が有効であるとしても，胚の凍結と破壊は禁止される。
(2) 胚の製造技術は，科学技術の進歩と第7条第3項の規定を考慮して，1回の，同時の移植に厳密に必要な数以上，いずれにせよ3個以上の胚を作成してはならない。
(3) 胚の子宮への移植が，受精時には予期しえなかった女性の健康

第3章　諸外国における生殖補助医療の規制状況と実施状況（イタリア）

　　状態に関わる回避不可能な重大で立証可能な原因によって結果的に不可能であるときは，可能になり次第実施されるべき移植時まで，胚の凍結が許される。
(4) 生殖補助医療に関する現行法の目的によって，1978年5月22日の法律に規定された場合を除いて，多胎妊娠の胚の減数は禁じられる。
(5) 第5条の主体は，作成され，子宮に移植されるべき胚の個数と，その要求によって，胚の健康状態についての情報を与えられる。
(6) 第1項から第5項の禁止または義務に対する違反は，3年以下の自由刑及び50ユーロ以上150ユーロ以下の罰金に処せられる。
(7) 本条の不法行為の1つにより有罪判決を受けた医療従事者は，1年以下の職務停止を命じられる。
(8) 予め書面によるインフォームドコンセントを得た男女の配偶子の冷凍保存は許される。
(9) 第8項の規定の違反は，5ユーロ以上50ユーロ以下の行政罰に処する。

第7章　最終的及び暫定的規定

第15条（議会への報告）

(1), (2)　（省略）

第16条（良心の異議）

(1) 医療スタッフ及び補助的な医療活動従事者は，良心の異議を事前に宣言するときは，この法律に定められた生殖補助医療技術を適用する手続きに参加する義務はない。異議の宣言は，この法律の施行日から3月以内に，従業員の場合は地方の保健統一事業体の長または病院長に，許可または信任を受けた私的機関の従業員の場合は医長に伝えなければならない。
(2) 異議はつねに無効にされうる。あるいは，第1項の期間外にも提起されうる。その場合，宣言は第1項の機関に提示された1月後に効力を発する。

(3) 良心の異議は，医療スタッフ及び医療補助活動従事者を，生殖補助医療の介入の因となることに向けられた特殊かつ必須の手続きや活動の遂行から免除するが，その介入に先行または継続する補助活動から免除しない。

第17条（暫定的規定）
(1), (2), (3) （省略）

第18条（生殖補助医療技術のための予算）
(1), (2), (3) （省略）

（以上，訳：秋葉悦子）

[6] スウェーデン

概 要

<沿 革>

スウェーデンでの生殖補助技術に関する法的規制は、主に人工授精や体外受精の規制に関する「遺伝学的なインテグリティに関する法律」[*11]が適用される。この法律は、主に遺伝情報や遺伝子解析・検査に関する規定を整備する目的で 2006 年に成立したが、あわせて従来の生殖補助技術に関する個別法(1984 年に成立した旧「人工授精法」、同じく 1988 年の旧「体外受精法」、1991 年の旧「人の卵の研究目的あるいは治療目的での取り扱いに関する法律」)の条文がほぼそのまま移行する形で組み込まれた。該当する箇所として、旧「人工授精法」は「遺伝学的なインテグリティに関する法律」の第 6 章、旧「人の卵の研究目的あるいは治療目的での取り扱いに関する法律」は第 5 章、旧「体外受精法」は第 7 章を、それぞれ占める。なお、スウェーデンでの法令や各種報告書における「卵」(ägg)は、日本語で言うところの「未受精卵」のみならず、「受精卵」(受精直後の卵)や「胚」まで広く含む場合があることに注意が必要である。

旧「人工授精法」は 1985 年より施行された。この領域の立法としては世界で最初のものとされている。とりわけ精子の提供による人工授精で出生した子どもに、提供者に関する情報を知る権利を認めるとした規定は、当時きわめて珍しいものであった。人工授精において利用される生殖細胞は、それが保管して利用されることで、その由来する個人から時間的あるいは空間的に離れて利用されることになる。このことが、生殖細胞が由来する人と出生した子どもとの関係に関する

[*11] なお、「インテグリティ」(integritet)については、法律に定義があるわけではないが、「まとまりある一体性」「人格の一環として保護されるべきもの」といった意味合いがあるとされる。

議論を提起した。立法の大きな契機となった事件として，人工授精により出生した子どもと離婚した夫との関係を問うた訴訟（1981年に始まり，ハパランダ訴訟と称される）が挙げられる。最高裁が最終的に「人工授精により生まれた子どもについて離婚した夫には何らの親権も義務もない」とする判決（1983年）を下したことにより，子どもの地位に関する法的保護を整備するための作業はさらに加速した。当時，子どもの法的地位についての関心が世間一般に高まっていたことも背景要因の一つとして指摘できる。

政府は，立法に向けて検討課題を明確化する目的で，1981年に調査委員会として「人工授精委員会」を組織した。委員長には70年代に子供の法的地位の向上に関する政府に行った調査委員会（「子どもの権利委員会」）の委員長であったTor Sverne氏が任命された。委員会は，既存の養子制度とも比較しながら検討を進め，子どもの法的保護を強調した報告書を1983年に政府に提出した。この勧告が旧「人工授精法」の土台となったが，委員会が勧告の採択をめぐって最も紛糾した問題が，提供者の匿名性の撤回に関する点である。子どもが提供者について知る権利は，スウェーデンの医師の間でも否定的あるいは消極的な反応が多く，報告書の勧告をもとにした立法が実現した後も，提供者の減少や海外での施術など，人工授精の実施に少なからぬ混乱が起こった。しかし，政府は今日までこの権利を一貫して支持し続けてきた。

一方，体外受精は，1988年に旧「体外受精法」として立法化された。スウェーデン国内における体外受精の最初の成功例は1982年に報告された。人工授精に関する報告書を作成した先述の「人工授精委員会」は，政府の要請を受けて，引き続き体外受精に関する問題について立法を視野に入れた検討を開始した。成立当初の「体外受精法」は夫婦間の生殖細胞を用いる場合に限定することを主たる目的とする法律であった（当時は4か条のみであった）。これは，調査委員会が，身体の外部での人工的な受精による医学面や親子関係への影響を強く警戒し，提供と体外受精とが組み合わせられることには慎重であるべきことを勧告したことによる。

第3章 諸外国における生殖補助医療の規制状況と実施状況（スウェーデン）

　この「体外受精法」は2002年に全面的に改正された。関連する諸要素の保管技術の発展を考慮して、「体外受精」とは①体外での受精処置それ自体にとどまらず、②胚を身体に移植する行為まで含むものとして整理された。①について、この改正により、提供された生殖細胞を利用する体外受精は容認されることになり、治療や提供者に関する情報の保管や新生児の成育状況の評価など、長期的な影響面に関する基盤の整備について「人工授精法」とほぼ共通した条項が設けられた。その後も、故人の生殖細胞を利用することを禁止する条項の新設（2002年）、同性カップルによる生殖補助技術の利用の解禁（2005年）など、提供に関連した法改正が「人工授精法」「体外受精法」に一貫して反映された。②について、精子と卵の双方を提供に頼る場合や提供された胚を利用した移植は引き続き禁止されている。また、この改正において、法案段階で提唱されていた、研究利用を目的とした胚作成を禁止する条項の新設は採用されなかった。このため、この法律に規定された受精一般に関する要件を満たす限り、研究目的での胚作成はスウェーデンにおいては合法的な活動であるとされる。

　このほか、受精卵や胚の治療利用以外での取り扱いに関する個別法として、1991年に「人の卵の研究目的あるいは治療目的での取り扱いに関する法律」が成立した。生殖医療に関連しては、加工が施された生殖細胞や胚の移植利用を禁止する規定が設けられている。2005年の改正において、体細胞核置換胚の生殖目的への利用を禁止する条文が追加された。生殖細胞の保管については、「保健医療バイオバンク法」の適用を受ける。なお、胎児の始原生殖細胞（いわゆるEG細胞）の利用についても、この法律に規定された手順が適用されることになる（第3章「同意と説明」第3条「胎児」）。胚の保管については、一般要件として最長5年とされるほか、社会福祉庁による規則に従う必要がある。

　先述のとおり、これら「人工授精法」や「体外受精法」、「人の卵の研究目的あるいは治療目的での取り扱いに関する法律」の規定は、2006年に成立した「遺伝学的なインテグリティに関する法律」にほぼそのままの形で組み込まれた。この法律は基本的には遺伝情報の取

り扱いや遺伝子解析・検査に関する条項が過半を占める。そのため生殖技術や胚の位置づけが論点になる場面は少なかったが，法案をめぐって人工授精の実施箇所の拡大，受精後14日以内の胚の加工処置に関する議論があった。

なお、代理出産の実施には否定的であり続けてきた。国家医療倫理評議会は1995年の勧告において，女性の身体を手段として扱うことや商業化への懸念，意思の撤回に対応できないなどの理由からこれを明確に退けた。2002年の旧「体外受精法」の改正の後も，出産した者が最終的に母親であるとする従来の方針に修正はない。代理出産に関する特別な規定を設けるのではなく，女性の身体に移植される受精卵の構成に関する制限によって，代理出産の実施を実質的に阻んでいる。

スウェーデンの生殖補助技術の規制は，一般的には欧州の中でも相対的にリベラルなものと評価されている。上述したように，80年代からの段階的な立法化を経て今日の状況に至ったものであるが，その過程は専門家及び官僚による検討が先行し，欧州評議会の「人権と生物医学条約」を意識した立法作業を続けているとされる。しかし，胚や胚由来物質の研究利用には積極的であり，条約で謳われている研究目的での胚作成の禁止については，これを支持しない方針を明確にしている。冒頭に述べたとおり，スウェーデンの各調査委員会の報告及び法規の文面において，「受精卵」(ett befruktat ägg) は，受精直後にとどまらず，日本における「胚」に該当するものも広く含む言葉として利用されている。これは反発が予想される「胚」という言葉の利用を回避するための用法であるとも指摘されている。なお，議会では，一貫して生殖技術の規制の厳格化を求める議会勢力として「キリスト教民主党」があり，少数政党ではあるものの，政治的な抑止力の一端を担ってきたといえる。

＜実施状況＞

提供による人工授精は国内5施設の医療施設で実施されている。体外受精を実施する専門施設は15箇所あり，そのうち提供を伴う体外

第3章　諸外国における生殖補助医療の規制状況と実施状況（スウェーデン）

受精は大学病院でのみ実施されている。スウェーデンでは，提供された生殖細胞を利用した体外受精が2002年の法改正により解禁されてから日が浅い。卵提供には5件の凍結卵を含むが，いずれも出産には至らなかったと報告されている。胚提供は依然として禁止されている。このほか卵の体外培養が年間で60件（2002年度実績）実施されている。

	体外受精（下記以外）			提供（精子）による人工授精
	夫婦間	卵提供	精子提供	（自然周期・刺激周期）
周期	11719	22		524
移植	9882	24	24	
確認された妊娠	3139	7	9	95
出産	2476	6	4	79
妊娠（胎児×1）	2182	5	3	77
妊娠（胎児×2）	293	1	2	2
妊娠（胎児×3）	1			

(2003年度実績。Socialstyrelsen, Assisterad befruktning 2006参照)

（井上悠輔）

1 遺伝学的なインテグリティに関する法律
(2006年)

第1章　序

法の目的，適用範囲

第1条　この法律は，医学目的で進展する特定のバイオテクノロジーの利用に関する制限を設け，これらの利用に関する特定の合法的な活動について規定するものである。

　この法律は，個々の人の尊厳を保護することを目的とする。

第2条　この法律は次の事項に関するものである。
- ・遺伝子検査・解析，遺伝情報の利用，遺伝子治療
- ・通常の健康評価における遺伝子検査・解析
- ・出生前診断，着床前遺伝子診断
- ・人の卵の研究又は治療目的での取り扱い
- ・人工授精
- ・体外受精

この法律には，人の身体部分の取引に関する罰則規定も含まれる。

関連法規
第3条　「保健医療法」(1982:763) では，患者の自己決定や保健医療分野において，対等な人の価値の尊重に関する基本規定が設けられている。「保健医療分野専門職法」(1998:531) では，保健医療専門職の義務に関する規定が設けられている。

「保健医療分野におけるバイオバンク等に関する法律」(2002:297) では，個々の人のインテグリティの尊重と共に，特定の用途での人の身体部分の収集，保管及び利用に関する規定が設けられている。

「人を対象とする研究の倫理審査に関する法律」(2003:460) では，研究における個々の人の保護や人の価値の尊重に関する規定が設けられている。

「個人情報法」との関係
第4条　この法律及びこの法律による規則で特別に規定しない限り，個人に関する情報の取り扱いについては「個人情報法」(1998:204) が適用される。

定　義
第5条　この法律での用語を次のように定義する。(抜粋)
　人工授精：人為的な手法で女性に精子を導入すること

体細胞核置換：卵の細胞核を，身体の細胞の核と置換すること

第5章　人の卵の研究目的又は治療目的での取り扱い

第1条　この章の規定において，受精卵や体細胞核置換した卵に関する手順は，卵，精子又は身体の細胞の提供者が，目的及び方法に関する説明を受け，同意を明示していることを前提とする。

　第7章に規定する体外での受精を実施する場合，治療を受ける夫婦のうちで自身の卵又は精子を提供しない女性又は男性も同様に，目的と方法に関する説明を受け，同意を明示していることを要する。

第2条　「人を対象とした研究の倫理審査に関する法律」(2003：460) により審査される研究の場合，この章の第1条の第1項の規定に代わり，法律 (2003：460) の第16条，第17条及び第19条における説明及び同意に関する規定が適用される。

　この法律の第7章に規定する体外受精を実施する場合，治療を受ける夫婦のうちで自身の卵又は精子を提供しない女性又は男性も，研究対象者と等しく扱う。

第3条　受精卵及び体細胞核置換した卵を対象とする研究又は治療に関する実験行為は，受精又は体細胞核置換の後，最長でも14日以内のみ実施できる。

　受精卵又は体細胞核置換した卵を対象として実験をする場合，作業が終われば，遅滞なく破壊しなければならない。

　遺伝子治療については，この法律の第2章の第3条及び第4条に規定する。

第4条　受精卵又は体細胞核置換した卵を，最長でも5年，又は社会福祉庁が第6条によって規定する規則に従って，冷凍状態で保管することができる。

　卵の冷凍期間は，第3条による実験の期間に算入しない。

第5条 研究や治療に関する実験に受精卵を利用する場合，これを女性の身体内に移植してはならない。同じことは，受精前の卵若しくは受精に利用される精子が同様の実験に利用される場合，又は体細胞核置換した卵にも適用される。

第6条 特別な理由がある場合，社会福祉庁は特定の状況について第4条による冷凍による保管期間を延長することを承認できる。

社会福祉庁は承認に関連して，保管が可能となる期間の延長について規定する。

承認には条件が付帯することができる。承認は，承認に付した条件の軽視，その他の特別な理由が判明した場合に，取り消すことができる。

第6章 人工授精

実施条件

第1条 人工授精は，結婚している女性又はパートナーを持つ女性に対してのみ実施することができる。人工授精の実施は，夫又はパートナーによる書式の同意を要する。

「パートナーシップ登録法」(1994:1117) にもとづいて，この章で夫に対してあてはまることは，登録されたパートナーにも有効である。

実施資格

第2条 女性と夫婦でもパートナーでもない男性からの精子を利用する人工授精を，社会福祉庁の許可なく公営の病院以外の場所で実施してはならない。こうした人工授精は，産科婦人科領域に関する専門資格を有する医師の監督のもとに行われなければならない。

実施に先立つ特別な調査

第3条 第2条に規定した人工授精について，医師は，医学，心理，社会的な状況を考慮して，人工授精の実施に適していることを確認しなければならない。人工授精は，将来生まれてくる子どもが良好な状

況で成育できることが推測される場合にのみ，実施することが可能である。

人工授精の実施が拒絶された場合，夫又はパートナーにあたる者は，社会福祉庁に対して問題の検討を求めることができる。

精子提供者の選択
第4条 第2条による人工生殖について，医師は適切な精子提供者を選ぶ。死者に由来する精子を，人工授精に用いてはならない。提供者に関する情報は，特別な記録簿に記録される。これは最短でも70年間保存される。

情報への権利
第5条 女性と夫婦でもパートナーでもない男性からの精子を利用した人工授精によってうまれた場合，その者は十分に成熟すれば，病院にある特別な記録簿にある提供者に関する情報について知る権利を有する。

人工授精によってうまれたと考える者について，各コミューンの社会福祉委員会は，求めに応じて特別な記録簿にある情報についての調査を助ける義務を負う。

裁判所への情報提供
第6条 「親法」第1章の第9条による父性の確定又は親であることの確定に関する訴訟において人工授精について存在する情報を知る必要がある場合，人工授精の責任者又は情報を入手できる者は，裁判所の要求に応じてそれらの情報を提出する義務を負う。

精子の輸入
第7条 凍結した精子は，社会福祉庁の許可なしに国内に持ち込んではならない。

第7章　体外受精

序

第1条　この章は次の活動に関して規定する。
　1．女性の卵をその身体の外部で受精させること，
　2．女性の身体に受精卵を移植すること。

「登録パートナーシップ法」(1994：1117) にもとづいて，この章で夫に対してあてはまることは，登録されたパートナーにも有効である。

実施条件

第2条　卵又は精子の提供者は，成人でなければならない。提供者は，卵又は精子が受精に用いられることについて書式で同意していなければならない。提供者は，受精が実施される前であれば，自身の同意を撤回することができる。

第3条　女性が婚姻関係又はパートナー関係を有している場合であって，夫又はパートナーが書式で同意している場合にのみ，受精卵を女性の体内に移植することができる。卵が女性自身のものでない場合，夫やパートナーの精子を用いて受精を行わなければならない。

実施資格

第4条　移植を予定している女性に由来する卵を，その女性の夫又はパートナーによる精子を利用して受精させることは，社会福祉庁の許可なしに公営の病院以外の場所で実施してはならない。同様のことは，女性の身体への卵の移植にも適用される。

　利用する卵が治療の対象となる女性に由来しない場合，又は精子が夫若しくはパートナーに由来しない場合，卵の受精及び移植は，研修を行う大学と現地のランスティングとの間での協定にもとづいて医師の研修を提供している病院においてのみ実施することができる。

実施に先立つ特別な調査

第5条　利用する卵が治療の対象となる女性に由来しない場合，又は

第3章 諸外国における生殖補助医療の規制状況と実施状況（スウェーデン）

精子が夫若しくはパートナーに由来しない場合，医師は，医学，心理，社会的な状況を考慮して，体外受精の実施に適していることを確認しなければならない。体外受精は，将来生まれてくる子どもが良好な状況で成育できることが推測される場合にのみ，実施することが可能である。

　体外受精の実施が拒絶された場合，夫又はパートナーにあたる者は，社会福祉庁に対して問題の検討を求めることができる。

提供者の選択
第6条　医師は，体外受精を目的として，提供者として適する者から卵又は精子を選ばなければならない。

　死者に由来する卵又は精子を，受精に利用してはならない。

　提供者に関する情報は，特別な記録簿に記録される。これは最短でも70年間保存されなければならない。

情報への権利
第7条　体外受精によって生まれた者で，その体外受精において利用された卵が治療の対象となる女性に由来しない場合，又は精子が夫若しくはパートナーに由来しない場合，その者は十分に成熟すれば，病院にある特別な記録簿にある提供者に関する情報について知る権利を有する。

　体外受精によってうまれたと考える者について，各コミューンの社会福祉委員会は，求めに応じて特別な記録簿にある情報について調査してこれを助ける義務を負う。

裁判所への情報提供
第8条　「親子法」第1章の第7条による父性または母性の確定，又は第9条による親であることの確定に関する訴訟において体外受精について存在する情報を知る必要がある場合，体外受精の責任者又は情報を入手できる者は，裁判所の要求に応じてそれらの情報を提出する義務を負う。

第8章　その他の規定

罰則規定など

第3条　第5章の第3条，第4条又は第5条への違反には，罰金刑又は最大で1年間の禁固刑が科される。第5章の第4条の侵犯が軽微なものについては，その法的責任を問わない。

　前項に関する犯罪についての一般的な起訴は，社会福祉庁が容認した場合にのみ限られる。

第4条　第6章の規則又はこうした人工授精への精子の供給に関して定められた状況に反して，常習的若しくは営利目的で人工授精を実施した場合，罰金刑又は最大で6ヶ月の禁固刑が科される。

第5条　第7章の第3条又は第4条に違反する常習的若しくは営利目的の活動には，罰金刑又は最大で6ヶ月の禁固刑が科される。

第6条　営利目的で，生きている人若しくは死者の人体組織，又は中絶胎児に由来する組織の譲渡，受け取り又は供給には，罰金刑又は最大で2年間の禁固刑が科される。同一の罰則は，採取，譲渡，受け取り，供給が営利目的でなされたことを認識しているにも拘らず，移植その他の用途で利用又は採取した場合にも適用される。軽微な事例については，その法的責任を問わない。

　人体組織は，人の卵や卵に由来する細胞，細胞株に由来する要素にも適用される。

　人体組織の取引の禁止は，血液，毛髪，母乳及び歯には適用されない。また受精卵又は体細胞核移植の対象になった卵に由来する細胞株で，個人の識別ができないものにも適用されない。

第7条　第6条に違反する人体組織は，明らかに非合理的なものでなければ，没収を宣言される。同様のことはこれらによる利得にも適用される。

第3章 諸外国における生殖補助医療の規制状況と実施状況(スウェーデン)

権限の委任
第8条 政府又は政府が指定した行政機関は,生命の保護及び健康のために,次に掲げる事項に関して追加的な規則を告示することができる。

3.体外受精,女性の身体への受精卵の移植(抜粋)

政府又は政府が指定した行政機関は,第3章の第1条による許可のための要件の例外に関する規則を定めることができる。

施 行
第9条 この法律の施行に関する規則は,政府又は政府が指定した行政機関によって告示される。

移行措置 (2006:351)
1.この法律は,2006年7月1日より施行される。(抜粋)
4.第6章5条の規定は,1985年5月1日より前に精子を提供した精子提供者の場合には提供されない。(抜粋)

Note:次の章は省略した。
 2章(遺伝学的な検査・解析,遺伝情報及び遺伝子治療)
 3章(通常の健康評価における遺伝学的な検査・解析)
 4章(出生前診断,出生前遺伝子診断,着床前遺伝子診断)

(以上,訳:井上悠輔)

［7］オーストラリア

概　要

　オーストラリアは，世界的に見ても生殖補助技術の研究開発とその利用がさかんな国である。イギリスに次いで 1979 年に体外受精の成功が報告され，今日では出生数の約 2 ％がこの技術によるものと推測されている。体外受精に関する多くの基礎技術を開発してきた一方で，一部の州はこれらの利用に関する公的管理体制の整備に早くから取り組んできた。

＜規制の概要＞
（1）連　　邦
連邦法
　婚姻や離婚（親権や後見，養育権を含む）については連邦に立法権限があり，「連邦家族法」(1975) や「子ども支援法」(1988) には，生殖補助技術を利用した場合の親子関係に関する規定がある。しかし，婚姻関係がない者が胚や生殖細胞の提供を伴う生殖補助技術を利用した場合における親子関係の定義など，依然として各州の判断に委ねられている部分も多い。

全国ガイドライン：全豪保健医学研究評議会（NHMRC）
　全豪保健医学研究評議会（以下，NHMRC）は，医学研究や保健計画に関する政府への助言や，指針の策定などを法定の職務とする。NHMRC の医学・保健研究に関する一般ガイドライン（NHMRC ステートメント）に生殖補助医療に関する記述が追加されたのは 1982 年のことである。後に生殖補助医療に関する部分は単独の指針として分離され，NHMRC 内部の法定部門である「オーストラリア保健医療倫理委員会」（AHEC）のもとに改定を重ねている。この指針は全国的な基準

第3章 諸外国における生殖補助医療の規制状況と実施状況（オーストラリア）

として認知されているが，NHMRC は法的な拘束力に欠ける指針の限界を認識しており，全国一貫した法規制の導入を訴えてきた。2002年に成立した連邦法（胚研究法，人クローン禁止法）によって胚の研究利用に関する連邦一体構想は実現したが，生殖補助医療に関する立法の統一化は実現していない。NHMRC は危急の課題として，生殖補助医療における遺伝学的技術の規制，性選択，代理出産を挙げている。

専門職団体による施設認定：全豪不妊協会（FSA）

オーストラリアでの産科医学に関する代表的組織である全豪不妊協会は，その下部組織「生殖技術認定委員会」（RTAC）を通して全国の施設認定制度を運営している。一部の州では，RTAC による認定を施設認可の条件としている。

連邦		・連邦法（家族、胚の研究利用など） ・NHMRC による指針（医療、研究） ・全豪不妊協会による施設認定制度
州法・準州法	ヴィクトリア州	旧法（1984） →不妊治療法(1995)
	ウェスタンオーストラリア州	人生殖技術法(1991)
	サウスオーストラリア州	生殖技術法(1988) 人クローン・胚研究法(2003)
	ニューサウスウェールズ州	人体組織法(1983) 人クローン・胚利用法(2002)、 生殖補助技術法(2003)
	クィーンズランド州	代理出産法(1988) 胚研究・人クローン法(2003)
	タスマニア州	代理出産法(1993)
	首都特別地区(ACT)	人工妊娠法(1985) 代理親子契約法(1994)
	北部準州	―

（2007年現在）

（2）州　　法

連邦法に反しない限り，医療は基本的に各州が立法する分野である。NHMRC のガイドラインと重なる場合も州法の規定が優越する。体外受精などの生殖補助技術や胚の研究利用について，ヴィクトリア州，ウェスタンオーストラリア州，サウスオーストラリア州は，80年代から法律を整備してきた。代理出産については，その実施に寛容な州（ニューサウスウェールズ州など）のほか，不妊の場合など特定の状況

に限定する州(ヴィクトリア州など),形式にかかわらず全面的に禁止する州(クィーンズランド州など)がある。ただし,他の法域への越境による治療,いわゆる「生殖ツアー」が各州で問題視されており,代理出産に関する立法調整に向けた作業が 2007 年にも開始する予定である。

ヴィクトリア州

以下,オーストラリアにおける生殖補助医療の規制の代表的な事例として,ヴィクトリア州を紹介する。この州は,受精技術及び胚研究に関する世界的な研究拠点の一つとして,畜産分野での技術を応用して生殖補助に関わる多くの技術(例えば胚の凍結保存,提供胚や提供卵を利用した体外受精,排卵誘発による複数の卵の採取など)を開発してきた。またこの州は,こうした技術の人間への応用が本格化した 70 年代から,他の州に先駆けて立法による技術の統制に向けて取り組んできた。州法規改正委員会による勧告を受けて,州政府はこの問題に関する諮問委員会を 1982 年に設置し,精力的な調査活動を実施した。この委員会による最終報告(1984 年)は,委員長の名前をとって「ウォーラー報告」と称され,胚を利用する活動の管理の一元化を規定する 1984 年法(「不妊法」)に結実した。

1984 年法を引き継いだ 1995 年法(「不妊治療法」)は,異なる権利間の調整や価値の選択に対応するべく,第 1 章でこうした当事者間の主張を調整するために重視すべき 4 つの原則を示した。すなわち,生まれてくる子どもの福祉,人命の維持・保護,家族の利益,子どもをもちたいという不妊カップルの希望であり,基本的にはこの順番に優先度を持つ。実務面の規制の中心は認可制度(実施施設,人員,胚・生殖細胞の保管や利用,輸出入など)と,記録の管理(技術利用について特定の情報の提出を義務付けている)であり,これらを統括する州当局として「州不妊治療局」が設置されている。

生殖補助技術の対象は,①不妊の解決のために他に代替手法がない場合,又は②重篤な遺伝性疾患の回避の場合に限られ,実施に際してはカウンセリングや同意に関する条件を順守しなければならない。代

第3章　諸外国における生殖補助医療の規制状況と実施状況（オーストラリア）

理出産についても，こうした対象者制限が適用されるほか，契約や広告を禁止する規定が設けられている。提供された精子，卵の品質管理には，医療目的での人体組織の利用に関する「保健法」（1958年）などの規定が適用され，感染症に関するスクリーニングを受ける必要がある。提供者のみならず，（存在する場合には）その配偶者も，治療への精子や卵，胚の提供について同意していること，及びカウンセリングを受けることが法的要件となっている。

　第三者による生殖細胞や胚の提供を伴う不妊治療や代理出産の場合の親子関係について，州法の「子どもの地位法」（1974年）が規定している。基本的には，治療の対象となる女性が子どもの母親であること，その夫が父親であることが推定される。一方，未婚の女性が提供卵を用いて子どもをもうけた場合については規定がなく，関係は未整理である。また，未婚の女性が提供精子を用いて子どもをもうけた場合や，夫の同意を得ることなく夫の精子を利用して子どもをもうけた場合，精子の由来するこれらの男性には出生した子どもに関する権利や法的責任は発生しないものとされるが，親子関係の存否について法的には確定していない。また，ヴィクトリア州では同性カップルの地位が法的に認められているが，これは「不妊治療法」及び「子どもの地位法」には適用されない。これら不確定部分の解消に向けて，現在調査が進められている。

　「生物学的親を知る権利」については，1984年法で提供者の同意を前提とした情報の開示が定められた。次いで1995年法で，提供者の同意が無い場合でも，子どもが情報を知る権利を選択した場合にこれを尊重する規定を設けた。1995年法が成立する以前の提供について，州は自発的情報交換の場を設置している。

生殖補助医療

＜実施状況（ヴィクトリア州）＞

	IVF	GIFT	THAW	DI
治療対象（女性）	4560	98	3097	115
実施周期	5814	134	5044	294
確認された妊娠件数	1298	25	826	30
妊娠のうち出産に至った件数	1055	22	643	26
出生人数	1271	28	706	27
詳細不明	7	0	5	0

(出典：Infertility Treatment Authority annual report)

2005年度に，IVF（体外受精），GIFT（配偶子卵管内移植），THAW（解凍胚移植），DI（提供による人工授精）によって出生した子どもは合計2032人であった。治療の認可施設は計15施設あり，内容によってIVF（14施設），GIFT（15施設），DI（6施設），生殖細胞・胚の保管（6施設）となっている。不妊治療法による認定医師は45名（2005年度に12名認定），認定カウンセラーは41名（2005年度に10名認定）がそれぞれ配置されている。なお，ヴィクトリア州の人口は約511万人，出生数は6万3287人である（2005年度統計）。

＜判例：McBain v The state of Victoria & Ors （2000）99FCR116＞

2000年の連邦高等裁判所（日本での最高裁）は，ヴィクトリア州の不妊治療法における婚姻要件が，連邦法の「性差別禁止法」に違反するものとして（すなわち憲法違反であるとして）その部分の削除を求めた。これはシングル女性にもARTを利用して子を持つ権利があるとする訴えに応じたもので，判決自体はシングル女性による体外受精の利用を制限してきた「婚姻要件」を非合法化し，州が敗訴した。ここで，体外受精に関わる「婚姻要件」が破棄されたことは，同性愛女性など，従来この要件によって体外受精の利用を制限されてきた人々による利用をも認めることになるかどうか，など「子どもをもつ権利」「家族」のあり方をめぐる議論につながった。

一方,判決を受けたヴィクトリア州政府は,「婚姻要件」を廃止したものの,あくまで治療対象者は「医学的不妊」(不妊の打開のために代替手段がない場合／遺伝性疾患の回避)に限定されるとして,同性愛やシングルの女性による治療の利用を最小限に食い止めようとした。州不妊治療局は「医学的不妊」に関して「心理的不妊」を含めるとするガイドライン案を策定したが,このガイドラインは宗教界や州上院の多数派を占める自由党系保守派の反発を受け挫折した。判決によって,婚姻関係に関わらず,HIVや遺伝性疾患,その他医学的に不妊とされた者(卵に帰因する不妊の場合など)にも提供による不妊治療を受ける道が開け,該当する同性カップルにひと月に4例ほど適用されている。この判決を契機にさかんになった「新たな家族像」に関する議論の中では,先端技術の利用によってシングル女性やレズビアンカップルなどが主張できるようになった「子どもを持つ権利」に対して,従来の家族構造の維持を主張する中で語られる「子どもの福祉」が抑止力として用いられるという構図がある。

(井上悠輔)

1 連邦・性差別禁止法 (1984年)

(2005年の改正を反映)

第4条(解 釈)

「婚姻状態」は次の各号のいずれかに該当する地位又は状態を意味する。

(a) シングル
(b) 既婚
(c) 既婚者であるが,配偶者と別居状態にある者
(d) 離婚
(e) 死別
(f) 他の個人の実質的な配偶関係にある者

第 22 条（動産，サービス，施設利用）
(1) 対価の要否に拘わらず，動産やサービスの提供，施設の利用に関連して，性，婚姻状態，妊娠又は妊娠の可能性を根拠に次のような区別をすることは違法である。
   (a) 他者と区別して提供や利用を拒否すること
   (b) 期間や条件において他者と区別すること
   (c) 内容面で他者と区別すること
(2) （省略）

2 連邦・家族法 (1975年)

（2006年の改正を反映）

第 4 条（定義）（抜粋）
「人為的な生殖補助手法」とは次に掲げるものをさす。
   (a) 人工授精
   (b) 女性の体内への胚の移植

第 60H 条（生殖補助手法により出生した子ども）
(1) 次に掲げるものがすべて該当する場合，生物学的な親子関係がなくとも，この法律の趣旨に照らして，該当する男女間の子どもとする。
   (a) 既婚の女性から，人為的な生殖補助手法の実施により，出生した子どもであること
   (b) 次に掲げるものの両方が満たされていること
      (ⅰ) その手法が男女の同意を伴って実施されたこと
      (ⅱ) 既存の連邦法，州法又は準州法の規定に照らして，その子どもが男女の子どもであること
(2) 次に掲げるものがすべて該当する場合，生物学的な親子関係がなくとも，この法律の趣旨に照らして，該当する女性の子ども

とする。
   (a) 人為的な生殖補助手法の実施により，女性から出生した子どもであること
   (b) 既存の連邦法，州法又は準州法の規定に照らして，その子どもが女性の子どもであること
(3) 次に掲げるものがすべて該当する場合，生物学的な親子関係がなくとも，この法律の趣旨に照らして，該当する男性の子どもとする。
   (a) 人為的な生殖補助手法の実施により，女性から出生した子どもであること
   (b) 既存の連邦法，州法又は準州法の規定に照らして，その子どもが男性の子どもであること
(4) ある個人が，他の個人の夫又は妻として，法的に婚姻関係にはないが，実体ある家庭を土台として生活している場合，次に該当するものとして(1)の規定を適用する。
   (a) 両者は婚姻関係にあること
   (b) 他の第三者とは婚姻関係を有さないこと。
(5) (1)の趣旨に照らして，蓋然性から総合的に判断して同意していなかったことが証明されない限り，個人は生殖補助手法の実施に同意していたことが推定される。
(6) 「この法律」には以下の規定も含まれる。
   (a) この法律（連邦家族法）にもとづく法廷規則，
   (b) 関連する連邦簡易裁判規則［訳注：連邦簡易裁判法（1999年）にもとづく法廷規則をさす］。

3 ヴィクトリア州・不妊治療法 (1995年)

(2006年の改正を反映)

第1章 序　章

第1条（法の目的）

この法律の主目的は次のとおりである。

(a) 体外受精その他の受精手法，人工授精の実施を規制すること，

(b) この法律及び1984年法（ヴィクトリア州・不妊（医学的措置）法）にもとづいて実施される治療に関する情報へのアクセスを規制すること，

(ba) ヒト胚の利用に関する特定の活動を規制すること，

(bb) 人クローン及び生殖医療技術に関するその他の特定の手法を禁止すること，

(c) ヒトの生殖細胞（卵，精子），胚を利用した研究を規制すること，

(d) 不妊の発生及び原因に関する研究を促進すること，

(e) 代理出産に関する規定をもうけること，

(f) 州不妊治療局（ITA）を設置すること

(fa) 全豪保健医学研究評議会の胚研究ライセンス委員会への所定の機能を委託すること，

(g) 1984年法（ヴィクトリア州・不妊（医学的措置）法）を廃止すること，及びその他の関連法規を改正すること。

第2条（施行の日程） （省略）

第3条（用語の定義）

(1) 法文中の用語を次のように定義する。

「認可」とは，州不妊治療局によって第40条，第51条，第56条，

又は第8章のもとに認可された，若しくはその認可が更新されたことを言う。

「人工授精」とは，卵を伴わずに精子のみを，女性の膣，子宮頸管又は子宮へ移植することをさす。

「担当官」とは，第12章のもとに権限を付与された担当官をさす。

「州不妊治療局」とは第9章にもとづいて設置された「ヴィクトリア州不妊治療局」をさす。

「中央記録庫」とは第68条にもとづいて州不妊治療局のもとにおかれる情報庫をさす。

「事実上の婚姻関係」とは，正式に結婚していないものの，夫婦としてひとつの実体ある家庭を土台にして共に生活している男女の関係をさす。

「医師」とは「医療行為法」(ヴィクトリア州，1994年)にもとづいて登録された医師をさす。

「提供者」とは，第12条，第27条若しくは第34条にもとづいて同意した者，又は第22条の(2)にもとづいて自身の生殖細胞(卵，精子)の研究利用に同意した者をさす。

「提供胚」とは，第12条又は第27条にもとづいて同意のもと提供された胚をさす。

「提供生殖細胞」とは提供精子又は提供卵をさす。

「提供をともなう人工授精」とは提供精子をもちいた人工授精をさす。

「提供卵」とは第12条，第27条，第34条にもとづいて同意された卵をさす。

「提供精子」とは第12条，第27条，第34条にもとづいて同意された精子をさす。

「提供をともなう治療」とは，提供生殖細胞又は提供胚を利用した治療をさす。

「受精手法」とは次の各号のものを意味する。

　(a) 廃止

　(b) 女性の体外で形成された胚を女性の体内に移植する医学的

手法
(c) 次の各号に該当する医学的手法
　(ⅰ) 卵を，精子を伴うことなく単独で女性の体内に移植する手法
　(ⅱ) 精子を（人工授精以外の方法で）女性の体内に移植する手法
　(ⅲ) このほかの方法で，女性の体内に卵と精子を移植する手法

「生殖細胞」とは卵又は精子をさす。

「ヒト胚」とは，一組のヒトゲノム又は改変ヒトゲノムを有する生きた胚で，2割球が識別できる段階又はその他の手法により成長の開始が確認できる段階から8週間以内の状態をさす。

「精子」には精子由来物質も含まれる。

「夫」とは，ある男女が事実上の婚姻関係にある場合には，その女性が一緒に居住している男性のことをさす。

「認可施設」とは，第8章のもとにライセンスが適用される場所をさす。

「ライセンス保持者」とは，認可施設に関連して，ライセンスを有する人物をさす。

「受精卵」とは，精子が卵に侵入を開始した段階にはじまり，2割球が確認段階以降を含まない，発生段階の卵をさす。

「生殖始原細胞」とは，卵又は精子へと成長する機能を有する細胞を意味する。

「配偶者」とは次に該当する者をさす。
(a) 同居する女性と事実上の婚姻関係にある男性にとっての，その該当する女性
(b) 同居する男性と事実上の婚姻関係にある女性にとっての，その該当する男性。

「保存」とは次のいずれかに該当する行為を意味する。
(a) 卵，胚又は精子を凍結保存すること，
(b) その他の所定の方法で，卵，胚又は精子を保存すること。

「代理出産契約」とは，公式又は非公式を問わず，下記についての

第3章 諸外国における生殖補助医療の規制状況と実施状況（オーストラリア）

契約，取り決め，合意をさす。

- (a) 一人の女性が（報酬又は謝礼の有無に関わらず），次の各号のいずれかの意図をもって，妊娠又は妊娠の試みについて，他者と合意すること。
  - (ⅰ) 妊娠してうまれた子どもを彼女自身の子どもとしてではなく，他者の子どもとして（養子，同意など手順の形式を問わず）扱うこと，
  - (ⅱ) 妊娠してうまれた子どもを監督，保護する役割を他者に移すこと，
  - (ⅲ) 妊娠してうまれた子どもを養育する権利を恒久的に他者に引き渡すこと。
- (b) 妊婦が（報酬又は謝礼の有無に関わらず），次の各号のいずれかについて他者と合意すること。
  - (ⅰ) 妊娠してうまれた子どもを彼女自身の子どもとしてではなく，他者の子どもとして（養子，同意など手順の形式を問わず）扱うこと，
  - (ⅱ) 妊娠してうまれた子どもを監督，保護する役割を他者に移すこと，
  - (ⅲ) 妊娠してうまれた子どもを養育する権利を恒久的に他者に引き渡すこと。

「NHMRC」とは全豪保健医学研究評議会法（連邦法，1982年）にもとづいて設置された全豪保健医学研究評議会をさす。

「治療」とは次に該当するものをさす。

- (a) 夫以外の男性の精子を用いる女性への人工授精
- (b) 受精手法

「妻」とは，ある男女が事実上の婚姻関係にある場合には，その男性が一緒に居住している女性のことをさす。

(1A，1C：クローン胚に関する詳細な定義)（省略）

(1B) (1) における「ヒト胚」の定義において，ヒト胚の発生における規定の日程には，その成長の中断の期間は含まない。

(2) 事実上の婚姻関係にある男性又は女性が，さらに（他の男性や女

性と）正規な婚姻関係を有している場合，この法律で規定するところの夫若しくは妻，又はそうした男性若しくは女性の配偶者には，そうした事実上の関係は含まない。

> Note：本書の趣旨に直接かかわらない以下の用語の定義は省略した。
> 「認可された研究」「ヒト胚研究法」「連邦当局」「第56条にもとづく例外」「クローン胚」「NHMRCライセンス委員会」「研究」「クローン」「動物」「キメラ状態の胚」「日帰り治療施設」「宗教病院」「指定管理者」「ハイブリッド胚」「査察官」「卵」「私立病院」「病院所有者・団体」「公立病院」「州政府担当大臣」「精子」「大学」「女性」。

第4条（条文の解釈）

(1) この法律は，他に特別な規定がある場合を除いて，(a)-(d)に関する行為には（e）以下の内容が含まれる。

(a) 手法一般，(b) 受精手法一般，(c) 治療一般，

(d) 特定の手法，受精手法，治療，

(e) 手法若しくは移植の性質又は形式，

(f) その手法において，提供卵若しくは提供精子，又は提供精子若しくは提供卵（及びこの両方）により形成された胚を利用したか否か，

(g) 提供者若しくは配偶者による同意，異論についての同意，異論，又は撤回には，次に該当するものが含まれる。

(i) 生殖細胞（卵，精子）又は胚を，提供者又は提供者の配偶者でない女性に対する治療に使用することの可否。

(ii) 生殖細胞（卵，精子）又は胚を，不特定の女性で利用してよいか，又は特定の女性に対する利用に限るか。

(2) 第62条，第63条，第66条，第82条その他の条項において，他に特別な規定がある場合を除いて，この法律にもとづく治療，受精手法，非配偶者からの提供による不妊治療，人工授精，非配偶者からの提供による人工授精の対象となる女性の夫には，治療が実施される時点での女性の夫である男性も含まれる。

第3章 諸外国における生殖補助医療の規制状況と実施状況(オーストラリア)

第5条(法の運用上の主原則)
(1) この法律の運用,この法律にもとづく職務の実行,及びこの法律が規定する諸活動の実施において,次に挙げる原則が有効であることが議会のそもそもの意図するところである。
   (a) 治療の結果生まれてくる,又は生まれてくる予定の者の福利・利益が至上のものであること,
   (b) 人命の維持・保護,
   (c) 家族の利益,
   (d) 不妊のカップルの子を持ちたいという希望。
(2) これらの原則は,重要度順に並んでおり,この順で適用されること。

第5A条(王室拘束)(省略)

第2章 治　療

第1節　一　般

第6条(受精手法)
次に掲げる場合にのみ,受精手法を実施することができる。
   (a) 第8章のもとに認可された医師のもとでその受精手法が実施される場合,
   (b) 第2節,第3節,第4節及び第36条の各要件を満たしていることを(a)の医師が確認した場合,
   (c) その処置が,第8章のもとにライセンスを交付された施設で実施される場合。

違反時の罰則:480罰金ユニット又は4年間の禁固刑,及びこれらの併科

Note:1罰金ユニット=約9000円(ヴィクトリア州法の定義による,1AUドル=90円換算)

第7条（人工授精）

(1) 次に掲げる場合にのみ，第8章にもとづいてライセンスを交付された病院や施設以外の場所で，非配偶者の精子を利用した人工授精を実施できる。

   (a) 第8章のもとに人工授精の実施を認可された医師のもとでその人工授精が実施される場合，

   (b) 第2節，第3節，第4節及び第36条の各要件を満たしていることを (a) の医師が確認した場合。

違反時の罰則：480罰金ユニット又は4年間の禁固刑，及びこれらの併科

(2) 次に掲げる場合にのみ，第8章にもとづいてライセンスを交付された病院や施設で，非配偶者の精子を利用した人工授精を実施できる。

   (a) 次のいずれかの場合。

   （ⅰ）第8章のもとに人工授精の実施を認可された医師のもとでその人工授精が実施される場合，

   （ⅱ）第8章のもとに人工授精の実施を認可された医師の責任のもとでその人工授精が実施される場合。

   (b) 上記のいずれの場合であっても，第2節，第3節，第4節及び第36条の各要件を満たしていることを (a) の医師が確認した場合。

違反時の罰則：480罰金ユニット又は4年間の禁固刑，及びこれらの併科

第2節　治療に関する一般要件

第8条（治療を受けることができる者）

(1) 次のいずれかの場合，女性は治療を受けることができる。

   (a) 夫と婚姻関係にあり，実体ある家庭環境をもとに同居していること，

   (b) 男性と事実上の婚姻関係にあること。

(2) 治療を受ける前に，施療対象の女性及びその夫は実施される処

置に関して同意していること。
(3) 治療の実施に先立って、妊娠の結果生まれる者に遺伝性の異常又は疾患の伝達の可能性があることを、次のいずれかによって確認すること。
  (a) 医師は、検査にもとづく合理的な根拠にもとづいて、施療対象の女性の卵及びその夫の精子の状況から、
  (b) 医師で、遺伝学に関する専門資格を有する者が、検査にもとづいてある女性による卵及びその夫の精子の状況から。

第9条 (同意の要件)
(1) 第8条にもとづく同意は次に掲げる要件を満たすこと。
  (a) 書式であること、
  (b) 女性とその夫が、その同意において特定されている治療を受けることに同意していること、
  (c) その治療が実施される際に、この同意が撤回されたり、失効したりしていないこと。
(2) 同意した者は同意書を保管すること、又は次のいずれかに同意書を保管すること。
  (a) その治療が実施されるライセンス施設の指定管理者のもとでの保管、
  (b) ライセンス施設以外の施設での実施の場合、その治療を担当する医師のもとでの保管。

第10条 (情報)、第11条 (カウンセリング) (省略)

第3節 提供者の要件
第12条 (生殖細胞又は胚の提供)
(1) 精子を、夫婦以外の女性の治療のために利用してはならない。ただし、精子の利用に先立って、その精子の由来する男性が治療への利用に同意している場合はこの限りでない。
(2) 卵を、他の女性の治療のために利用してはならない。ただし、

卵の利用に先立って，その卵の由来する卵が治療への利用に同意している場合はこの限りでない。
(3) 胚の作成に利用した精子が夫婦以外の男性に由来する場合，その胚を治療に利用してはならない。ただし，次のいずれかに該当する場合はこの限りでない。
  (a) 胚の作成の前に，精子の由来する男性が治療に利用目的での胚の作成への利用に同意している場合，
  (b) 精子を利用した胚が，夫婦の女性又は他の女性に移植する目的で，体外ですでに作成されている場合で，
    (ⅰ) 胚が予定していた本来の移植に必要なくなった場合で，
    (ⅱ) 精子の由来する男性が，新たな治療への胚の利用に同意している場合。
(4) 胚の作成に利用した卵が治療を受ける女性ではない場合，その胚を治療に利用してはならない。ただし，次のいずれかに該当する場合はこの限りでない。
  (a) 胚の作成の前に，卵の由来する女性が治療に利用目的での胚の作成への利用に同意している場合，
  (b) 卵を利用した胚が，その卵の由来する女性又は他の女性に移植する目的で，体外ですでに作成されている場合で，次のすべてに該当する場合。
    (ⅰ) 胚が予定していた本来の移植に必要なくなった場合，
    (ⅱ) 卵の由来する女性が，新たな治療への胚の利用に同意している場合。
(5) 夫婦以外の男性に由来する精子，及び他の女性に由来する卵を共に利用して作成した胚を，治療に利用してはならない。ただし，(3) 及び (4) の条件が共に満たされれば，この限りではない。

第13条 (提供者の配偶者による同意)
(1) 第12条により同意した提供者に，同意を示した時点で，夫婦又は事実上の婚姻関係にある者がいる場合，治療の実施にあ

たっては，これら提供者の配偶者による同意もあわせて取得することが必要である。
(2) 次の場合，この法律では，同意の時点で，提供者は夫婦又は事実上の婚姻関係にある者がいなかったものとみなす。
  (a) 提供者の配偶者が (1) について同意している場合，
  (b) 提供者及びその配偶者が，同意の後，実体ある家庭を土台とした夫婦としての共同生活を終了させた場合，
  (c) 同意の対象となる治療が，こうした実体ある家庭を土台とした夫婦としての共同生活が終了した後に実施されるものである場合
(3) (1) に拘束されることなく，提供者と配偶者が，実体ある家庭を土台とした夫婦としての共同生活を営んでいない場合，配偶者による同意は必要ではない。
(4) この条項は，胚が夫婦として，又は事実上の婚姻関係として共同生活を営んでいる（事例に応じて判断する）男女の双方に由来する生殖細胞により作成される場合で，共に第12条による同意を示している場合には適用されない。

第14条（同意に関する要件）
(1) 第12条又は第13条による同意は次に掲げる条件を満たさなければならない。
  (a) 書式であること，
  (b) 提供者，及び場合によってはその配偶者が，他の女性を対象とした治療への，対象となる卵や精子，胚の利用に同意していること，
  (c) 治療を実施する時点で同意の撤回又は取り消しをしていないこと。
(2) 第12条又は第13条による同意では，生殖細胞や胚を利用して治療を行う特定の女性を指定することができる。
(3) 精子や卵の利用について同意する提供者又はその配偶者は，次に掲げるいずれかに同意を寄託，又は同意が寄託される措置を

とらなければならない。
- (a) 提供の場所により次のように規定する。
  - (ⅰ) 提供が認可施設で実施される場合，認可施設の担当官に寄託，
  - (ⅱ) 認可施設以外の場所の場合，第8章により人工授精の実施を認可された医師で，その場所で人工授精を実施した医師に寄託，
- (b) 精子若しくは卵が維持又は保管される場所，
- (c) 規則によるその他の場所。
(4) 提供した精子又は卵によって胚を作成する場合，その提供者及び配偶者は，胚を維持又は保管する認可施設の担当官に，同意を寄託又は同意を寄託する措置をとらなければならない。

以下，省略：
第15条（後の配偶者による反対），第16条（カウンセリング要件），
第17条（情報の授受に関する要件）

第18条（個人が特定できる提供者）
(1) 個人が特定できる提供者によって提供された精子，卵又は胚は，事前に次に掲げる条件をすべて満たしている場合にのみ，治療に利用できる。
- (a) 治療の対象となる女性及びその夫が，その利用を「希求」している場合，
- (b) 提供者及び（もし存在すれば）その提供者の配偶者が，提供者の個人が特定可能であることを知っていながら，治療への利用に同意している場合，
- (c) 治療の対象となる女性及びその夫，さらに提供者と（もし存在すれば）その「配偶者」が，提供者個人が特定できる精子や卵，胚を利用することについて，第8章にもとづいて認定されたカウンセラーから，カウンセリングを受けていること。
(2) (1)の「希求」は，次に掲げる事項をすべて満たすこと。

第 3 章　諸外国における生殖補助医療の規制状況と実施状況（オーストラリア）

  (a) 書式,
  (b) 直接の手順を担当する医師に対して表明されたものであること。人工授精の場合で，その手順自体が医師の手によってなされない場合，その治療に責任を持つ医師に対して表明されたものであること。
 (3) この条項において，提供者の「配偶者」とは，(1) (b) における提供者の同意表明の際に，提供者と婚姻関係にある者，もしくは事実上の婚姻関係にある者をさす。

第 19 条（個人識別が可能な提供者により提供された生殖細胞などの利用に関する同意の要件）(省略)

第 4 節　提供を伴う治療を実施できる要件
第 20 条（提供をともなう治療を実施できる条件）
 (1) 次のいずれかに該当する場合を除いて，非配偶者の男性の精子を利用する治療，又は対象となる女性の卵と非配偶者の男性の精子とによって形成された胚を利用する治療を，実施してはならない。
  (a) 対象となる女性が，夫の精子又は夫の精子によって形成された胚では，妊娠する可能性がない場合,
  (b) 対象となる女性が，夫の精子又は夫の精子によって形成された胚によって妊娠した場合，生まれてくる子どもに遺伝子異常又は遺伝性疾患を伝達する可能性がある場合。
 (2) 次のいずれかに該当する場合を除いて，対象となる女性の夫の精子と他の女性の卵とによって形成された胚を利用する治療又は他の女性に由来する卵を利用する治療を，実施してはならない。
  (a) 対象となる女性が，自身の卵又は自身の卵によって形成された胚では，妊娠する可能性がない場合,
  (b) 対象となる女性が，自身の卵又は自身の卵によって形成された胚によって妊娠した場合，生まれてくる子どもに遺伝子

異常又は遺伝性疾患を伝達する可能性がある場合。
(3) 次のいずれかに該当する場合を除いて，非配偶者の男性の精子及び他の女性の卵を利用する治療，又は非配偶者の男性の精子と他の女性の卵とによって形成された胚を利用する治療は，実施してはならない。
   (a) 対象となる女性が，夫の精子及び自身の卵，又は夫の精子と自身の卵によって形成された胚では，妊娠する可能性がない場合，
   (b) 対象となる女性が，夫の精子及び自身の卵，又は夫の精子と自身の卵によって形成された胚によって妊娠した場合，生まれてくる子どもに遺伝子異常又は遺伝性疾患を伝達する可能性がある場合。

第21条 (情報と助言) (省略)

第2A章 生殖補助医療に利用しない胚の特定の目的での利用に関する規制
第1節 解釈
第21A条～第21B条 (省略)

第2節 違法行為
第21C条～第21E条 (省略)

第3節 NHMRCの胚研究ライセンス委員会
第21F条～第21G条 (省略)

第4節 ライセンス制度
第21H条～第21P条 (省略)

第5節 報告と守秘
第21Q条～第21R条 (省略)

第3章　諸外国における生殖補助医療の規制状況と実施状況（オーストラリア）

第6節　決定の見直し
第21S条～第21T条（省略）

第7節　モニタリングの権限
第21U条～第21Z条（省略）

第3章　研　　究

第1節　違法行為（省略）
第22条（研究），第23条（研究を行う場所），
第24条（治療に必要なくなった胚以外の胚の破壊を伴う研究の禁止）
第25条（州不妊治療局は治療に必要なくなった胚以外の胚の破壊を伴う研究を認可してはならないこと）
第26条（州不妊治療局は受精卵を対象とした特定の研究を認可してはならないこと）

第2節　胚を利用する研究の実施に関する前提条件（省略）
第27条（胚を利用する研究への同意），第28条（提供者の配偶者による同意），
第29条（同意に求められる要件），
第30条（事後に配偶者となった者による異論），
第31条（カウンセリング要件），第32条（情報の提示に関する要件）

第3節　（廃止）
第33条　（廃止）

第4節　生殖細胞を利用するその他の研究の実施に関する前提条件（省略）
第34条（生殖細胞（卵，精子）を利用する研究への同意），
第35条（同意に求められる要件）

生殖補助医療

第5節　この章の適用　（省略）
第35A条（第3章における「研究」の意味）

第4章　同意の手順　（省略）
第36条（同意の表明のあり方に関する認可），第37条（同意の撤回），
第38条（同意の失効）

第4A章　禁止行為

第1節　人クローン　（省略）
第38A条（禁止行為　クローン胚の作成）
第38B条（禁止行為　クローン胚を人又は動物の体内に移植する行為）
第38C条（禁止行為　クローン胚の輸出入）
第38D条（クローン胚が死滅したことは被告の利益にならないこと）

第2節　その他の禁止行為　（省略）
第38E条（禁止行為　受精によらない方法でヒト胚を作成すること，又は
　　　　こうしヒト胚を成育させること）
第38F条（禁止行為　女性を妊娠させる以外の目的でヒト胚を作成するこ
　　　　と）
第38G条（禁止行為　三人以上の個人に由来する遺伝子物質を含むヒト胚
　　　　を作成すること，又は成育させること）
第38H条（禁止行為　女性の身体の外でヒト胚を14日を越えて成育させ
　　　　ること）
第38I条（禁止行為　ヒト胚又は胎児に由来する生殖始原細胞を用いてヒ
　　　　ト胚を作成すること，又は成育させること）
第38J条（禁止行為　ヒトゲノムに遺伝可能な改変を加えること）
第38K条（禁止行為　女性の身体から発育可能なヒト胚を収集すること）
第38L条（禁止行為　キメラ状態の胚又はハイブリッド胚を作成するこ
　　　　と）
第38M条（禁止行為　異種への胚の移植など）
第38N条（禁止行為　作成及び生育が禁止されている胚の輸出入又は移

第3章 諸外国における生殖補助医療の規制状況と実施状況（オーストラリア）

植）

第38O条（禁止行為　卵，精子又はヒト胚の営利目的での取引）
(1) 卵，精子又は胚の供給に関して，故意に他者に対価を供与すること，又はこれを持ちかけることは違法行為である。
(2) (1) 卵，精子又は胚の供給に関して，故意に他者から対価を受領すること，又はこれを持ちかけることは違法行為である。
(3) この条項における用語を次のように定義する。
　「合理的な経費」
　　(a) 卵又は精子の供給に関して，卵又は精子の収集，保管又は輸送に関する経費が含まれる。なお，ここに挙げた活動は網羅的なものではない。
　　(b) 胚の供給に関して，
　　　(ⅰ) 第2A章における「治療に必要なくなった胚」になる前の段階における経費は含まない。
　　　(ⅱ) 胚の保管又は輸送に関連する経費は含まれる。なお，ここに挙げた活動は網羅的なものではない。
　「対価」
　　卵，精子又は胚の供給に関して，誘因となるもの，負担の軽減化及び当事者へのサービスの供与の優先化が含まれる。供給に関連する当事者の合理的な経費の支払いは含まない。
(4) (1) や (2) への違反は訴追の対象となる違法行為であり，10年以内の期間の禁固刑が科される。

第5章　禁止されるその他の治療

第1節　禁止される治療　（省略）
第38P条（このDivisionの適用），第39条　（廃止）
第40条（研究目的で利用した生殖細胞又は胚の移植利用）
第41条（子どもに由来する生殖細胞の治療利用の禁止）
第42条（廃止）

生殖補助医療

第43条（故人の生殖細胞を伴う手法の禁止）
　次に該当する行為を行ってはならない。
　　(a) 死亡が判明した男性に由来する精子を用いて授精すること
　　(b) 死亡が判明した個人の生殖細胞を女性の身体に移植すること
　違反時の罰則：240罰金ユニット又は2年間の禁固刑，及びこれらの併科

以下，（省略）
第44条，第45条　（廃止），第46条（特定の手法の禁止），
第47条-第49条　（廃止）
第50条（性選択の禁止）

第2節　保管
第50A条（このDivisionの適用）（省略）

第51条（生殖細胞の保管）
(1) 次の各号に該当する場合，生殖細胞の保管を開始又は継続してはならない。
　(a) 生殖細胞が由来する個人が，これらの生殖細胞の保管からの離脱を希望していることが分かった場合。
　(b) (a) 以外の場合において，下記のいずれかに該当する場合。
　　(ⅰ) 保管後10年が経過した場合，
　　(ⅱ) 州不妊治療局が認可したより長期間の保管期間が経過した場合。
違反時の罰則：240罰金ユニット又は2年間の禁固刑，及びこれらの併科
(2) 州不妊治療局は，個別の事案について合理的な理由があると判断した場合，より長期間の保管期間について書式で認可できる。
(3) (2)による認可には条件を付帯させることができる。

第 3 章　諸外国における生殖補助医療の規制状況と実施状況（オーストラリア）

第 52 条（胚の保管）
　(1) 胚の保管を開始又は継続してはならない。
　違反時の罰則：240 罰金ユニット又は 2 年間の禁固刑，及びこれらの併科
　(2) 次に該当する場合，(1) は適用されない。
　　(a) この法律による治療において，女性の身体に胚を移植する予定がある場合，
　　(b) 胚の作成に利用した生殖細胞が由来する個人が，将来的な移植を目的とした保管に同意している場合。
　(3) (2) (b) による同意は次に掲げる条件を満たしていなければならない。
　　(a) 書式であること，
　　(b) 同意の後，胚を保管する当事者にただちに提出されること。
　(4) (2) が適用される胚について，次に該当する場合には保管を継続してはならない。
　　(a) 保管に同意した個人が，5 年以内の保管期間を指定している場合で，その期間を超えた場合，
　　(b) (a) 以外の場合で，次のいずれかに該当する場合，
　　　(ⅰ) 保管後 5 年が経過した場合，
　　　(ⅱ) 州不妊治療局が認可したより長期間の保管期間が経過した場合。
　違反時の罰則：240 罰金ユニット又は 2 年間の禁固刑，及びこれらの併科
　(5) 州不妊治療局は，個別の事案について合理的な理由があると判断した場合，より長期間の保管期間について書式で認可できる。
　(6) (5) による認可には条件を付帯させることができる。

　以下，（省略）
第 53 条（保管されている胚の持ち出し），第 54 条（保管場所），
第 55 条（認可された施設以外の場所に保管されている生殖細胞又は胚の利用の禁止）

第3節　一般的な違法行為　（省略）
第56条（生殖細胞及び胚の輸出入），第57条（廃止），
第58条（虚偽又は誤解を招きやすい情報）

第6章　代理出産

第59条（出産の代行）

　代理母としての行為についての支払い，対価の授受若しくはそれに関する契約，代理出産としての契約，その契約に関する手続きについての支払い，対価の授受，又はそれに関する手続きをしてはならない。

　違反時の罰則：240罰金ユニット又は2年間の禁固刑，及びこれらの併科

第60条（出産の代行に関する広告）

　次のいずれかに該当する提示，広告，告知若しくは文書についての公表，又は公表につながるような行為をしてはならない。

　(a) 代理契約についての意思があること，又はそのような意図があることを示す内容，

　(b) 代理契約又は代理母としての行為若しくは契約が可能かどうか，契約への手続きをする意思があるかどうか，又はその意図を尋ねるような内容，

　(c) 代理契約への手続きへの意思があること，又はそのような意図を示すような効果のある内容，

　(d) 自身について又は他者に対して，代理契約による対価の受け取りが可能であること，又は意図を示すような効果のある内容，

　(e) 代理母としての行為への同意の確認又は代理母への勧誘を目的としたカウンセリングを実施すること，又はしようとするような内容，

　(f) 代理母として活動する意思があること，又はそのような意図があることを示す内容。

　違反時の罰則：240罰金ユニット又は2年間の禁固刑，及びこれら

第 3 章　諸外国における生殖補助医療の規制状況と実施状況（オーストラリア）

の併科

第 61 条（出産の代行に関する契約の無効）
　代理に関する同意は，この条項の発効前後を問わず無効である。

第 7 章　記録の維持，情報へのアクセス

第 1 節　記録
第 62 条～第 70 条（省略）

第 2 節　認可を受けた施設，医師により報告される情報
第 71 条～第 73 条（省略）

第 3 節　中央記録庫に収載される情報
第 74 条（中央記録庫に収載されている情報への両親からの申請）
（1）提供をともなう不妊治療によって出生した者の親又はその保護者は，治療において利用した生殖細胞又は胚の形成に利用した生殖細胞の提供者について，中央記録庫に収載されている次のいずれかの情報又はその両方の情報の開示を，州不妊治療局に対して求めることができる。
　（a）その提供者に関する情報（個人を特定しないもの），
　（b）その提供者個人の特定につながる情報。
（2）申請は次に掲げる事項をすべて満たすこと。
　（a）書式，
　（b）特定の書式を用い，特定の料金を納付すること。

第 75 条（州不妊治療局による両親への提供者情報の開示）
（1）第 74 条の（1）（a）にもとづく情報を求められたとき，州不妊治療局がその請求者は情報の公開の結果生じえる事に関するカウンセリングを，第 74 条の情報の請求者に対応するために第 8 章のもとに認可されたカウンセラーから受けていることを確認した場合，州不妊治療局は書式で請求者に対して中央記録庫に

おいて記録されている情報を提供すること。
(2) 第74条の (1) (b) にもとづく情報を求められたとき，州不妊治療局は次に該当する場合，書式で請求者に対して中央記録庫において記録されている情報を提供すること。
 (a) 提供者が情報の提供にあらかじめ同意していた場合，
 (b) 提供者による条件や制限にそった形で提供すること，
 (c) 第74条の情報の請求者に対応するために第8章のもとに認可されたカウンセラーからカウンセリングを受けていることを確認していること。
(3) 州不妊治療局は (2) にもとづいて同意を必要としている者を合理的な範囲で探すこと。
(4) 請求者への情報の公開に関して (2) にもとづく同意を求めるに先立って，州不妊治療局は同意が求められている本人に対して，カウンセリングの必要性，第74条の情報が請求された者に対応するために第8章のもとに認可されたカウンセラーの名前について助言すること。
(5) (2) にもとづく情報の提供に同意した場合，情報の提供に先立って，州不妊治療局はその情報が提供される本人に助言する合理的な努力をすること。

第76条 (提供者による，不妊治療により出生した子ども及びその両親に関する情報開示の請求)
(1) 提供者は，その生殖細胞 (卵，精子) によって，又はその生殖細胞 (卵，精子) を利用した接合子や胚によって，治療の結果出生した者，その者の親又は両親に関して，中央記録庫における所定の記録に含まれる以下に関する情報を求めることができる。
 (a) 治療の結果出生した者に関する情報 (個人を特定しないもの)，
 (b) 治療の結果出生した者個人の特定につながる情報，
 (c) 出生した者の親又は両親に関する情報 (個人を特定しないもの)，
 (d) 出生した者の親又は両親の特定につながる情報。

第3章　諸外国における生殖補助医療の規制状況と実施状況（オーストラリア）

(2) 申請は次に掲げる事項をすべて満たすこと。
 (a) 書式，
 (b) 特定の書式を用い，特定の料金を納付すること。

第77条（出生した子どもに対する，州不妊治療局による情報の開示）

(1) 第76条の(1)(a)にもとづく情報を求められたとき，州不妊治療局がその請求者は情報の公開の結果生じえる事に関するカウンセリングを，第76条の情報の請求者に対応するために第8章のもとに認可されたカウンセラーから受けていることを確認した場合，州不妊治療局は書式で請求者に対して中央記録庫において記録されている情報を提供すること。

(2) 第76条の(1)(b)にもとづく情報を求められたとき，州不妊治療局は次に掲げる場合，書式で請求者に対して中央記録庫において記録されている情報を提供すること。
 (a) 次のいずれかに該当する場合。
  (ⅰ) 18歳未満の者の場合，両親又はその保護者があらかじめ情報の提供に同意していること，
  (ⅱ) 18歳に達している者の場合，本人がその情報の提供に同意していること，
 (b) 同意した者が提示した条件や制限にそった形で提供すること，
 (c) 第76条の情報の請求者に対応するために第8章のもとに認可されたカウンセラーからカウンセリングを受けていることを確認していること。

(3) 州不妊治療局は(2)にもとづいて同意を必要としている者を合理的な範囲で探すこと。

(4) 請求者への情報の公開に関して(2)にもとづく同意を求めるに先立って，州不妊治療局は同意が求められている本人に対して，カウンセリングの必要性，第76条の情報が請求された者に対応するために第8章のもとに認可されたカウンセラーの名前について助言すること。

(5) (2) にもとづく情報の提供に同意した場合,情報の提供に先立って,州不妊治療局はその情報が提供される本人に助言する合理的な努力をすること。

第78条 (州不妊治療局により開示される両親に関する情報)
(1) 第76条の (1) (c) にもとづく情報を求められたとき,州不妊治療局は,第76条の情報の請求者に対応するために第8章のもとに認可されたカウンセラーからカウンセリングを受けていることを確認した上で,書式で請求者に対して中央記録庫において記録されている情報を提供すること。
(2) 第76条の (1) (d) にもとづく情報を求められたとき,州不妊治療局は次に掲げる場合,書式で請求者に対して中央記録庫において記録されている情報を提供すること。
　(a) その者が情報の提供にあらかじめ同意していること,
　(b) 情報によって,提供による不妊治療によって出生した者も特定される場合でその者が18歳に至っている場合には,その者も同意していること,
　(c) 情報によってもう片方の親も特定される場合,その親も情報の提要に同意していること,
　(d) 情報に関わるこれらの者による条件や制約があれば,これに沿って情報が提供されること。
　(e) 第76条の情報の請求者に対応するために第8章のもとに認可されたカウンセラーからカウンセリングを受けていることを確認していること。
(3) 州不妊治療局は (2) にもとづいて同意を必要としている者を合理的な範囲で探すこと。
(4) 請求者への情報の公開に関して (2) にもとづく同意を求めるに先立って,州不妊治療局は同意が求められている本人に対して,カウンセリングの必要性,第76条の情報が請求された者に対応するために第8章のもとに認可されたカウンセラーの名前について助言すること。

第3章 諸外国における生殖補助医療の規制状況と実施状況(オーストラリア)

(5) (2)にもとづく情報の提供に同意した場合,情報の提供に先立って,州不妊治療局はその情報が提供される本人に助言する合理的な努力をすること。

第79条(不妊治療により生まれた子ども及びその子孫による提供者情報開示請求)

(1) 非配偶者からの提供による不妊治療によって出生した者,その可能性のある者,又はその子孫に当たる者で,18歳に達した者は,中央記録庫における治療において利用した生殖細胞(卵,精子),接合子又は胚の形成に利用した生殖細胞(卵,精子)の提供者に関して,所定の記録に含まれる次に掲げる情報を州不妊治療局に対して求めることができる。
  (a) 提供者に関する情報(個人を特定しないもの),
  (b) 提供者個人の特定につながる情報,
(2) 申請は次の事項をすべて満たすこと。
  (a) 書式,
  (b) 特定の書式を用い,特定の料金を納付すること。

第80条(治療により出生した子どもへの提供者情報の開示)

(1) 第79条の(1)(a)にもとづく情報を求められたとき,州不妊治療局がその請求者は情報の公開の結果生じえる事に関するカウンセリングを,第74条の情報の請求者に対応するために第8章のもとに認可されたカウンセラーから受けていることを確認した場合,州不妊治療局は書式で請求者に対して中央記録庫において記録されている情報を提供すること。
(2) 第79条の(1)(b)にもとづく情報を求められたとき,次に掲げる措置をとること。
  (a) 第76条の情報の請求者に対応するために第8章のもとに認可されたカウンセラーからカウンセリングを受けていることを確認した上で,書式で中央記録庫において記録されている情報を提供すること,

(b) 情報の提供に関して，次に該当することについて合理的な努力をすること。
  (ⅰ) その情報が提供される提供者に対する助言，
  (ⅱ) その情報が提供される提供者に対して，カウンセリングの必要性，第79条の情報が請求された者に対応するために第8章のもとに認可されたカウンセラーの名前について助言すること。

第81条（カウンセリングの実施を省略することが好ましい状況）

州不妊治療局は，提供者がすでに情報の大半を知っていてカウンセリングを実施することが適切でないと判断した場合，情報を求める者へのカウンセリングを確認するこの第3節の要件を省略することができる。

第82条（提供を伴う不妊治療に関する情報庫）

(1) 州不妊治療局は，非配偶者からの提供をともなう不妊治療に関する情報庫を設置し，維持すること。
(2) 情報庫における収載の対象となるのは次に掲げるものである。
  (a) 次に該当する者を含む，個人の名前，住所。州不妊治療局に名前，住所の収載を希求した場合に適用される。
    (ⅰ) 提供を伴う不妊治療の結果生まれた個人，
    (ⅱ) 提供を伴う不妊治療の結果生まれた個人の子孫
    (ⅲ) 提供者
    (ⅳ) 提供を伴う不妊治療を実施した女性及びその夫
    (ⅴ) 以上の条項に規定した人物の親族
  (b) 収載された個々人が示した次に関する希望。
    (ⅰ) 情報庫に収載された，又は将来において収載されるかもしれない，他の個人に関する情報の取得
    (ⅱ) 収載された他の個人による情報の入手
(3) 州不妊治療局は，情報庫の設置意義又は目的について，適切な時機ごとに，周知すること。

第3章 諸外国における生殖補助医療の規制状況と実施状況（オーストラリア）

(4) 州不妊治療局は，情報庫に氏名が収載されている個人の希求に応じて，収載情報の訂正，削除又は収載情報の複写を引き渡すこと。

(5) この条項にもとづく情報庫は，既述の中央記録庫とは切り離すこと。

(6) この条項にもとづく情報庫は，法令の規定に沿って維持すること。

第4節　一般規定
第83条～第92条（省略）

第7A章　1988年7月1日以前の治療に関する情報
第92A条～第92I条（省略）

第8章　ライセンス，認可，指定管理者
第1節　施設のライセンス
以下，（省略）
第93条（ライセンスの申請　病院及び日帰り治療施設），
第94条（ライセンスの申請　研究施設），第95条（医師，研究代表者の指定），

第96条（ライセンス申請　一般的な手順）
(1) ライセンスの申請は次の条件を満たさなければならない。
　(a) 書式でなされること
　(b) ライセンスの対象となる活動を明確化すること，
　(c) 州不妊治療局が定めた書式にのっとること，及び州不妊治療局が定めた料金をあわせて納付すること。
(2) 州不妊治療局は，申請に関する情報若しくは素材に関する追加的な情報提出を求めること，又は申請者の同意を得て，申請がなされた施設への入構や査察を実施することができる。
(3) 州不妊治療局は，(2)のもとに求められた情報又は素材が提出

されるまで，ライセンスの申請の検討を拒否することができる。
(4) 州不妊治療局は，(2) における施設への入構又は査察への同意が拒否された場合，ライセンスの申請の検討を拒否することができる。

第97条（州不妊治療局によるライセンスの交付又は却下の決定）
(1) 州不妊治療局は，申請者へライセンスを交付すること，又は却下することができる。
(2) 州不妊治療局は，ライセンスの交付に先立ち申請者が支払う料金を定めることができる。
(3) ライセンスは，そこに明記する活動を指定された施設で実施することを是認するものである。
(4) 州不妊治療局は，ライセンスの交付に際して，次の点に留意しなければならない。
  (a) 第93条の (g) 又は第94条の (d) に明記した活動に関するライセンスの交付には，95条のもとに指定された個人が，その時点で，研究の遂行のために第3節にもとづく認可を受けた研究者又は医師でない場合，これらの第3節にもとづく認可を得ることが必要である。
  (b) 第93条 (d)，(e)，(g) 又は第94条 (d) に明記した活動に関連するライセンスの交付には，ライセンスの対象となる施設で活動を承認し監督するために，申請者が倫理委員会を設置していること，又は他のライセンス取得者によって設置された倫理委員会を利用できることが必要である。
  (c) ライセンスの対象となる活動を実施する施設に，活動の遂行に適した設備があることが必要である。

第2節　研究の実施に関する認可　（省略）
第98条（研究の実施に関する認可の申請），
第99条（研究の実施に関する州不妊治療局による認可），
第100条（州不妊治療局への研究結果の報告）

第3節　治療又は研究を実施する者に関する認可

第101条（医師又は研究者の認可に関する申請）

(1) 医師は，次に関する認可を州不妊治療局に申請することができる。

　(a) この法律による治療の実施，

　(b) 女性の体外での胚の作成，

　(c) 第22条(1)にもとづいて承認された研究の遂行のため，又は遂行に関する責任者となるため。

(2) 研究者は，次に関する認可を州不妊治療局に申請することができる。

　(a) 第22条(1)にもとづいて承認された研究の遂行のため，又は遂行に関する責任者となるため，

　(b) 女性の体外での胚の作成。

(3) ライセンスの申請は次の条件を満たさなければならない。

　(a) 書式でなされること，

　(b) 州不妊治療局が定めた書式にのっとること，及び州不妊治療局が定めた料金をあわせて納付すること。

(4) 州不妊治療局は，申請に関する情報や素材に関する追加的な情報提出を求めることができる。

(3) 州不妊治療局は，(4)のもとに求められた情報や素材が提出されるまで，ライセンスの申請の検討を拒否することができる。

第102条（州不妊治療局による認可又は却下）

(1) 州不妊治療局は，第101条にもとづいて認可，又は申請を却下できる。

(2) 州不妊治療局は，認可に先立ち申請者が支払う料金を定めることができる。

(3) 認可は，明記する活動の遂行を担う者であることを是認するものである。

(4) 提供を伴う人工授精に関して，認可には，認可施設以外の場所で医師は提供を伴う人工授精を実施できるか否かが明記されて

いなければならない。

第4節 カウンセラーの認定 （省略）
第103条（カウンセラーの認定申請），
第104条（州不妊治療局による認定又は不認定の決定）

第5節 ライセンス，認可及び例外に関する一般的手順 （省略）
第104A条（この章の適用），
第105条（ライセンス又は認可の形式及び内容），
第106条（州不妊治療局による条件の付帯に関する権限），
第107条（情報の提供），
第108条（この章によるライセンス又は認可の条件の変更），
第109条（第5章による認可及び例外に関する変更），
第110条（ライセンス又は認可の事項の不履行などの違法行為），
第110A条（胚の作成），
第111条（ライセンス又は認可の有効期間及び更新），
第112条（更新の申請），第113条（ライセンス，認可又は例外の停止），
第114条（即時に発行する停止），
第115条（ライセンス，認可又は例外の取り消し），第116条（命令），
第117条（認可及びライセンスに関する周知），第118条（担当大臣への報告）

第6節 指定管理者 （省略）
第119条（認可施設の指定管理者），第120条（指定管理者が空席の場合）

第9章 州不妊治療局

第1節 局の構成
第121条（局の設置）
(1) 「ヴィクトリア州不妊治療局」と称する州不妊治療局を設置する。
(2) 州不妊治療局は次の性質を備える。

第3章 諸外国における生殖補助医療の規制状況と実施状況（オーストラリア）

 (a) 恒常的に継続される法人である。

 (b) 一つの統一された標章を有する。

 (c) この法人の名において訴訟を起こすこと，訴訟の対象になる。

 (d) 不動産及び動産の取得，保持，処分を行うことができる。

 (e) 法人が法律によって実施できること，又はその影響が全て適用される。

(3) 統一された標章は，州不妊治療局の指示によって維持することとし，その承認がある場合を除いて利用してはならない。

(4) すべての法廷は，書面で州不妊治療局の標章に関する司法上の周知を行うこととし，他に規定がある場合を除いて，文書に適格な標章が付されたこととして推定しなければならない。

第122条（権限，機能，義務，コンサルテーション要件）

(1) 州不妊治療局は次に掲げる事項を職務とする。

 (a) 第7章にもとづく記録の収集，保持の運営，及びこれらの記録へのアクセスに関する対応，

 (b) 第8章にもとづくライセンス及び認可の制度の運営，第8章及び56条にもとづく例外の判断，

 (c) この法律にもとづくライセンス，認可及び例外についての順守状況の監視，

 (d) 生殖細胞や胚の保管期間の延長申請の検討，及び適切だと判断した場合にこの申請について認可すること，

 (e) 認可した研究の進展を定期的に再評価すること，

 (f) 次に関する記録を保持すること，

  (ⅰ) 第2A章の範囲を除いて，この法律にもとづく事業や活動，

  (ⅱ) 不妊対策として州外でおこなわれた事業や手法

 (g) 局自体の職務や作業，構成について定期的な再評価を行い，必要と判断した場合には担当大臣に勧告を行うこと，

 (h) 不妊の原因に関する研究の促進，

 (i) 生殖細胞や胚の持ち込み又は持ち出しの認可，56条による

この法律の特定の規定の例外に関する判断,
- (j) 上記の一般性を制限しない範囲で,この法律又は他の法律によって州不妊治療局に託されたその他の職務。
(2) 州不妊治療局は,通告を受けた次のいずれかの事項について,担当大臣に遅滞なく助言しなければならない。
- (a) この法律や規則,又は「不妊(医学的措置)法」(1984年)及びその規則への違反
- (b) この法律の第8章や第56条,又は「不妊(医学的措置)法」(1984年)にもとづくライセンスや認可,例外判断への違反
- (c) 次に該当するものに関する進展動向について,
  - (ⅰ) 不妊に関する研究,
  - (ⅱ) 州不妊治療局が重要又は懸念すべきものと判断した不妊治療。州の内外を問わない。
(3) 州不妊治療局は,その職務の遂行のために必要とされる全ての権限を有する。
(4) 州不妊治療局は,その職務の遂行及び権限の行使について,担当大臣による助言を尊重しなければならない。
(5) この条項において,「胚」には,第2A章における「治療に必要なくなった胚」を含まない。

以下,(省略)
第123条(構成員),第124条(任期),第125条(辞任,罷免),第126条(局長,副局長),第127条(臨時の構成員),第128条(構成員への報酬),第129条(州不妊治療局における議事の進行),第130条(空席,欠員),第131条(構成員の利害),第132条(免責),第133条(人員の契約又は雇用),第134条(権限の委任),第135条(委員会の設置)

第2節 補助的な権限 (省略)
第136条(ライセンス料金に関する州不妊治療局の権限)

第3章 諸外国における生殖補助医療の規制状況と実施状況（オーストラリア）

第3節 報告及び予算面に関する規定 （省略）

第137条（担当大臣への報告），第138条（州不妊治療局運営費），

第139条（投資の権限）

以下，（省略）

第10章 （廃止）

第140条～第148条 （廃止）

第11章 諸決定の見直し

第149条 （省略）

第12章 一般規定

第150条～第164条 （省略）

第13章 法の施行規則

第165条 （省略）

第14章 法規の見直し，暫定規定

第166条～第203条 （省略）

(以上，訳：井上悠輔)

[8] カ ナ ダ

概 要

<沿 革>

 カナダでは，2004年3月29日に「人補助生殖及び関連研究に関する法（Assisted Human Reproduction and Related Research Act，以下，AHR法と記す）」が制定された。もっとも，生殖補助技術利用の在り方に関する公的議論の始まりは，1989年に遡る。この年，政府は，①現在及び将来の生殖技術の医学的・科学的発展の調査報告，②生殖技術の影響と公共の利益の検討，そして，③政策方針及び保護措置についての勧告を任務とする「新しい生殖技術に関する王立委員会」を設置した。そして，1993年に同委員会は，生殖補助技術を監督する国家機関の設置勧告を含め293の勧告を含む報告書"Proceed with Care"を発表するのである。

 その後，HIV等の検査を受けていない提供精子を生殖補助医療に利用しているクリニックや，子どもの性別選択（精子選別により）を実施しているクリニックの存在が問題となった。これを受けて，保健大臣は1995年に，前記報告書で問題が指摘された次の行為について暫定的モラトリアムを導入することを決定する。すなわち，①非医学的目的での性別選択，②商業的代理母契約，③生殖細胞の遺伝子改変，④体外発生，⑤人胚クローニング，⑥配偶子・胚の売買，⑦動物−人ハイブリッドの生成，⑧提供，受精又は研究のための死者および胎児からの卵子採取，である。また，提供精子のスクリーニングや記録等については，翌1996年に「食品及び医薬品法」に基づいて制定された「補助生殖に用いる精子の処理及び分配に関する規則（Processing and Distribution of Semen for Assisted Conception Regulation）」で整備された。

 1996年には「人生殖技術及び遺伝子技術法案」が，また，2002年

第3章 諸外国における生殖補助医療の規制状況と実施状況（カナダ）

には「人補助生殖法案」が国会に提出されたが，いずれも成立には至らなかった。2004年にAHR法が制定されるまで，これらのモラトリアム宣言および規則によって，生殖補助技術利用は規制されてきたのである。

＜規制の概要＞

AHR法は，生殖補助医療，着床前診断，人クローニング，胚研究など生殖補助技術の利用を包括的に規制する法律である。その目的は，①倫理的又は安全性の問題から許容できない行為の禁止，②生殖補助医療を受けるカナダ国民又それにより生まれる子どもの健康及び安全の保護，そして，③一定の範囲での研究の保障，であるという。

同法は，生殖補助技術を用いる行為を「禁止行為」（第5条〜第9条）と「規制対象行為」（第10条〜第13条）に区別して規定している。本書が扱う生殖補助医療に関しては，代理母や代理懐胎仲介人への報酬支払い，配偶子をその提供者（代理人を含む）から購入すること，胚の売買等を禁止行為としている（第6，7条）。一方，人生殖物質や胚の改変・操作・処理や，胚・配偶子の保存等の「規制対象行為」については，実施者及び実施施設の免許取得と「規則」の遵守を条件に実施を認めている。人工授精や体外受精も，この「規制対象行為」に含まれる。

免許の発行・停止・取消し等の権限を有するのが，AHR法第21条に基づいて設置されることになった「カナダ人補助生殖機関（Assisted Human Reproduction Canada, AHRC)」である。2006年1月，バンクーバーに設置された。AHRCは，この他，大臣への助言や，施設等への立ち入り調査をさせる調査官の指名等の権限をもち，「規制対象行為」を幅広く監督する責務を負う（第24条1項）。

なお，AHR法の重要な特徴は，「人補助生殖技術の適用で生まれる子どもの健康と幸福が，それらの利用に関するいかなる決定においても優先されなければならない」など7つの基本原則を掲げている点である（第2条）。AHR法に基づいて制定される規則そしてAHRCは，この基本原則に準拠しなければならない。

生殖補助医療

　免許付与条件をはじめとして多くの事項の規定が,「規則」(保健大臣が案を策定し議会で審議)に委ねられている(第65条)。2007年12月現在までに制定された規則は同意に関する「人補助生殖(第8条同意)規則」しかなく,カナダにおける生殖補助技術規制の整備が完成するまでにはまだ時間がかかりそうだ。今後の規則制定において基本的原則がどのように反映されるか注目される。

＜実施状況＞

　生殖補助医療の実施及び結果等に関する全国的な統計は今のところない(2007年12月現在)。AHR法は,AHRCの職務の一つとして,実施された生殖補助医療の集約結果を一般閲覧に供することを規定している(第19条)。そのため,近い将来,AHRCから実施状況が公表されることになる。

　本書では,2005年に発表された「カナダ不妊及び男性学会(Canadian Fertility and Andrology Society)」による調査報告を紹介する[*12]。

【表1　2001年度実施状況】

	IVF(提供精子を用いたIVFを含む)	提供卵子を用いたIVF	凍結胚移植	提供卵子を用いた凍結胚移植
開始周期数	5393	301	1936	152
中止周期数	599(11.1)	24(8.0)	84(4.3)	3(2.0)
採卵回数	4794(88.9)	277(92.0)	-	-
胚移植回数	4494(83.3)	263(87.4)	1779(91.9)	147(96.7)
化学的妊娠	1528(28.3)	88(29.2)	365(18.9)	26(17.1)
子宮外妊娠	38(0.7)	3(1.0)	7(0.4)	0
妊娠喪失	193(13.0)	14(16.5)	52(14.5)	7(26.9)
出産件数	1237(23.1)	67(22.4)	296(15.4)	19(12.5)
単胎出産件数	830(15.5)	38(12.7)	222(11.5)	14(9.2)

＊( )内は開始周期数に対する%を示す
＊IVFにはICSIも含む

[*12] J. Gunby, S. Daya Assisted reproductive technologies (ART) in Canada: 2001 results from the Canadian ART Register. Fertility and Sterility, Volume 84, Issue 3, Pages 590-599

第3章 諸外国における生殖補助医療の規制状況と実施状況（カナダ）

　同報告は，2001年1月1日から12月31日までの生殖補助医療の実施に関する調査についてのもので，同期間に生殖補助医療を実施していた22施設のうち19施設がこれに参加している。現在参照できる，最も大規模で，新しい調査報告といえる。

（神里彩子）

1 人補助生殖及び関連研究に関する法律 (2004年)

略　称
第1条（略称）　本法は，人補助生殖法と称することができる。

原　則
第2条（宣言）　カナダ議会は，次に掲げることを認識し，宣言する。
(a) 人補助生殖技術の適用で生まれる子どもの健康と幸福が，それらの利用に関するいかなる決定においても優先されなければならない
(b) 人補助生殖技術及び関連研究が個人，家族及び社会一般にもたらす利益は，これらの技術利用及び関連研究における人の健康，安全，尊厳及び権利の保護及び促進のための適切な措置をとることで最も効果的に確保できる
(c) すべての者がこれら技術の影響を受けるが，男性よりも女性の方が直接的且つ顕著にこれらの適用による影響を受けることから，これら技術の適用において女性の健康及び幸福が保護されなければならない
(d) 人生殖技術の利用の基本的条件として，自由及びインフォームド・コンセントの原理が促進され，且つ，適用されなければならない
(e) 生殖補助処置を受けようとする者は，彼等の性的指向や結婚歴によって差別されてはならない
(f) 女性及び男性の生殖能力並びに子ども，女性及び男性の商業

目的での利用に関する取引は，それらの禁止を正当化する健康上及び倫理上の問題を引起す
(g) 人間の固有性及び多様性並びにヒトゲノムの完全性は，保持され，且つ，保護されなければならない

解釈と適用

第3条（定　義）　本法では，次の定義が適用される。

「機関」とは，第21条第1項によって設置されたカナダ人補助生殖機関を意味する。

「補助生殖処置」とは，人を生成する目的で実施される第10条で規定された全ての規制対象行為を意味する。

「キメラ」（省略）

「同意」とは，十分な説明を受けた上での自由に与えられた同意を意味し，規則で詳しく定められるように，同意に関する適用法に従ってなされ，且つ，2002年3月にカナダ保健研究機関より公布されたヒト多能性幹細胞研究指針の規定に適合するものをいう。

「規制対象行為」とは，第10条から第12条に基づく場合を除き，実施することの許されない行為を意味する。

「提供者」とは，次のいずれかを意味する。

(a) 人の生殖物質との関連では，有償か否かに関わらず，身体から生殖物質が取得される者
(b) 体外胚との関連では，規則で定義される提供者

「胚」とは，受精又は生成後，発生の中断期間を除く最初の56日間に発生した人の有機体を意味し，人の生成目的で利用されるその有機体から得られた細胞を含む。

「胎児」とは，受精又は生成後，発生の中断期間を除く57日目から誕生までに発生した人の有機体を意味する。

「遺伝子」（省略）

「ゲノム」（省略）

「保健報告情報」とは，次に関する，本法に基づいて提供される情報を意味する。

第3章 諸外国における生殖補助医療の規制状況と実施状況（カナダ）

　(a) 人の生殖物質及び体外胚の提供者，補助生殖処置の被術者及び同処置による被懐胎者に関する身元，個人的特徴，遺伝情報及び病歴
　(b) 提供された人生殖物質及び体外胚の保管及びその利用

「人クローン」（省略）

「人生殖物質」とは，精子，卵子その他の人細胞又は人遺伝子を意味し，それらの一部も含む。

「ハイブリッド」（省略）

「体外胚」とは，人の体外にある胚を意味する。

「免許」とは，第40条に基づき規制対象行為や施設に与えられた免許を意味する。

「大臣」とは，保健大臣を意味する。

「卵子」とは，成熟しているか否かに関係なく，人の卵子を意味する。

「精子」とは，成熟しているか否かに関係なく，人の精子を意味する。

「代理母」とは，補助生殖処置によって受精し，且つ，単数又は複数の提供者の遺伝子に由来する胚又は胎児を妊娠する――提供者その他の者に誕生時に子どもを引き渡す意思をもつ――女性をいう。

第4条（女王陛下拘束）　本法は，カナダ連邦又は州の権限において女王陛下を拘束する。

禁止行為

第5条（1）（禁止処置）　何人も，故意に，
　(a) いかなる技術を用いても人クローンを作成してはならず，人クローンを人，人以外の生物又は人工装置の中に移植してはならない。
　(b) 人を生成する目的並びに補助生殖処置を向上させる，及び教育する目的以外の目的では体外胚を作成してはならない。
　(c) 人を生成する目的で，胚又は胎児から採取された細胞又は細

胞の一部から胚を作成してはならず，作成された胚を人に移植してはならない。
- (d) 発生中断期間を除き，受精又は生成後 14 日以降の胚を保持してはならない。
- (e) 伴性遺伝性異常又は疾患の予防，診断又は治療を除き，人を生成する目的で，胚が特定の性別になることを確実にする，可能性を高める，又は体外胚の性別を特定する処置を実施し，又は行為を提供，指示若しくは管理してはならない。
- (f) 子孫に改変が伝わるように人又は体外胚の細胞のゲノムを改変してはならない。
- (g) 人以外の生物の精子，卵子，胚又は胎児を人に移植してはならない。
- (h) 人以外の生物に移植される，又は移植されたいかなる人の生殖物質又は体外胚も人を生成する目的で用いてはならない。
- (i) キメラを生成し，又は人及び人以外の生物のいずれにもキメラを移植してはならない。
- (j) 生殖の目的でハイブリッドを生成し，又は人及び人以外の生物のいずれにもハイブリッドを移植してはならない。
- (2) (申し出) 何人も，本条で禁じられるいずれの行為の申し出又は実施の宣伝もしてはならない。
- (3) (禁止行為に対する支払い) 何人も，本条で禁じられるいずれの行為に対する支払い又は支払いの申し出もしてはならない。

第 6 条 (1) (代理懐胎に対する支払い) 何人も，代理母となる女性に報酬を支払ってはならず，報酬の支払いの申し出又はそれを支払うことの宣伝をしてはならない。
- (2) (仲介人としての行為) 何人も，代理母のサービスの手配についての報酬を受け取ってはならず，報酬目的でサービスの手配の申し出又はその宣伝をしてはならない。
- (3) (仲介人への支払い) 何人も，代理母サービスの手配について報酬を支払ってはならず，報酬の支払いの申し出又はそれを支

払うことの宣伝をしてはならない。
- (4) (代理母－最低年齢) 何人も，女性が21歳未満であると知りながら，又は21歳未満であると判断する理由がありながら，女性に代理母になるよう助言又は誘導してはならず，女性が代理母になるのを補助するためにいかなる医学的処置をしてもならない。
- (5) (契約の有効性) 本条は，州法に基づいて代理母となることに同意する契約の効力に影響を及ぼすものではない。

第7条 (1) (配偶子の購入) 何人も，精子又は卵子を提供者又は提供者の代理人から購入してはならず，購入することの申し出又は宣伝もしてはならない。
- (2) (胚の売買) 何人も，次の行為をしてはならない。
  - (a) 体外胚の購入，購入の申し出又は購入の宣伝
  - (b) 体外胚の売却，売却の申し出又は売却の宣伝
- (3) (その他の生殖物質の購入) 何人も，人を生成する目的で遺伝子又は細胞を利用するために，又は同目的で利用できるようにするために，提供者又は提供者の代理人から人細胞又は遺伝子を購入しなてはらず，購入することの申し出又は宣伝もしてはならない。
- (4) (含まれる引き換え) 本条において，「購入」又は「売却」には，財産やサービスとの引き換えの取得又は処分を含む。

第8条 (1) (同意のない生殖物質の利用) 何人も，胚を生成する目的で人生殖物質を利用することについて提供者の規則に従った書面による同意がなければ，同目的で生殖物質を利用してはならない。
- (2) (同意のない死者の生殖物質の利用) 何人も，胚を生成する目的で人の生殖物質を取り出すことについて提供者の規則に従った書面による同意がなければ，同目的で提供者の死後その身体から生殖物質を取り出してはならない。

生殖補助医療

(3) (同意のない体外受精胚の利用)　何人も，当該目的で体外胚を利用することについて提供者の規則に従った書面による同意がなければ，いかなる目的でも体外胚を利用してはならない。

第9条 (未成年者からの配偶子採取)　何人も，精子若しくは卵子を保存する目的又は提供者によって養育されることが合理的に判断される人を生成する目的以外では，18歳未満の提供者から精子や卵子を取得してはならず，取得された精子や卵子を利用してはならない。

規制対象行為

第10条 (1) (人生殖物質の利用)　何人も，規則及び免許に従う場合を除き，胚を生成する目的でいかなる人の生殖物質も改変，操作又は処理してはならない。

(2) (体外受精胚の利用)　何人も，規則及び免許に従う場合を除き，体外胚を改変，操作，処理又は利用してはならない。

(3) (配偶子及び胚の保管及び取り扱い)　何人も，規則及び免許に従う場合を除き，次のものを取得，保存，移動，破壊，輸入又は輸出してはならない。
　(a) 胚を生成するための精子，卵子又はその一部
　(b) 目的を問わず，体外胚

第11条　(省略)

第12条 (1) (経費弁済)　何人も，規則及び免許に従う場合を除き，次に掲げる行為をしてはならない。
　(a) 精子又は卵子の提供過程で発生した経費を提供者に弁済すること
　(b) 体外胚の保持又は移送に発生した経費を弁済すること
　(c) 代理懐胎に関連して発生した経費を代理母に弁済すること

(2) (領収書)　何人も，経費の領収書が提供されない限り，第1項で規定した費用を弁済してはならない。

第3章 諸外国における生殖補助医療の規制状況と実施状況（カナダ）

(3)（非弁済） 何人も，次に掲げる場合を除き，代理母の妊娠中に生じた仕事に関連する収入の損失を彼女に弁済してはならない。
 (a) 資格のある医師が，仕事の継続が彼女の健康，胚又は胎児の健康に危険を引き起こす可能性があることを書面で証明した場合
 (b) 弁済が，規則及び免許に従ってなされる場合

第13条（施設利用） 規制対象行為の実施を許可されている者は何人も，免許により当該規制対象行為のための施設使用が許可された施設以外の施設では，実施してはならない。

プライバシー及び情報へのアクセス

第14条 (1)（免許所有者による収集情報） 免許所有者は，規則により収集が要求される保健報告情報を当人から取得しない限り，規制対象行為のために人の生殖物質又は体外胚の提供を受けてはならず，規制対象行為を実施してはならない。
(2)（伝達されるべき本法の要件） 人の生殖物質若しくは体外胚の提供を受ける前又は保健報告情報を受ける前に，免許所有者は，次に掲げる行為をしなければならない。
 (a) 適宜，次に関する本法の要件について当人に書面で知らせること
  (ⅰ) 人の生殖物質又は体外胚の保存，利用，他者への提供及び破棄
  (ⅱ) 保健報告情報の保存，利用，開示及び破棄
 (b) 規則が要求する範囲で，当人がカウンセリングサービスを利用できるようにし，当人がそれらを受けることを確実にすること
 (c) (a)号で規定した要件の適用についての書面による同意を当人から得ること
 (d) 規則に従って，第19条（ⅰ）号に基づき機関が公衆に利用可能とした情報を当人に提供すること

第15条 (1)（**制限情報の開示**）　次のいずれかに該当する場合を除き，免許所有者はいかなる目的でも保健報告情報を開示してはならない。
　(a) 当該目的のために開示を許可する情報関係者の書面による同意がある場合
　(b) 第2項から第5項までに従う場合
(2)（**要求される開示**）　免許所有者は，保健報告情報を次の各号に従って開示しなければならない。
　(a) 機関に対し，規則が要求する範囲内で
　(b) カナダ保健法における健康保険制度の運営に必要な限度で
　(c) 裁判所並びに情報提供を強制する権限をもつ団体及び個人が発行又は要求した召喚状及び令状に従う目的で，又は情報提出に関する裁判所規則に従う目的で
　(d) 規則で特定された保健及び安全に関する連邦法又は州法の規定で要求された範囲内で
(3)（**免許取得者間での移転**）　人生殖物質又は体外胚を別の免許所有者に移転する免許所有者は，物質又は胚及び物質又は胚の関係者について所有している保健報告情報をその免許保有者に開示しなければならない。但し，いかなる者の身元——又は，人の識別に利用されることが合理的に予想できる情報——も，規則で定められた条件と範囲以外では開示されてはならない。
(3.1)（**機関への通知**）　体外胚を他の免許所有者に移転する免許所有者は，規則に従い，移転について機関に通知しなければならない。
(4)（**処置を受けている人への情報**）　免許所有者は，人生殖物質又は体外胚を用いる補助生殖処置を実施する前に，所有している提供者に関する保健報告情報を処置の被術者に開示しなければならない。但し，提供者の身元——又は，提供者の識別に使用されることが合理的に予想できる情報——は，提供者の書面による同意なしには開示されてはならない。
(5)（**研究と統計**）　（省略）

第 3 章　諸外国における生殖補助医療の規制状況と実施状況（カナダ）

第16条（1）（保健報告情報へのアクセス）　何人も，請求により，免許所有者その他情報取得者の管理下にある自己に関する全ての保健報告情報にアクセスできなければならない。当人は，次に掲げる権利を与えられる。

(a) 当該情報に誤り又は欠落があると判断した場合に，情報の修正を要求すること

(b) 修正を要求したが修正されなかった部分を示す覚書を当該情報に添付することを要求すること

(c) 当該修正や覚書について，修正要求に先立つ2年の間に情報が開示された全ての人又は組織に伝えられることを要求すること

(2)（情報の破棄）　免許所有者その他人生殖物質又は体外胚の提供者，補助生殖処置の被術者又は処置による被懐胎者より提供された保健報告情報を管理する全ての者は，提供者又は当人の要求により，適宜，規則で定められた条件及び範囲で情報を破棄しなければならず，破棄したことを提供者又は当人に知らせなければならない。

(3)（生殖物質の破棄）　免許所有者その他人生殖物質又は体外胚を管理する全ての者は，提供者の要求により，規則で定められた条件及び範囲で当該物質又は胚を破棄し，破棄したことを提供者に知らせなければならない。

(4)（適用除外）　（省略）

第17条（個人保健情報登録）　機関は，人生殖物質及び体外胚の提供者，補助生殖処置の被術者又は処置による被懐胎者に関し，保健報告情報を含む個人保健情報登録を保持しなければならない。

第18条（1）（機関による情報利用）　機関は，本法の運用及び施行の目的で，又は健康及び安全に関するリスク，起り得る人権侵害及び実際の人権侵害若しくは人補助生殖に関連する倫理的問題その他本法が適用する事項の検証目的で，保健報告情報そ

の他申請者又は免許所有者によって実施される規制対象行為に関する情報を利用することができる。

(2) (開示についての同意) プライバシー法第8条の定めにもかかわらず，第3項から第8項に定める場合を除いて，人生殖物質又は体外胚の提供者，補助生殖処置の被術者又は処置による被懐胎者に関連する機関の監督下にある保健報告情報は機密であり，提供者又は当人の書面による同意がある場合に限り適宜開示されなければならない。

(3) (生殖物質の被提供者への開示) 機関は，要求により，人生殖物質又は体外胚の提供者に関する保健報告情報を，当該人生殖物質又は胚を用いる補助生殖処置の被術者，処置による被懐胎者及び被懐胎者の子孫に対し開示しなければならない。但し、提供者の身元——又は提供者の識別に利用されると合理的に予想できる情報——は，提供者の書面による同意がなければ開示されてはならない。

(4) (個人間の関係性) 一方又は両方が提供者から提供された人生殖物質又は体外胚を用いた補助生殖処置によって懐胎されたと判断する理由を持っている2名の者の書面による申請があれば，機関は，彼らが遺伝学的に関係していることについての情報を有しているか否か，有していればその関係性について，彼らに開示しなければならない。

(5) (開示の義務) 機関は，保健報告情報を，次の各号に従って開示しなければならない。
 (a) 裁判所並びに情報提供を強制する権限をもつ団体及び個人が発行又は要求した召喚状及び令状に従う目的で，又は情報提出に関する裁判所規則に従う目的で
 (b) 規則で特定された保健及び安全に関する連邦法又は州法の規定で要求された範囲内で

(6) (開示決定権) 機関は，保健報告情報を，次に掲げる条件で開示することができる。
 (a) 本法の施行のために

第3章 諸外国における生殖補助医療の規制状況と実施状況（カナダ）

　(b) カナダ保健法における健康保険運営に必要な限度で
　(c) カナダ連邦法又は州法に基づいて設置され，規則で定められた専門家免許付与団体又は懲戒団体によって行われる懲戒手続のために
(7) （健康及び安全に関するリスクに対応するための開示）　機関は，補助生殖処置の被術者，処置による被懐胎者又は被懐胎者の子孫の健康及び安全のリスクに対応するために開示が必要であると考えた場合，医師に提供者の身元を開示することができる。医師はその身元を開示してはならない。
(8) （研究及び統計）　（省略）

第19条（機関から取得できる情報）　機関は，規則に従い，規則で規定される次の各号に関する全ての情報を一般閲覧に供さなければならない。
　(a) 本法，本法に基づく規則，第25条に基づく政策方針
　(b) 機関の規約
　(c) 機関が発行した免許
　(d) 免許の申請，変更又は更新
　(e) 免許の発行，変更，更新，停止，回復又は取消しに関する手続の通知
　(f) 人生殖物質又は体外胚の提供者，補助生殖処置の被術者又は処置による被懐胎者の身元——又は人の識別に利用されると合理的に予想できる情報——を除く，免許手続に関連して機関に提供された情報及び意見
　(g) 免許手続に関わる機関の決定
　(h) 免許所有者の氏名及び住所
　(i) 免許所有者によって実施された補助生殖処置の集約結果
　(j) 第44条に基づいてとられた措置
　(k) 本法の施行
　(l) 第58条に基づいて結ばれた合意
　(m) 第68条に基づいて結ばれた合意

(n) 人補助生殖その他本法が適用する事項の進展を監視し，評価するという機関の権限に従って機関に対し，又は機関によって提供された報告その他の文書

大臣の責任

第20条 (1)（人補助生殖政策） 大臣は，人補助生殖その他大臣が本法の対象事項に関係すると判断する事項に関するカナダ政府の政策について責任を有する。

(2)（機関） 大臣は，機関に対し責任を負う。

カナダ人補助生殖機関

第21条 (1)（機関の設置） カナダ人補助生殖機関を，カナダ君主である女王陛下の代理人としてのみ権限を行使し，義務を遂行する法人としてここに設置する。

(2)（機関本部） 機関本部は，カナダ国内の総督の指定した場所におく。

(3)（公用語法の適用） 公用語法が機関に適用される。

第22条（目的） 機関は，人補助生殖その他本法が適用される事項に関して，次の行為を行うことを目的とする。
  (a) カナダ国民の健康及び安全並びに人間の尊厳及び人権を保護し，促進すること
  (b) 倫理原則の適用を促進すること

第23条（原則） 機関は，第2条で定めた原則に則した方法で権限を行使しなければならない。

第24条 (1)（機関の権限） 機関は，次に掲げる行為をすることができる。
  (a) 本法に基づく免許に関する権限の行使
  (b) 人補助生殖その他本法が適用される事項に関する大臣への

助言
(c) 人補助生殖その他本法が適用される事項に関するカナダ国内及び国際的な進展の監視及び評価
(d) カナダ国内の個人及び組織に対する助言並びに国際的な助言
(e) 規制対象行為に関する保健報告情報の収集，分析及び管理
(f) 人補助生殖その他本法が適用される事項，それらに対する本法に基づく規制及び不妊に関係するリスク要因に関する情報の一般市民及び専門家に対する提供
(g) 本法の施行のための調査官と分析官の指名
(h) 機関の目的達成に合理的に必要である，又は付随するあらゆることの実施

(2)（大臣への助言）　大臣の要請により，機関は次に掲げるものを提供しなければならない。
(a) 人補助生殖その他大臣が適切と判断する事項に関する助言
(b) 個人の身元──又は人の識別に使用されると合理的に予想できる情報──を除く，保健報告情報
(c) 機関の業務の一般運営及び一般管理に関する情報

第25条（1）（政策方針）　大臣は，機関に対し，その権限行使に関する政策方針を出すことができ，機関は出された方針を実行しなければならない。
(2)（例外規定）（省略）　(3)（委任立法法）（省略）

第26条～第39条　（省略）

運　営

第40条（1）（規制行為のための免許発行）　機関は，規則に従い，規則で規定された能力を有する者に対し，免許で特定される全ての規制対象行為の実施を認める免許を発行することができる。
(2)（体外受精胚の利用［訳注：研究目的利用について］）　（省略）

(3)（臨床試験）（省略）　(3.1)（書面による同意の必要性 [訳注：ES細胞研究について]）（省略）
(4)（責任者）（省略）
(5)（施設免許の発行）　機関は，規則に従って，施設の所有者又は経営者に対し，第1項に基づいて免許が発行された者が実施する規制対象行為のための施設利用を認める免許を発行できる。
(6)（条件）　機関は，規則に従って，免許発行時又はその後何時でも免許に条件を加えることができる。
(7)（費用回収の禁止）（省略）

第41条（免許の変更と更新）　機関は，規則に従って，免許を変更することができ，且つ，変更の有無に関わらず期限切れの免許を更新することができる。

第42条（正当理由による変更，停止，取り消し）　機関は，規則に従って，本法，規則若しくは免許の条件に違反した免許所有者又は本法で実施が要求された措置に応じなかった者の免許の変更，停止又は取り消しをすることができ，停止された免許の回復条件を定めることができる。

第43条（省略）

第44条 (1)（健康又は安全性に対する脅威）　機関は，規制対象行為から生じる，又は生じることが合理的に予想できる人の健康及び安全に対する脅威を，回避，減少又は緩和するために必要と判断するすべての合理的な措置をとる，又はとるように要求することができる。
(2)（立ち入り及び管理）　第1項で規定した措置をとるために，機関は，第46条に基づいて指名された調査員に対し，規制対象行為が実施される施設への立ち入り権限並びにそれら施設の管理及び活動を引き継ぐ権限を与えることができる。

(3)（費用回収）（省略） (4)（個人的立証）（省略）

調査 (inspection) と実施

第45条（定義） 以下の定義を第47条から第62条及び第65条で適用する。

「情報」とは，様式を問わずに記録されている情報を意味する。

「物質」とは，人の体外にある胚又はその一部，胎児又はその一部，人生殖物質その他を意味する。

第46条（1）（調査官の指名） 機関は，カナダ政府又は州政府の被用者，規則で規定された資格を有する者を，本法施行のための調査官として指名することができる。

(2) **（提示する証明書）** 調査官は，機関が策定した様式での当該調査官の指名を証明する証明書を付与されなければならず，第47条第1項に基づいて場所又は乗り物に立ち入るとき，必要に応じて，当該場所又は乗り物の管理者に証明書を提示しなければならない。

第47条（1）（調査官の立ち入り） 第48条に定める場合を除き，調査官は，適宜，規制対象行為が実施され，又は本法が適用される物質及び情報若しくは規制対象行為に関係する情報があると合理的な理由で判断した場所及び乗り物に立ち入ることができる。

(2) **（調査）** 場所又は乗り物に立ち入る調査官は，次に掲げる行為をすることができる。

　(a) 本法の運用又は施行に関係する物質又は情報を調べること
　(b) 場所又は乗り物にいる人に，調査官が要求した方法又は様式で上記物質又は情報の提出を求めること
　(c) 上記物質又は情報が入っていると調査官が合理的な理由により判断した容器又は荷物を開けて調べること
　(d) 上記物質のサンプルを取得する，又は場所又は乗り物にい

る人に提出を求めること
　(e) 上記物質を検査，分析，又は測定すること
(3) (情報の調査) （省略）
(4) (調査官への支援と情報) 第1項に基づいて調査官が立ち入る場所の所有者又は管理者及び当該場所で調査官と出会った者は，調査官にあらゆる合理的な支援を与え，彼らが合理的に要求できる情報を彼らに提供しなければならない。

第48条 （省略）

第49条 (1) (妨害及び虚偽の陳述) 何人も，本法に基づく職務に従事する調査官を妨害し，又は妨げてはならず，口頭又は書面で故意に虚偽の陳述又は誤解を招きかねない陳述をしてはならない。
(2) (介入) 何人も，調査官の許可なく，本法に基づいて押収された物質又は情報をいかなる方法でも除去，変更又は侵害してはならない。

第50条～第53条　（省略）

第54条 (1) (生育可能な配偶子及び胚の保持) 機関は，本法又は刑法に基づいて押収され，その処分について未決定の全ての成育可能な精子，卵子，体外胚を保存するために合理的な努力をしなければならない。
(2) (物質の処分) 機関は，次の場合を除き，人の生殖物質，体外胚，胎児，体外胚又は胎児のいかなる部分も処分してはならない。
　(a) 人生殖物質の場合には提供者の同意を，又はそれ以外の場合には規則で定められた責任者の同意を機関が取得している場合
　(b) 機関が，合理的に提供者若しくは責任者を特定できず，又

は提供者若しくは責任者に連絡できない場合に，規則で規定された方法で処分する場合
(3) (**提供者への返還**) 提供者又は責任者が第2項に基づく同意を与えない場合，機関は物質を提供者又は責任者に返還すること又は規則で規定された方法でそれを処分することができる。

第55条 (**分析官の指名**) 機関は，本法の実施のための分析官として人を指名することができる。

第56条 (1) (**分析及び検査**) 調査官は，分析官に調査官が押収した物質又は情報を分析又は検査するよう求めることができる。
(2) (**証明書又は報告書**) 分析又は検査をした分析官は，分析又は検査の結果を記した証明書又は報告書を出すことができる。

第57条～第59条　(省略)

刑　罰

第60条 (**犯罪及び刑罰**) 第5条から第9条に違反した者は有罪であり，次のいずれかの刑に処される。
  (a) 起訴判決の場合には，50万ドル以下の罰金刑若しくは10年以下の懲役刑又はその併科の刑
  (b) 略式判決の場合には，25万ドル以下の罰金刑若しくは4年以下の懲役刑又はその併科の刑

第61条 (**犯罪及び刑罰**) 第5条から第9条を除く本法の規定又は規則に違反した者は有罪であり，次のいずれかの刑に処される。
  (a) 起訴判決の場合には，25万ドル以下の罰金刑若しくは5年以下の懲役刑又はその併科の刑
  (b) 略式判決の場合には，10万ドル以下の罰金刑若しくは2年以下の懲役刑又はその併科の刑

第62条 （省略）

第63条 （法務長官の同意） カナダ法務長官の同意なしに本法に基づく犯罪を起訴することはできない。

第64条 （省略）

規 則

第65条 (1)（総督規則） 総督は，本法の目的および規定に実効性を持たせるために規則を制定することができ，特に，以下についての規則を制定することができる。

(a) 体外胚に関連して，「提供者」の定義
(b) 第8条の目的での人生殖物質又は体外胚の利用のため，又は人生殖物質の採取のための同意の付与
(c) 第10，11条の目的での規制対象行為の指定又は免許で許可することのできる規制対象行為の分類
(d) （省略）
(e) 第12条第1項の目的での免許に従って弁済できる正当な経費
(e1) 第12条 第3項の目的での所得損失の弁済
(f) 規制対象行為の実施，規制対象行為の種類，規制対象行為における施設や設備の利用
(g) 補助生殖処置の適用による一人の提供者の配偶子から生成することのできる子どもの数
(h) 免許の条件
(i) （省略）
(j) 規制対象行為に対する免許付与条件，規制対象行為の種類
(k) 免許の発行，変更，更新，停止，回復，取消し
(l) 免許の付与，更新又は変更のための申請に関して提供される情報
(m) 規制対象行為で用いられる人生殖物質および体外胚の識別および表示

第3章 諸外国における生殖補助医療の規制状況と実施状況（カナダ）

- (n) 免許所有者による記録の作成及び保持並びに機関によるこれらへのアクセス
- (o) 第14条第1項に基づいて収集され，第15条に基づいて開示される保健報告情報を含む，保健報告情報の収集，利用，開示
- (p) 第14条第2項b号で規定されたカウンセリングサービス
- (q) 第14条第2項d号に基づく情報提供
- (r) 本法に基づいて免許所有者が取得した情報の機関への報告
- (s) 第15条第2項d号又は第18条第5項b号の目的での連邦法又は州法の規定の特定
- (s1) 第15条 第3.1項 に基づく機関の通知
- (t) 第16条第2項又は第3項の目的での保健報告情報，人生殖物質又は体外胚の廃棄
- (u) 第18条第6項c号の目的での専門家免許付与団体又は懲戒団体の特定
- (v) 第19条に基づいて利用可能にする情報及び一般閲覧に供する方法の規定
- (w) 第46条第1項の目的での調査官の資格の特定
- (x) 本法又は刑法に基づいて押収された物質や情報の取扱い及び処理
- (y) （省略）
- (z) 第54条第2項又は第3項の目的での「責任者」の定義，及び人生殖物質，体外胚，胎児，体外胚又は胎児の部分の処理方法の規定
- (z1) （省略）
- (z2) 規則で定められた条件で，一般に又は規則で規定された状況において本法の規定適用から規制対象行為又は規制対象行為の種類を除外すること

(2) （参照による組み入れ）　（省略）
(3) （1つの言語での文書）　（省略）
(4) （委任立法法）　（省略）

生殖補助医療
第 66 条～第 67 条　（省略）

等価協定（EQUIVALENCY AGREEMENTS）
第 68 条～第 69 条　（省略）

国会の見直し
第 70 条　（省略）

経過規定
第 71 条　（省略）

結果的修正
第 72 条～第 77 条　［修正］

施行
第 78 条　（省略）

（以上，訳：神里彩子）

第3章　諸外国における生殖補助医療の規制状況と実施状況（アメリカ）

［9］アメリカ

概　要

＜規制の概要＞

　人工妊娠中絶の是非の問題が大統領選において一大争点となることからもわかるように，人工妊娠中絶や生殖補助医療，ヒト胚研究など「ヒトの生命の始まり」の議論を孕む問題は，米国では社会的・政治的にセンシティブな問題と位置づけられ，連邦議会は抑制的な態度をとっている。

　こうした背景から，生殖補助医療に関する連邦レベルでの「法律」は「不妊クリニックの成功率及び認証に関する法律（The Fertility Clinic Success Rate and Certification Act of 1992）」しかない。1980年代末，妊娠・出産率についての誇大広告をする生殖補助医療の実施施設が増えたことから[*13]，患者が実施施設の治療成績を比較し，実施施設を選択できることを保証する必要性が出てきた。そこで，アメリカ生殖医学会の傘下にある不妊学会（Society for Assisted Reproductive Technology，以下，SARTと記す）では，1989年より自主的にアメリカ及びカナダにおける不妊治療クリニックの治療成績を収集・公表してきたが，同法はそれを法的に整備したものである。

　連邦レベルの「規則」に目を向けると，2004年3月，食品医薬品局（Food and Drug Administration，FDA）により，重要な規則が策定された。感染症の拡大の防止を目的とした規則「人の細胞，組織，並びに細胞及び組織からの製造物（Human Cells, Tissues, and Cellular and Tissue-Based Products）」である（2005年5月25日から施行）。これは生殖補助医療に特化した規則ではないが，精子，卵子，胚はここにいう

[*13] Chang, Wendy; DeCherney, Alan. History of regulation of assisted reproductive technology (ART) in the USA: A work in progress. Human Fertility, Volume 6, Number 2, 2003, pp. 64 – 70 (7)

「細胞」として規制の対象となる。すなわち,第三者の精子・卵子・胚（借り腹型代理母の場合も含む）の提供を受ける施設は,FDA に登録しなければならず,また,第三者から提供された精子,卵子,胚についての感染症検査も義務付けている。

以上のように,連邦レベルでは,治療成績の公表,及び提供精子・卵子・胚における感染リスクの回避という目的に限って,生殖補助医療を規制している。そして,一方の生殖補助医療の実施条件や,それによって生まれた子どもの法的親子関係等については,各州法又は裁判所判決に委ねている。

そこで,「統一州法委員全国会議（National Conference of Commissioners on Uniform State Laws, 以下,NCCUSL と記す)」は,1988 年に「補助生殖で生まれた子どもの地位に関する統一法」（右2000年統一法作成により廃止となる）を作成した。また,2000 年には,NCCUSL がこれまで作成してきた親子関係に関する統一法を一本化する「統一親子関係法」（2002 年改定）を策定している。NCCUSL は,州法を統一することが望ましいと考えられる領域について,各州の規制状況を調査した上で,州が法律を制定するに際してモデルとすべき法案「統一法」を作成する組織である。統一法を採用するか否かは各州の議会に委ねられ,採用するにしても統一法と異なる規定を設けることもできる。1988 年統一法を採用している州はバージニア州及びノースダコタ州の 2 州,また,2000 年統一法を採用している州はデラウェア州,ノースダコタ州,オクラホマ州,テキサス州,ユタ州,ワシントン州,ワイオミング州の 7 州（但し,代理母に関して規定する第 8 編も採用しているのはテキサス州とユタ州の 2 州）のみとなっている。

従って,例えば代理懐胎に関する規制を見ても,州法規定を持たない州も多く,また,州法規定を持っている州でもその内容,形式は異なっている。

本書では,2000 年統一親子関係法における生殖補助医療関連規定,及び,代理懐胎を法的に禁止しているコロンビア特別区,一定の条件のもとでそれを認めているネバダ州,代理懐胎の形態で法的対応を区別しているフロリダ州の州法規定の邦訳を掲載する。

第3章 諸外国における生殖補助医療の規制状況と実施状況（アメリカ）

＜実施状況＞

上記，1992年「不妊クリニックの成功率及び認証に関する法律」は，各実施施設に対し，治療成績を SART を経由して保健社会福祉省管轄のアメリカ疾病予防管理センター（Center for Disease Control and Prevention，CDC）に報告することを義務付けている。集められた報告は，CDC により集計され，その結果は公表されている。

なお，1992年法は「生殖補助技術（ART）」を卵子及び精子を処理する技術と定義しており，人工授精や，女性への排卵誘発剤の投与についての実施は報告の対象とされていない（体外受精，配偶子卵管内移植（GIFT），接合子卵管内移植（ZIFT）に限られている。）

2005年度の実施状況は，以下のとおりである[14]。

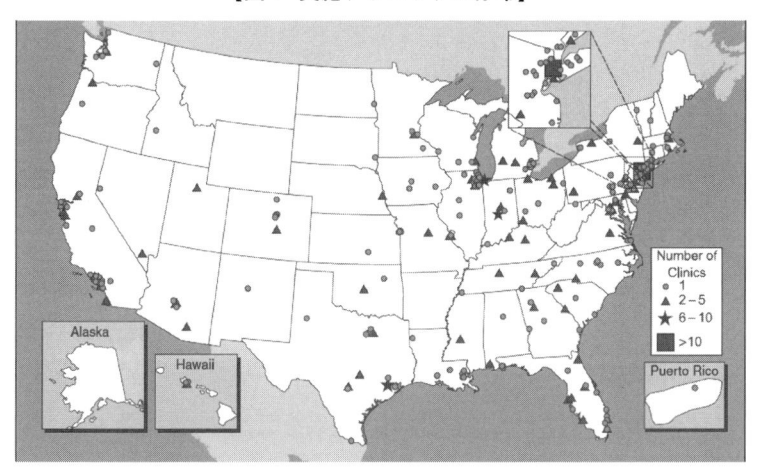

【図1 実施クリニックの分布】

---

[14] Centers for Disease Control and Prevention. 2005 Assisted Reproductive Technology Success Rate‐National Summary and Fertility Clinics Reports.

生殖補助医療

【表 1 2005 年度報告】

施設数	475
データ提供施設数	422
実施周期数	134,260
2004年に開始された治療による分娩数	38,910
2004年に実施された治療による出生児数	52,041

(神里彩子)

1 統一親子法 (統一州法委員全国会議作成, 2000 年作成, 2002 年改定)

Note:
＊条文中の [ ] で囲まれた部分は, 各州で適した用語を入れることが想定される部分を示している。例えば,「本 [法]」は「本節」とすることができる (本法第1編)。
＊第8編に関する [ ] は, 第8編が当該州で規定されない場合には削除される。
＊各条項の「解説」は省略する。

第1編 総 則

第102条 (定義)

本 [法] では,

(4)「補助生殖」とは, 性交以外で妊娠を引き起こす方法を意味する。この用語には, 次を含む。

  (A) 子宮腔内授精
  (B) 卵子提供
  (C) 胚提供
  (D) 体外受精及び胚移植
  (E) 細胞質内精子注入法

(8)「提供者」とは, 報酬の有無に関係なく, 補助生殖に用いられ

る卵子又は精子を産生する者を意味する。この用語には，次を含まない。
(A) 妻の補助生殖に用いられる精子を提供する夫又は卵子を提供する妻
(B) ［第8［編］で規定された場合を除き，］補助生殖の方法で子どもを出産する女性
(C) 第7編に基づく親［又は第8編に基づく依頼した親 (intented parent)］

［(11)「妊娠の母*15」とは，妊娠契約に基づいて子どもを出産する成人女性を意味する。］

(18)「記録」とは，有形媒体に記載された情報又は電子媒体その他の媒体に保存され且つ認識できる方法で引き出せる情報。

第7編　補助生殖で生まれた子ども

第701条（条文の範囲）

本［編］は，性交の方法で［，又は第8［編］で規定された妊娠契約の結果］妊娠した子どもの出生には適用されない。

第702条（提供者の親としての地位）

提供者は，補助生殖の方法で妊娠した子どもの親とならない。

第703条（補助生殖で生まれた子どもの父子関係）

子どもの親となる意思をもって第704条で規定されたとおりに補助

---

*15 訳注：「統一親子法」では，「代理母・代理懐胎者」という用語ではなく「妊娠の母 (gestational mother)」という用語が用いられている。この理由については，同法の解説部分で次のように説明されている。すなわち，「「卵子と子宮」の両方を提供する女性，すなわち，遺伝上の母であり且つ妊娠の母である女性について」も「代理」という言葉を使うことは，「「他者の代わりに行動するために指名された者」又は「代理として役目を果たすこと」」という「代理」の定義と合致しない。また，「「代理」という言葉は，アメリカ社会において，議論を啓発するというよりも混乱させる否定的な意味合いを持っている」。一方で，「「妊娠の母」という言葉は，より的確で包括的な言葉である」と。

生殖のために精子を提供し，又は補助生殖に同意した男性は，生まれてくる子どもの親である。

第704条（補助生殖についての同意）

(a) 女性及び補助生殖によって当該女性から生まれる子どもの親となる意思をもつ男性の同意は，当該女性及び当該男性の署名を得て記録されなければならない。この要件は提供者には適用されない。
(b) 子どもが生まれてからの最初の2年間，当該女性と当該男性が一つの世帯で子どもと共に居住し，且つ，公然と子どもを彼らの子どもとして監護している場合，子どもの出生の前後に(a)項で要求された同意に男性が署名しなかったことは父性認定を妨げない。

第705条（父性についての夫の争議制限）

(a) (b)項で規定された場合を除き，補助生殖の方法で子どもを出産した妻の夫は，次の各号に該当しない限り，子どもの父性について異議申し立てをすることができない。
  (1) 子どもの出生を知ってから2年以内に父性裁定のための訴訟手続きを開始した
  (2) 子どもの出生の前後に彼が補助生殖について同意していなかったと裁判所が認定した
(b) 父性裁定のための訴訟手続きは，裁判所が次の各号に該当すると判断すれば，いつでも進める (maintain) ことができる。
  (1) 夫が，妻の補助生殖のために精子を提供していない，又は子どもの出生の前後に補助生殖について同意していない
  (2) 夫及び子どもの母親が，補助生殖が予定された時から一緒に居住していない
  (3) 夫が子どもを彼の子どもとして一度も公然と監護したことがない
(c) 本条で定められた制限は，補助生殖後に無効が宣言された結婚に適用される。

第3章 諸外国における生殖補助医療の規制状況と実施状況（アメリカ）

第706条（離婚又は同意撤回の効果）

(a) 卵子，精子又は胚の移植以前に離婚した場合，離婚後に補助生殖が行われた場合には子どもの親になるということについて元配偶者が記録上同意していない限り，元配偶者はその子どもの親とならない。

(b) 補助生殖についての女性又は男性の同意は，卵子，精子又は胚の移植前であればいつでも当人により記録上撤回することができる。

第707条（死者の親としての地位）

　補助生殖によって親となることについて記録上同意した者が卵子，精子又は胚の移植以前に死亡した場合，補助生殖が死後に行われた場合には子どもの親になるということについて当該死亡配偶者が記録上同意していない限り，死亡者は生まれた子どもの親とならない。

第8編　妊娠契約

第801条（認められる妊娠契約）

(a) 妊娠の母になろうとする者，彼女が結婚していればその夫，一人又は複数の提供者及び依頼した両親は，次に掲げる事項を規定する書面による契約を締結することができる。

　(1) 妊娠の母になろうとする者が，補助生殖の方法による妊娠に合意すること

　(2) 妊娠の母になろうとする者，彼女が結婚していればその夫及び提供者が，補助生殖により妊娠した子どもの親としての全ての権利及び義務を放棄すること

　(3) 依頼した両親が子どもの親となること

(b) 依頼した両親である男性及び女性は，両者とも妊娠契約の当事者でなければならない。

(c) 妊娠契約は，第803条で規定されたとおりに有効である場合に限り強制できる。

(d) 妊娠契約は，性交の方法で妊娠した子どもの出生には適用されない。

(e) 妊娠契約は, 報酬支払いについて規定することができる。
(f) 妊娠契約は, 妊娠の母の健康又は胚若しくは胎児の健康を保護するために決定する妊娠の母の権利を制限できない。

第802条（申し立て要件）
(a) 依頼した両親及び妊娠の母になろうとする者は, 妊娠契約を有効なものとするために, ［適切な裁判所］で訴訟手続きを開始することができる。
(b) 妊娠契約を有効なものとするための訴訟手続きは, 次の各号に該当しなければ進めることができない。
　(1) 母親又は依頼した両親が, 90日間以上当該州に居住している
　(2) 妊娠の母になろうとする者が結婚している場合, その夫が訴訟手続きに参加している
　(3) 妊娠契約書のコピーが［申し立て］に添付されている

第803条（妊娠契約を有効にするための聴聞）
(a) (b)項の要件が満たされる場合, 裁判所は妊娠契約が有効であり, 且つ, 依頼した両親が契約期間中に生まれた子どもの両親となることを宣言する命令を出すことができる。
(b) 裁判所は, 次の各号に掲げる事項を認定した場合に限り, (a)項に基づく命令を出すことができる。
　(1) 第802条の居住要件が満たされ, 且つ, 当事者が本［法］の管轄基準に基づく裁判所管轄権に従っていること
　(2) 裁判所が免除しない限り, ［関係する子どもの福祉機関］が依頼した親の家庭調査を行い, 且つ, 依頼した親が養親に適用される適格性基準を満たしていること
　(3) 全当事者が, 契約を任意に締結し, その条件を理解していること
　(4) 子どもの出生までの妊娠契約に関連する全ての合理的なヘルスケア費用に関して, 契約が解約された場合のそれらの費用についての責任を含め, 適切な規定がおかれていること

第3章　諸外国における生殖補助医療の規制状況と実施状況（アメリカ）

(5) 妊娠の母になろうとする者に報酬が支払われる場合，それが合理的なものであること

第804条（記録閲覧）

本［編］に基づく妊娠契約当事者の訴訟手続き，記録そして身元は，当該州の別法に基づいて規定された養子縁組に適用される機密保持基準に従って閲覧の対象となる。

第805条（専属管轄権，継続管轄権）

［統一親権管轄及び執行に関する法（the Uniform Child Custody Jurisdiction and Enforcement Act）第201条］の管轄基準に従い，本［編］に基づいて訴訟手続きを行っている裁判所は，契約で定められた期間中に妊娠の母から生まれた子どもが生後180日に達するまで，妊娠契約で生じる全ての問題についての専属管轄権，継続管轄権を有する。

第806条（妊娠契約の解約）

(a) 本［編］に基づく命令が発行された後であっても妊娠の母になろうとする者が補助生殖の方法で妊娠する前であれば，妊娠の母になろうとする者，彼女の夫又は依頼した両親のいずれも，他の全当事者に対して書面による通知を提出することで，妊娠契約を解約することができる。

(b) 正当な理由が示された場合，裁判所は妊娠契約を解約することができる。

(c) 妊娠契約を解約する者は，終了通知を裁判所に提出しなければならない。通知を受理した時点で，裁判所は本［編］に基づいて出された命令を無効としなければならない。契約の終了を裁判所に通知しない者は，適当な制裁を受ける。

(d) 妊娠の母になろうとする者及び彼女の夫のいずれも，本条に従った妊娠契約の解約について依頼した親に責任を負わない。

生殖補助医療

第807条（有効な妊娠契約に基づく親子関係）

(a) 依頼した両親は，妊娠の母から子どもが生まれたら直ちに，補助生殖後300日以内に妊娠の母に子どもが生まれたことの通知を裁判所に提出しなければならない。その結果，裁判所は，次の各号に関する命令を出さなければならない。

   (1) 依頼した両親が子どもの両親であることの確認
   (2) 必要に応じて，子どもが依頼した親に引き渡されることの要求
   (3) ［出生記録を保持する機関］に対し，依頼した両親を子どもの両親として記名する出生証明書発行の指示

(b) 妊娠の母から生まれた子どもの親子関係が，補助生殖によるものでないとの申し立てがなされた場合，裁判所は子どもの親子関係を判定するために遺伝学的検査を命じなければならない。

(c) 依頼した両親が (a) 項に基づいて要求された通知を提出しなかった場合，妊娠の母又は適切な州機関は，補助生殖後300日以内に妊娠の母から子どもが生まれたことの通知を裁判所に提出することができる。妊娠契約を有効とする第803条に従って発行された裁判所の命令が立証された場合，裁判所は依頼した両親が子どもの両親で，子どもに対する経済的責任を負うことを命じなければならない。

第808条（妊娠契約：その後の結婚の影響）

　本［編］に基づく命令の発行後，妊娠の母のそれ以降の結婚は妊娠契約の効力に影響せず，契約に関する彼女の夫の同意は不要であり，且つ，彼女の夫は生まれた子どもの父親と推定されない。

第809条（無効とされた妊娠契約の効力）

(a) 記録の有無に関係なく，司法上有効でない妊娠契約は強制できない。

(b) 本［編］で規定されたような司法上有効な妊娠契約以外の妊娠契約に基づいて出生が引き起こされた場合，親子関係は第2［編］で規定されたとおりに決定される。

(c) 依頼した親その他無効な妊娠契約の当事者は，当該契約を強制することができなくても，生まれた子どもの扶養について法的責任を負う可能性がある。本項に基づく法的責任には，第636条で規定された全ての費用及び手数料の負担を含む。

2　コロンビア特別区法典（代理懐胎に関連する規定）

第16編　特別な行為，手続き及び事柄
第4章　代理懐胎による親権契約
第16-402条　禁止および罰則

(a) 当特別区では，代理母契約は禁止され，強制力を持たない。
(b) 謝礼，対価その他報酬を目的とする代理母契約の締結，勧誘，仲介，又は代理母契約の成立の補助その他本条に違反する者又は団体は，1万ドル以下の罰金若しくは一年以下の拘禁又はその併科の民事罰に処される。

3　ネバダ州修正法（代理懐胎に関連する規定）

第11編　家族関係
第126章　親子関係
代理母契約
第126.045条　契約条件；依頼した親の実親としての取り扱い；違法行為

1．ネバダ州修正法第122章に基づいて婚姻が有効な2人の者は，補助生殖のために，代理母と契約を結ぶことができる。いかなる契約も，次の各号を含む各当事者の権利を定める規定を含まなければならない。
  (a) 親子関係
  (b) 事情が変更した場合の子どもの監護権

(c) 契約当事者それぞれの責任と義務
2. 第1項で定められた契約において依頼した親 (intented parent) と同定された者は，全ての事情において実親として法律上扱われなければならない。
3. 契約書に明記された子どもの出産に関わる医療費及び必要な生活費を除いて，金銭又は価値のあるものを代理母に支払うこと，又は支払いを申し出ることは違法である。
4. 本章で使用される限りにおいて，文脈上別の使用が要求されない場合には，
   (a) 「補助生殖」とは，依頼した両親からの卵子と精子が，医学的技術の介入によって代理母に移植された結果として生じた妊娠を意味する。
   (b) 「依頼した両親」とは，結婚している男女で，補助生殖を通じて代理母に生まれる子どもの親となることを定める契約を締結する者を意味する。
   (c) 「代理母」とは，依頼した両親のために，補助生殖を通じて子どもを懐胎する契約を締結した成人女性を意味する。

第126.161条　判決又は命令の内容及び効力

1. 親子関係確認に関する裁判所の判決若しくは命令又は迅速訴訟による判決若しくは命令は，全ての目的において確定的なものである。
2. 本州の前記の判決又は命令が子どもの出生証明書と矛盾する場合，判決又は命令はネバダ州修正法第440.270条から第440.340条で定められたとおりに，新しい出生証明書の発行を命じなければならない。

第3章 諸外国における生殖補助医療の規制状況と実施状況（アメリカ）

4 フロリダ州法 （代理懐胎に関連する規定）

第43編　家族関係
第742章　親子関係の確定
第742.13条　定義

(1)「生殖補助技術」とは，体外受精・胚移植，配偶子卵管内移植，前核期卵移植 (pronuclear stage transfer)，分割期胚移植 (tubal embryo transfer)，接合子卵管内移植に限らないが，これらを含む研究室での人の卵子又は初期胚 (preembryos) の操作を伴う生殖処置を意味する。

(2)「依頼カップル (commissioning couple)」とは，少なくとも一方の卵子又は精子を用いた生殖補助技術により懐胎される子どもについて依頼した [訳注：原文は intented] 母親及び依頼した父親を意味する。

(5)「ジェステーショナル型代理母 (gestational surrogate)」とは，自己の身体に由来する卵子を用いない生殖補助技術により妊娠することを契約する女性を意味する。

(6)「ジェステーショナル型代理懐胎」とは，依頼カップルの卵子若しくは精子又はその両方を体外で混ぜ，その結果生じた初期胚を別の女性の体内に移植する処置から生じる状態を意味する。

(7)「ジェステーショナル型代理懐胎契約」とは，ジェステーショナル型代理母および依頼カップルの間の書面による合意を意味する。

Note：以下の用語の定義は省略した。
（3）「卵子」，（4）「授精」，（8）「配偶子卵管内移植」，（9）「移植」，（10）「体外」，（11）「体外受精・胚移植」，（12）「初期胚」，（13）「前核期卵移植」，「接合子卵管内移植」，（14）「精子」

生殖補助医療

第 742.15 条　ジェステーショナル型代理懐胎契約

(1) ジェステーショナル型代理懐胎に関与する前に，拘束力及び強制力のあるジェステーショナル型代理懐胎契約が，依頼カップル及びジェステーショナル型代理母との間で締結されなければならない。ジェステーショナル型代理懐胎契約は，ジェステーショナル型代理母が 18 歳以上で，且つ，依頼カップルが法律婚をし両者とも 18 歳以上でなければ，拘束力及び強制力を持たない。

(2) 依頼カップルは，第 458 章又は第 459 章に基づく免許取得医師の診断により，次に掲げる各号のいずれかに該当することが医学的合理性をもって確実な場合，ジェステーショナル型代理母と契約を締結することができる。

(a) 依頼した母親が肉体的に妊娠期間中妊娠を継続することができない

(b) 妊娠が依頼した母親の肉体的健康に危険を及ぼす可能性がある

(c) 妊娠が胎児の健康に危険を及ぼす可能性がある

(3) ジェステーショナル型代理懐胎契約は，次の各号に関する規定を含まなければならない。

(a) ジェステーショナル型代理母が妊娠についての臨床介入及び管理に関して唯一同意する権限を持つことについて，依頼カップルが合意すること

(b) ジェステーショナル型代理母が，適切な医学的診断及び治療を受けること，及び妊娠中の健康に関する適切な医学的指示に従うことに合意すること

(c) (e)号で規定された場合を除き，ジェステーショナル型代理母が子どもの出生に関する親としての権利を放棄し，第 742.16 条に規定された司法手続きを進めることに合意すること

(d) (e)号で規定された場合を除き，依頼カップルが，子どもの障害の有無に関わらず，子どもの出生後直ちに子どもの養育

を受け入れ，子どもに対する親としての全ての権利及び義務を引き受けることに合意すること
 (e) 依頼カップルの両者とも子どもの遺伝的親でないことが決定された場合，ジェステーショナル型代理母が生まれた子どもに対する親としての権利及び義務を引き受けることに合意すること
(4) 依頼カップルは，契約の一部として，出産前から出産後の期間に直接関係するジェステーショナル型代理母の合理的な生活費，法的費用，医療費，心理及び精神に関する費用に限り，支払うことに合意することが出来る。

第742.16条　ジェステーショナル型代理懐胎における親子関係の簡易確定

(1) ジェステーショナル型代理母の出産後3日以内に，依頼カップルは親子関係の簡易確定を得るために管轄権を有する裁判所に申し立てなければならない。
(2) 申し立て後，裁判所は申し立ての聴聞のための時間と場所を決めなければならず，それは申し立て後直ちに行われる。聴聞通知は民事訴訟に関する規則で定められたとおりに行われなければならず，訴状送達 (service of process) は民事訴訟法で定められたとおりに行われなければならない。
(3) (省略)
(4) 依頼カップルは，聴聞の通知を次に掲げる者に対し行わなければならない。
 (a) ジェステーショナル型代理母
 (b) 生殖補助技術プログラムにおける治療医師
 (c) 父親であることを主張する当事者
(5) (省略)
(6) 依頼カップル又は法定代理人は，申し立ての聴聞に出席しなければならない。拘束力及び強制力のあるジェステーショナル型代理懐胎契約が第742.15条に従って履行され，且つ，少なく

とも一方の依頼カップルが子どもの遺伝的親であると裁判所が判断した場合，聴聞の最後において，裁判所は依頼カップルが子どもの法的親であるとの命令を出さなければならない。
(7) 依頼カップルの少なくとも一方が子どもの遺伝的親である場合，依頼カップルが子どもの実親と推定されなければならない。
(8) 命令の発行から30日以内に，裁判所事務官は州人口動態統計登録機関（the state registrar of vital statistics）が供する書式を用いて登録機関に対する命令証明書を作成しなければならない。その後直ちに，保健省が依頼カップルを親と記載する新たな出生証明書を発行し，元の出生証明書を封印するよう裁判所は命令を出さなければならない。
(9) （省略）

第6編　民事実務及び民事訴訟
第63節　養子縁組
第63.212条　禁止行為；違反に対する罰則
(1) 何人も，次に掲げる行為を行うことは違法である。

　(a) ～ (g)　（省略）

　(h) 有価約因と引き換えに，子ども，未出生の胎児又は未だ妊娠していないが何らかの方法で特定される胎児に関する養育権又は親権を購入，販売又は譲渡する契約を結ぶこと。このような契約は，本州の公序を理由として，無効且つ強制不可能である。但し，養子縁組，養育及び子どもの福祉のための法規定に従ってなされた手数料，費用その他付随的な支払いは許され，又，費用支払いが親権譲渡の条件とされない限り以下に規定するように事前養子縁組合意に関する費用支払いに合意することはできる。事前養子縁組合意に関して提出される各養子縁組申し立ては，当該養子縁組が事前養子縁組取決めによるものであることを明示し，裁判所が審査するための事前養子縁組合意のコピーを含まなければならない。

第3章　諸外国における生殖補助医療の規制状況と実施状況（アメリカ）

第63.213条　事前養子縁組合意

(1) 何人も，本条で定めた事前養子縁組取決めを締結することができる。但し，次のことは認められない。

　(a) 裁判所の審査及び承認を得ずに，又は適用される法規定を遵守せずに，子どもについての最終的な養育権譲渡又は養子縁組を成立させること

　(b) 子どもの出生後48時間以内に，又は母親が子どもの出生後48時間で自分の権利がなくなることを知っていながら同意を撤回しない選択をしたと養育決定又は養子縁組の承認を行う裁判所が判断しない場合に，自分の子どもを養子に出すことについての母親の同意を成立させること

(2) 事前養子縁組合意は，これらに限定される必要はないが，以下の項目を含まなければならない。

　(a) 志願した母親（volunteer mother）[訳注：代理母を意味する]が，合意で定めた生殖技術により妊娠し子どもを出産すること，及び子どもの出生後48時間以内はいつでも撤回できることを条件として，事前養子縁組合意と同時に執行される書面上の同意により彼女が持つことになる子ども対する親としての権利及び義務を終了することに合意すること。

　(b) 志願した母親が，適切な医学的診断及び治療を受けること，並びに妊娠中の健康に関する適切な医学的指示に従うことに同意すること

　(c) 法で規定される場合を除き，依頼した父親及び依頼した母親が養育権の最終譲渡が完了する前に合意を解除した場合，事前養子縁組合意で生物学的親となることが明示された親が生物学的親でないと裁判所が判断した場合，又はフロリダ州養子縁組法により裁判所が事前養子縁組を承認しない場合，生まれた子どもに対する親としての権利及び義務を引き受けることについて志願した母親が認識していることを承認すること

　(d) 法で規定される場合を除き，理由を問わず当事者が養育権

301

の最終譲渡が完了する前に合意を解除した場合，又はフロリダ州養子縁組法により裁判所が事前養子縁組を承認しない場合，子どもに対する親としての権利及び義務を引き受けることについて生物学的親でもある依頼した父親が認識していることを承認すること
- (e) 志願した母親が合意を解除した場合，又は出産後48時間以内に子どもを養子縁組に出すことの同意を撤回した場合，合意に基づく養育権又は親権を得ることができないことを依頼した父親及び依頼した母親が承認すること
- (f) 依頼した父親及び依頼した母親が，志願した母親の事前養子縁組合意に関係する合理的な法的費用，医療費及び精神に関する費用の支払い，並びに志願した母親の合理的な生活費，妊娠及び出産による給与損失，不都合，不快及び医学的リスクに対する適切な補償の支払いについて合意することができること。なお，これら以外については，現金その他に関わらず，事前養子縁組取決めにより補償してはならない。
- (g) 依頼した父親及び依頼した母親が，子どもの障害の有無に関わらず，子どもの出生後直ちに子どもの養育を受け入れ，子どもに対する親としての全ての権利及び義務を引き受けることに合意すること
- (h) 少なくとも一方が子どもの生物学的親となる予定であることを合意に明記する場合，依頼した父親及び依頼した母親が，血液検査及び組織適合型検査の実施を指示する権利を有すること
- (i) 当事者は何人も，又いつでも合意を解除することができること

(3) 事前養子縁組合意は，次の規定を含んではならない。
- (a) 子どもが死産又は障害を持って生まれた場合に志願した母親に対する支払い額を減じること，又は理由を問わず追加金又は特別賞与を与えること
- (b) 志願した母親の妊娠の中絶を求めること

第3章 諸外国における生殖補助医療の規制状況と実施状況（アメリカ）

(4) （省略）
(5) 志願する母親を捜すこと又は志願する母親と依頼した父親及び依頼した母親のマッチングの手数料を弁護士及び医師を含め代理業者，斡旋者，仲介者に支払うことは禁止される。なお，医師，精神分析医，弁護士その他専門家は，医療サービスや処置，事前養子縁組合意の構築又は交渉における法的助言又はカウンセリング等彼らの専門業務に対する合理的な報酬を受けることはできる。
(6) 本章での利用において，
 (a)「血液検査及び組織適合型検査」（省略）
 (b)「子ども」とは，事前養子縁組合意の一部である受精方法により懐胎した一人又は複数の子どもを意味する。
 (c)「生殖技術」とは，体内か体外かに関わらず，人工卵子培養，人工授精，卵子提供，胚導入 (adoption) を意味する
 (d)「依頼した父親」とは，事前養子縁組合意によって証明されたとおり，生殖技術により懐胎した子どもが彼と生物学的つながりを有するか否かに関わらず，その子どもに対する親としての権利及び義務を行使する意思を有する男性を意味する。
 (e)「依頼した母親」とは，事前養子縁組合意によって証明されたとおり，生殖技術により懐胎した子どもが彼女と生物学的つながりを有するか否かに関わらず，その子どもに対する親としての権利及び義務を行使する意思を有する女性を意味する。
 (f)「当事者」とは，依頼した父親，依頼した母親，志願した母親，又志願した母親に夫がいれば彼女の夫を意味する。
 (g)「事前養子縁組合意」とは，本章の規定に従って，事前養子縁組取決めにおける当事者の権利及び義務に関する意思を明記した当事者間の書面による合意を意味する。
 (h)「事前養子縁組取決め」とは，志願した母親が子どもを出産すること，依頼した父親及び依頼した母親が本章で認められた費用を支払うこと，志願した母親が子どもの出生後に養子

縁組の同意を撤回しない限りにおいて依頼した父親及び依頼した母親が子どもに対する親としての全ての権利及び義務を行使すること，及び撤回できることを条件に志願した母親が依頼した父親及び依頼した母親のために子どもに対する彼女の親としての権利及び義務を終了することについて当事者が合意するための取決めを意味する

(i) 「志願した母親」とは，撤回できることを条件に，事前養子縁組取決めに従って妊娠した場合，依頼した父親及び依頼した母親のために子どもに対する彼女の親としての権利及び義務を終了することに自発的に合意する18歳以上の女性を意味する。

(以上，訳：神里彩子)

5 判例：離婚後の凍結保存胚の取り扱いをめぐる事件
——Davis v. Davis, 842 S.W.2 d 588, 597 (Tenn.1992)

1. 事　案

Mary Sue Davis と Junior Lewis Davis は，1980年4月に結婚した。その後，Mary は妊娠したがそれは激痛を伴う卵管妊娠であり，その結果，右の卵管の摘出手術を受けた。その後も卵管妊娠を繰り返した。そして，5回目の卵管妊娠の後，彼女は左の卵管の結紮手術を受けることにした。こうして夫婦は自然妊娠で子どもを持つことはできなくなり，養子をとることを計画したがそれも叶わなかった。そのため，体外受精が夫妻が親となるための唯一の選択肢となった。

1985年より Davis 夫妻は6回の体外受精を Knoxville Fertility Clinic で受けるものの妊娠に至らなかった。そこで，当時同センターで準備が進められていた胚の凍結保存処置が可能となるまで夫妻は不妊治療を休止し，同処置開始後に再開した治療で9つの卵子を採取し，受精させることに成功した。そのうちの2つの受精卵が Mary に移植され，

残りの7つの受精卵は同クリニックで凍結保存した。しかしながら，その2つの受精卵によっては妊娠しなかった。

2度目の移植が行われる前の1989年2月，Junior Davisから離婚の申立てがなされた。この離婚手続きに際して問題となったのが凍結胚の処分である。Junior Davisは，凍結胚についての共同親権を夫妻に与えること，又は，自分がそれら胚をどうするかについて決定するまでMaryその他の女性にそれを移植することを禁止すること，そして，もしこれら要求が認められないのであればMaryのみが移植にふさわしい当事者とみなすことを要求した。一方，Maryは，それらを移植して出産することを希望しこの目的のために受精卵を自分に与える裁定を裁判所に求めた。また，彼女自身が受精卵を利用できない場合において，不妊カップルにそれら受精卵を提供する可能性も残していた。

第1審（ブラント巡回裁判所）[16]ではMaryに7つの凍結受精卵の養育権を与える判決が出されたが，続く控訴院判決[17]はこれを覆し，夫妻にこれらの共同監護権を与える判決を出した。

2. 判　決
【テネシー州最高裁判決（Davis v. Davis, 842 S.W.2 d 588, 597（Tenn. 1992））】

第1審（ブラント巡回裁判所）では，「前胚」と「胚」の区別を拒否した上で，「人」の生命は受精時に始まるとし，8細胞期に達していないDavis夫妻の7つの凍結受精卵は生まれる法的権利を持つとしていた。しかし，最高裁は，8細胞期までの「前胚」とそれ以降の「胚」を区別しないと第1審のような分析上の過ちを引き起こすとして，これらを区別した。

次に，前胚は「人」なのか「物」なのかという問題につき，最高裁

---

[16] Davis v. Davis, In the Circuit Court for Blount County, Tennessee, at Maryville, Equity Division, No E-14496 (Sept. 21, 1989)

[17] Junior Lewis Davis v. Mary Sue Davis, Tennessee Court of Appeals at Knoxville, No. 190, slip op. at 5-6 (Sept. 13, 1990).

は次のように述べる。「厳密に言うと前胚は「人」でも「所有物」でもないが、人の生命への潜在性があることから、特別に尊重される資格を有する中間的なカテゴリーを占める、という結論に達した。その結果、本件において、Mary Sue Davis と Junior Davis が前胚に対してもつ利益はすべて、真の意味での所有物に対する利益ではないということになる。しかしながら、法によって定められた手段に従って、彼らが有する前胚の処分決定権の範囲で、彼らは所有権の性質をおびた利益を有している。」(パラグラフ 63)。

従って、前胚について Davis 夫妻は処分決定権を有し、「不測の出来事(当事者の一人又は複数の死亡、離婚、経済的不良、計画放棄など)での移植していない前胚の処分に関する合意は有効と推定されるべきで、両親の間で履行されるべきである」(パラグラフ 66) とする。しかし、本件では、「Mary Sue Davis の妊娠以外の不測の出来事における処分について当事者で検討されたという記録、また、Junior Davis が Mary Sue との継続的な婚姻関係の範囲外で生殖を達成することを意図していたという記録がない」(パラグラフ 68)。そのため、「本件の状況において前胚の処分に関して当事者の間で合意ははじめからなく、それ以降もない」(パラグラフ 69) と判断した。

そこで、前胚の処分に関する当事者の合意がなく、夫妻の間で決定方針が異なる場合に、どのようにして決するかが問題となる。この点、最高裁は、「当事者の憲法上のプライバシー権の行使にかかっている」(パラグラフ 73) と述べる。「生殖の権利は、プライバシー権の重要な部分」(パラグラフ 90) であるが、それは、「生殖する権利」と「生殖を回避する権利」という「等価値の2つの権利で構成される」(パラグラフ 97) という。そして、「IVF の過程で女性が受けるトラウマ(感情的ストレスや身体的不快を含む)は、男性に対する処置の影響よりも深刻であるという事実に無頓着ではな」く、「女性は IVF 過程に男性よりも多く関与しているということが正しい」が、「彼らの経験は、欲した親の喜び、また、望まない親となることでの一生涯の相対的苦しみを踏まえて見なければならない」。それゆえ、「Mary Sue Davis と Junior Davis は完全に同等の配偶子提供者として見られなけ

第3章 諸外国における生殖補助医療の規制状況と実施状況（アメリカ）

ればならない」（パラグラフ98）とする。

その上で，憲法上の権利が相反する場合の解決法として，「当事者の立場，彼らの利益の重要性，決定の相違により課されることになるであろう負担を検討すること」（パラグラフ104）を提案する。

まず，前胚の妊娠により，Junior Davis は，「起こりうる経済上および心理上の帰結のほか，望まない親の責任」という負担を負うことになるがここにいう「望まない親の責任」は，「彼の特別な生い立ちを検討しなければ理解できない」という。すなわち，Junior Davis は彼が5歳のときに両親が離婚し，孤児院で育ったのだが，彼は，「両親との関係を構築する機会がなかったこと，そして，特に彼に父親がいなかったことで苦しんだとはっきりと感じている」（パラグラフ106）。そのため，彼は「両親と生活することのできない子どもの父親になることに激しく反対する。彼又は Mary Sue のどちらが監護権をもつにせよ，彼は子どもの非監護親との結びつきは満足できるものではないと考える。彼は，そのような状況にある子どもが直面する心理的障害，並びに，彼に課すことになる負担に彼の懸念があることを明確に証言した。同様に，かれはレシピエントカップルが離婚し，片親の環境に子どもを置く（当然彼自身を考慮して）かもしれないので，提供にも反対している」（パラグラフ107）と判断した。

他方，Mary Sue Davis の負担に関しては，「前胚の提供容認を拒絶することは，彼女が受けた長い IVF 治療が無益であり，彼女が遺伝学的物質を提供した前胚が子どもになることはないことを知るという負担を彼女に課すことになる」。しかし，前胚の提供が容認されたならば，Junior Davis は，「自分が親であるかに悩むこと，又は，一切コントロールできない親の立場を知ることに一生涯直面することになる。……子どもが生まれたならば，提供は彼を二重に襲うことになる－すなわち，彼の生殖の自律は侵害され，かつ，彼の子どもと関係することは妨げられる」（パラグラフ108）。これらに鑑み，「Mary Sue Davis の提供の利益は親の責任の回避においてが有する利益ほどに重大なものではない」（パラグラフ108）と結論付けた。

また，Mary Sue Davis は，「IVF を通して，全ての側面で－すなわ

ち，遺伝学上の，妊娠上の，出産上の，養育上の－親になるために再度挑戦する合理的な機会がある」(パラグラフ109)し，たとえ「Mary Sue Davis が IVF を受けることができない，あるいは挑戦しないことを選んだとしても，彼女は養子縁組をとおして子どもの養育の側面で親となることができる」(パラグラフ110) ので，Junior Davis の利益が優先されると述べている。

以上を「要約すると，体外受精で作成した前胚の処分に伴う論争は，まず，親の意向を見ることで解決すべきであると考える。かれらの希望が確かめられない場合や，論争がある場合には，処分に関する彼らの事前の合意を持ち出すべきである。もし事前の合意がないのであれば，前胚を利用すること，あるいは，利用しないことでの当事者の関係する利益を比較検討しなければならない。通常，他方の当事者が当該前胚の利用以外の方法で親になる合理的な可能性があるのであれば，生殖を回避することを望む当事者が勝つべきである。他に合理的な代替法がない場合には，妊娠するために前胚を利用することを容認する議論が検討されるべきである。しかしながら，別のカップルへの提供のためだけに前胚のコントロールを当事者が望む場合には，他方の当事者に明らかに大きな利益があり，勝つべきである」(パラグラフ112)。

以上の理由より，控訴院判決を支持し，被上訴人の要求を認めた。

(以上，訳・判例要約：神里彩子)

[10] 韓　　国

概　要

＜規制の概要＞

　2004年1月,「生命倫理および安全に関する法律(以下では「生命倫理法」とする)」が公布された。同法は, 配偶子, 人胚の管理および保存・利用に関する事項については規定しているものの, 生殖補助医療に関する詳細な規定は置いてない。立法化過程では, 生殖補助医療に関する事項を盛り込むための議論もあったが, 結局, 医師側と女性団体との合意が得られずに本法律からは取り除かれることになった。

　生殖補助医療と関連するものとして, 生命倫理法では, 禁止行為(第13条), 胚作成医療機関(第14条), 胚作成に関する同意(第15条), 胚の保存期間及び廃棄(第16条)について規定している。まず, 禁止行為については, 妊娠以外の目的での胚作成, 特定の性を選択する目的での精子・卵子選別, 死亡した者の精子・卵子利用, 未成年者の精子・卵子の利用(既婚者を除く), 金銭目的での利用や誘引・斡旋などを禁止している。これに違反すれば, 懲役刑又は罰金刑に処される(第51, 52条)。次に, 胚を作成する医療機関に関しては, 一定の施設及び人員等を備え, 保健福祉部長官の指定を受けた医療機関に限定しており, この違反に対する罰則規定も設けている(第53条)。胚の作成等に関する同意については, 精子・卵子を採取する際に, 精子提供者・卵子提供者・人工受胎施術対象者およびその配偶者の書面同意と十分な説明が必要であり, 書面同意書は保存しなければならないことを規定している。書面同意に必要な事項は, 胚作成の目的に関する事項, 胚の保存期間, その他胚の保管に関する事項, 胚の廃棄に関する事項, 妊娠目的以外で余剰胚を利用することに対する同意の有無, 同意の撤回, 同意権者の権利および情報保護, その他保健福祉部令が定める事項である。そして, 胚の保存期間および廃棄については, 胚の

保存期間を5年とし,同意権者が保存期間を5年未満と定めた場合はこれを保存期とする旨定めている。これら胚作成に関する同意,そして,胚の保存期間及び廃棄に関する規定違反についても,罰則規定が(「生殖細胞等に関する法律」)設けられている。

本法律の施行後,まもなく『サイエンス』論文の捏造事件が発覚(2005-2006年)したことから,これらの研究に卵子が2,236個も提供されていたことが明らかになった。この事件で卵子提供における諸問題が今後の課題となった。そのなかでも配偶子や人胚の透明な管理や保護の必要性が急務となり,生命倫理法の全文改正案と「生殖細胞等に関する法律」案が作成され,2008年3月現在,ともに国会で検討・審議されている。これらの法案ではより詳細な規定が盛り込まれているが,成立・施行までにはしばらく時間がかかるであろう。

生殖補助医療の倫理的基準を定めるガイドラインとしては,大韓産婦人科学会の「補助生殖術倫理指針」がある。1999年2月19日に公布された本指針は,「制定目的」,「倫理要綱」と「施術の施行指針」から成る。「制定目的」は,生命倫理に基づいた生殖補助技術の自律的規制と,必要最小限の立法化へ先導することであるとしている。本指針の制定背景には,慶熙医療院で非配偶者間人工授精の施術に用いた精子が,AIDS検査を行っていない新鮮精液(Fresh Sperm)であったことが発覚した事件があった(1993年)。この事件が韓国社会に大きな波紋をなげかけたことから,大韓産婦人科学会が自ら真相究明に当たり,このような不祥事が再発しないように倫理指針を作成し,産婦人科医の信頼を取り戻そうとした。

「倫理要綱」には,インフォームド・コンセント,精度管理と施術の責任について,非配偶者間人工授精で生まれた者の尊厳や精子提供者の親権放棄が明記された。また,施術時の遺伝子操作,人クローンの産出,営利目的での利用は禁じられている。施術と研究は,基本的には韓国社会での一般社会通念に反しない範囲で生命の尊厳や価値が尊重される状況で行なわれるべきであるとし,倫理的な受容範囲が示された。遺伝性疾患の診断は,十分な経験を基に適合する適応症がある場合に限られる。

第3章 諸外国における生殖補助医療の規制状況と実施状況（韓国）

「施術の実施指針」は，体外受精及び胚移植，非配偶者間人工授精についての規定から成る。

まず，体外受精及び胚移植の対象となるのは法律婚の夫婦であり，夫婦間で施術の同意が必要である。適応症の対象は，両側卵管の不在，子宮内膜症，乏精子症，原因不明の不妊症などである。施行を行う医師は，原則的に不妊学や生殖内分泌学を専攻している産婦人科専門医とし，諸事項の十分な説明と夫婦間の同意が含まれている施術同意書の作成・保管が義務づけられている。

次に，非配偶者間人工授精の対象となるのは，非配偶者間の人工授精以外の医療行為によっては妊娠成立の望みがないと判断された法律婚の夫婦に限る。適応症の対象は，無精子症，配偶者の重篤な遺伝性疾患，二次的に発生した生殖機能障害，Rh 陰性で重篤な Rh 陰性感作の女性の夫が Rh 陽性である場合などである。施術条件として，夫婦間の施術に関する十分な協議を経た後，夫の積極的な同意が必要となり，出生児の保護や責任に負うこと，精子提供者への守秘義務，精子提供者の父性否認に法的異議を申し立てないことの誓約，施術対象者夫婦における合併症や新生児異常などに対する認識などが示されている。提供者の選定基準は，精神的・肉体的に健康な若い男性，肝炎・梅毒・後天性免疫不全症等精液を介して伝播し得る疾患がないと判断された場合や，検査所見が正常範囲内である者としている。また，医学研究利用や研究結果の公開を求めないことに同意すること，出生児に対して親権を求めないことに同意することが求められている。提供精子について，提供者の秘密漏洩や施術結果の通知を禁じ，一提供者当りの提供回数は妊娠 10 回以下に，保存期間は提供者の生殖年齢を超過しないように制限をしている。

非配偶者（第三者）から卵子・精子・受精卵の提供による体外受精及び胚移植の施術や代理懐胎の場合もこれに準じられている。

代理母についての規定は，大韓医師協会の「医師倫理指針」（2001年4月19日制定，2001年11月15日公布）の第56条において，金銭目的での代理母を禁じていたが，この指針は2006年4月22日に全面改正が行われ，この条項は削除された。その背景には，医師が代理出産

の契約において金銭の取引が行われたかどうかを確認することは，現実的には困難であり，金銭の取引を行わない代理出産であれば倫理的問題を伴わないという誤解を招きかねないという指摘もあった。このような主張を取り入れ，社会の現実に合わせたものとして取り除かれ，規制条項は皆無となった。

＜実施状況＞

　生殖補助医療の調査報告として，次の法律に基づき保健産業育成事業団生命倫理チームが整理したものが表1～3である（『2006年度胚保管及び提供現況の調査結果』2007年12月）。

　　生命倫理及び安全に関する法律　第20条第3項

(3) 胚作成医療機関と胚研究機関は，余剰胚の保管及び提供等に関する事項を保健福祉部令の定めるところにより保健福祉部長官に報告しなければならない。

施行規則第12条（余剰胚の保管・提供等の報告）

(1) 胚作成医療機関と胚研究機関は，法第20条第3項の規定により当該年度の余剰胚の保管及び提供に関する記録を別紙第12号書式による余剰胚保管・提供実績台帳を作成し，次年度2月末まで保健福祉部長官に提出しなければならない。

第3章　諸外国における生殖補助医療の規制状況と実施状況（韓国）

【表1　2006年度胚作成機関別体外受精の現況】

施術件数	胚作成医療機関の数（％）	施術の合計（％）
0	7（5％）	0（0％）
1～11	17（13％）	54（0.2％）
12～99	59（44％）	2,530（7.7％）
100～499	35（26％）	7,883（24.0％）
500～999	8（6％）	5,820（17.8％）
1,000以上	7（5％）	16,496（50.3％）
合　計	133（100％）	32,783（100％）

【表2　2006年度体外受精の施術別現況】

施術の種類	計	配偶者の配偶子使用	第三者の卵子使用	第三者の精子使用
ICSI	15,253	14,992	143	118
IVF-ET	12,191	11,982	92	117
ZIFT	13	12	1	0
Natural cycle IVF	458	453	0	5
Cryopreserved ET	4,868	―		
合　計	32,783	27,439	236	240

【表3　2006年度子宮内人工授精（Intra-Uterine Insemination）*の現況】

	施術件数	配偶者の精子使用	第三者の精子使用
IUI	31,233	30,670	563

*子宮内人工授精（Intra-Uterine Insemination）は，胚作成医療機関以外にも医療機関で施術が可能であるが，本調査では胚作成医療機関における施術のみを対象としている。

（洪　賢秀）

生殖補助医療

1 生命倫理及び安全に関する法律 (2004年)

第13条（胚の作成等）
(1) 何人も妊娠以外の目的で胚を作成してはならない。
(2) 何人も妊娠を目的に胚を作成するに当り次の各号の一に該当する行為をしてはならない。
　1．特定の性を選択する目的で精子と卵子を選別し受精させる行為
　2．死亡した者の精子又は卵子で受精させる行為
　3．未成年者の精子又は卵子で受精させる行為。但し，婚姻をした未成年者がその子女を得るための場合は除く。
(3) 何人も金銭又は財産上の利益その他の反対給付を条件に精子や卵子を提供又は利用し，若しくはこれを誘引又は斡旋してはならない。

第14条（胚作成医療機関）
(1) 人工受胎施術のために精子又は卵子を採取・保管し，これを受精させ胚を作成する医療機関は，保健福祉部長官から胚作成医療機関として指定を受けなければならない。
(2) 胚作成医療機関として指定を受けようとする医療機関は保健福祉部令が定める施設及び人員等を備えなければならない。
(3) 胚作成医療機関の指定基準及び手続，提出書類，その他必要な事項は保健福祉部令で定める。

第15条（胚の作成等に関する同意）
(1) 第14条の規定による胚作成医療機関として指定された医療機関（以下「胚作成医療機関」とする）は，胚を作成するために精子又は卵子を採取する際には，精子提供者・卵子提供者・人工受胎施術対象者及びその配偶者（以下「同意権者」とする）の書面同意を得なければならない。

第3章 諸外国における生殖補助医療の規制状況と実施状況(韓国)

(2) 第1項の規定による書面同意には,次の各号の事項が含まれなければならない。
 1.胚作成の目的に関する事項
 2.胚の保存期間,その他胚の保管に関する事項
 3.胚の廃棄に関する事項
 4.妊娠目的以外で余剰胚を利用することに対する同意の有無
 5.同意の撤回,同意権者の権利及び情報保護,その他保健福祉部令が定める事項
(3) 胚作成医療機関は,第1項の規定による書面同意を得る前に,同意権者に第2項各号の事項に対して十分な説明をしなければならない。
(4) 第1項の規定による書面同意のための同意書書式及び保存等に関して必要な事項は保健福祉部令で定める。

第16条(胚の保存期間及び廃棄)

(1) 胚の保存期間は5年とする。但し,同意権者が保存期間を5年未満と定めた場合はこれを保存期間とする。
(2) 胚作成医療機関は,第1項の規定による保存期間が到来した胚のうち,第17条の規定による研究目的として利用しない胚を廃棄しなければならない。
(3) 胚作成医療機関は胚の廃棄に関する事項を記録・保管しなければならない。
(4) 胚の廃棄手続及び方法,胚の廃棄に関する事項の記録・保管に関して必要な事項は保健福祉部令で定める。

第51条(罰 則)

(1) 次の各号の一に該当した者は,3年以下の懲役に処する。
 1~2.(省略)
 3.第13条第1項の規定に違反し,妊娠目的以外の目的で胚を作成した者
 4.第13条第2項各号の一に該当する行為をした者

5．第13条第3項の規定に違反し，金銭又は財産上の利益，若しくはその他の反対給付を条件に精子又は卵子を提供，又はそれを利用した者

6～7．（省略）

(2) ～ (3)（省略）

第52条（罰　則）

次の各号の一に該当する者は，2年以下の懲役又は3千万ウォン以下の罰金に処する。

1．第13条第3項の規定に違反し，金銭又は財産上の利益，若しくはその他の反対給付を条件に精子又は卵子を提供するように誘引又は斡旋した者
2．第15条第1項の規定に違反し，胚作成に関する書面同意を得ず，精子又は卵子を採取した者
3～9．（省略）

第53条（罰　則）

次の各号の一に該当する者は，1年以下の懲役又は2千万ウォン以下の罰金に処する。

1．第14条の規定に違反し，胚作成医療機関として指定を受けず，人の精子又は卵子を採取・保管した者，又は胚を作成した者
2．第16条第2項又は第3項の規定に違反し（第20条第4項よりこれを準用する場合を含む），胚を保健福祉部令で定めるところにより廃棄せず，又は胚の廃棄に関する事項を記録・保管してない者
3～4．（省略）
5．第20条第1項又は第3項の規定に違反し，有償で余剰胚を提供した者，又は余剰胚の保管及び提供等に関する事項を保健福祉部令で定めるところにより保健福祉部長官に報告してない者
6～9．（省略）

2 大韓婦人科学会「補助生殖術倫理指針」(1999年)

I 制定目的
1. 補助生殖術をより厳格に生命倫理に立脚して実施し,精度管理に最善を尽くし完璧に遂行することで生命の尊厳性と絶対価値を保護し,不妊夫婦に家庭の和睦と生の希望と幸福をもたらし,
2. 卵子,精子,受精卵に関する研究を行う場合にも,生命倫理に反しない範囲で厳格な実施指針に立脚して実施し,生殖補助技術と生殖医学研究を慎重かつ精密に行うことで国民の信頼を得るようにすると同時に,
3. 補助生殖術の関連分野の理解を増進し,生殖医学分野での自律的規制と必要最小限の法律の立法化を先導するものである。

II 倫理要綱
1. 体外受精及び胚移植
(1) 体外受精及び胚移植は,これ以外の医療行為によって妊娠成立が望めないと判断される者に限り被施術者となれる。
(2) 本施術は,夫婦の同意の下で実施する。
(3) 施術前に本施術内容とその予想される成功率,起こり得る合併症について十分説明し,承諾書等に記入しそれを保管する。
(4) 施術時に,遺伝子操作及びクローン人間の産出をしない。
(5) 施術医師は,精度管理に最善を尽くし,すべての操作及び処理に責任を負うことのできる状況で施術を行わなければならない。
(6)〜(8) (省略)
(9) 施術と研究は,一般社会通念に反しない範囲で生命の尊厳性と価値が絶対的に尊重される状況で施術しなければならない。
(10) (省略)

2. 非配偶者の人工授精
(1) 非配偶者の人工授精は,これ以外の医療行為によって妊娠成立

が望めないと判断される夫婦に限り施術する。
(2) 非配偶者の人工授精の施術は, 法律的婚姻関係にある夫婦のみを対象とし施行する。
(3) 非配偶者の人工授精の施術は, 夫婦間の施術に対する十分な協議を経た後, 夫の積極的な同意の下で施行する。
(4) 非配偶者の人工授精の施術前に, 本施術の内容と起こり得る合併症に対して, 十分な説明とその事実を承諾書等に記入し保管する。
(5) 施術医師は, 提供精子の選択に最善を尽くし, 施術のすべての過程に責任を負うことのできる状況で施術を行わなければならない。
(6) 非配偶者の人工授精の施術で生まれた出生者は, 完全な人間であるため, 施術医師はその人間としての尊厳性と絶対価値が尊重されるようにすべての努力を尽くすべきである。
(7) 精液提供者の身分上の秘密は絶対に保障されるべきであり, 精液提供に同意した提供者は, 本施術で生まれた出生子に対して親権を主張してはならない。
(8) 非配偶者の人工授精の施術を受けた夫婦は, 出生子に対して父母としての倫理的, 社会的及び法的責任を含めたすべてを全うしなければならない。
(9) 非配偶者の人工授精の施術と提供精液の保存は, 生命の尊厳性に立脚し精度管理等に最善を尽くし施術, 保存され, いかなる場合においても営利を目的とした施術を行ったり, 精液を保存してはならない。
(10) (省略)

III 施術の施行指針
1. 体外受精及び胚移植

体外受精及び胚移植とは, 基本的に卵巣内にある卵子を人為的に採取した後, 人為的に採った精液と試験管 (培養皿) 内で受精させた後, 受精卵 (胚) を人為的に子宮腔内に移植し着床させ妊娠させる補助生

第3章 諸外国における生殖補助医療の規制状況と実施状況(韓国)

殖術であり,次のような基準に依拠して実施しなければならない。
(1) 条件及び適応症
　イ．婚姻関係の夫婦を実施対象とする。
　ロ．実施対象の夫婦は,体外受精及び胚移植の施術過程と予想成功率及び発生可能な合併症等を理解し,夫婦間で施術に対する十分な協議を経て後に施術に同意しなければならない。
　ハ．現代の医学的な根拠の下で両側卵管の不在等のように体外受精及び胚移植以外では妊娠が不可能であると判断された場合を優先的な適応症とする。
　ニ．上記以外にも子宮内膜症,乏精子症等の男性不妊症,原因不明の不妊症等で他の生殖補助技術で妊娠に失敗した場合には,体外受精及び胚移植の施術の適応症となる。
(2) 非配偶者の生殖細胞の提供及び代理受胎
　非配偶者の卵子,精子,受精卵の提供を受け,体外受精及び胚移植の施術を行う場合や代理受胎の場合には,非配偶者の人工授精の施行指針に準じ施行しなければならない。
(3) 施術医師及び施術機関に関する事項
　イ．人の卵子,精子,受精卵を取り扱う責任者は,原則的に不妊学及び生殖分泌学を専攻した産婦人科専門医とし,施術協力者は施術の重要性を十分に認識できる者でなければならない。
　ロ．施術医師は,対象不妊夫婦に対して体外受精及び胚移植に関連した諸事項の説明をしなければならず,(1)のロ項の内容に含まれた施術同意書を作成し保存しなければならない。
　ハ．施行時には,現代医学水準に基づき施術し,生命の尊厳性と価値は絶対的に尊重されなければならない。
　ニ．移植する胚の数を制限し,多胎妊娠を予防し,移植し残った胚は凍結保存するようにする。
　ホ．臨床記録紙に採取された卵子,受精卵移植した胚,凍結保存された胚の数及び状態を記録しなければならない。
　ヘ．卵子,精子及び受精卵を取り扱う体外受精及び胚移植以外における生殖補助技術の場合にも本施行指針を準用し施術しなければ

ならない。

2．非配偶者の人工授精

産婦人科の領域において診療の一環として施行する不妊症患者に対する非配偶者の人工授精を実施するにあたり，次のような基準を設定し実施するようにする。

(1) 条件及び適応症

　イ．施術対象の夫婦は，非配偶者の人工授精の施術の過程を理解し，夫婦間で施術に対する十分な協議を経た後，夫の積極的な同意の下で行わなければならない。

　ロ．施術対象の夫婦は，非配偶者の人工授精で生まれた出生児を正常に養育できる能力をもち，出生児は諸問題（すべての条件）において親子と同一視されなければならない。

　ハ．施行対象の夫婦は，精液提供者の身分に対する秘密保障と精液提供者の父性否認法的異議を申し立てないことを誓約すること

　ニ．施術対象の夫婦は，自然妊娠と同様に流産，異常妊娠及び出産に伴う合併症等が起こり得ることや，出産した新生児にも異常があり得ることを認識しなければならない。

　ホ．非配偶者の人工授精の施術は，次のような場合に適応症とする。

　　1）不可逆的な無精子症と診断された男性不妊
　　2）深刻な遺伝的疾患を持つ配偶者
　　3）負傷，手術，薬物投与，放射線治療及び精神科的な問題等により二次的に発生された矯正不可能な生殖機能の障害
　　4）Rh陰性で重篤なRh陰性感作の女性の夫がRh陽性である場合
　　5）その他，非配偶者が人工授精の適応症となると判断される場合

(2) 提供者の選定基準

　イ．精神的，肉体的に健康で若い男性で肝炎，梅毒，後天性免疫

不全症等，精子を媒介として伝播し得る疾患がないという判定を受けなければならない。
- ロ．精液検査の所見が正常範囲に属しなければならない。
- ニ．精液提供者の身分は，秘密とされ，提供精液が非配偶者の人工授精の施行のみならず医学分野の研究にも利用されることがあり，その結果の公開を要求することができないことに同意しなければならない。
- ホ．精液提供に同意した提供者は，いかなる場合においても非配偶者の人工授精の施術で生まれた出生児に対して親子関係を請求できないことにも同意しなければならない。

(3) 施術医師及び施術機関に関する事項
- イ．施術担当の責任医師は，原則的に産婦人科専門医とする。
- ロ．施術医師は，対象不妊夫婦に対して非配偶者の人工授精に関連する諸事項を説明しなければならないうえ，(1) のロ，ハ，ニ項の内容が含まれた施術同意書を作成し保管しなければならない。
- ハ．施術医師は，精液提供者の血液型，身体的特性，精液検査所見，病歴聴取結果及びその他検査結果を常備し，(2) のイ，ハ，ニ項の内容が含まれる精液提供の同意書を別途保管しなければならない。
- ニ．精液は，提供者から自発的な提供を受け，自発的な承諾書を受ける。自発的な承諾書には精液が人工授精のための提供や医学研究（基礎，臨床）用で使用され得る内容を含む。
- ホ．施術時には，凍結精液を利用し，現代医学水準に立脚して最善を尽くし施術する。
- ヘ．いかなる場合にも精液提供者の身分は保障されなければならないうえ，精液提供者に対しても施術結果を公開してはならない。
- ト．一提供者当たりの精液提供回数を妊娠10回以下に制限して使用する。
- チ．精液を凍結し保存する場合，その保存期間は提供者の生殖

年齢を超過しない

(以上, 訳:洪 賢秀)

[11] 台　　湾

概　要

<沿　革>

　1985年に台湾における最初の試験管ベビーが誕生して以来，人工生殖技術は広く応用されてきた。人工生殖技術の普及によって，社会にマイナスな影響がもたらされるのを避けることは困難である。たとえば，精子，卵子が商業的に販売される；精子，卵子又は，胚の検査の不徹底や技術の軽率な利用によって，不良な子孫を生み出す；1人の提供者が複数回精子を提供することによって，将来子孫に世代倫理の混乱［訳注：中国語では「乱倫」という］をもたらす危惧が指摘されている；それに，無性生殖の手段によって人工生殖技術を実施することは社会倫理の崩壊を招くことも考えられる。

　以上の状況を踏まえて，行政院衛生署は1986年より，「行政院衛生署人工生殖技術の管理に関する諮問委員会の設置要点」，「人工生殖技術に関する倫理指針」，及び「人工生殖技術に関する管理規則」等を次々と制定した。しかし，上記の諸規定は行政命令の次元にとどまり，人工生殖技術の実施を充分に規制することができず，人工生殖技術を受ける夫婦及びそれによって生まれた子どもの権利を充分に保障することもできないため，衛生署は人工生殖法を制定するに至った。

<規制の概要>

　人工生殖法では，生命の倫理及び尊厳を守るために，人工生殖技術の応用は不妊の治療を目的とすべき，生命を創造する方法として利用されてはならない，と規定されている。生殖細胞及び胚に対して尊重し，それをヒトの品種改良の実験に流用してはならない。また，商業目的の人工生殖技術の利用を禁止するという規定も人工生殖法に盛り込まれている。人工生殖技術によって生まれた子どもの地位について，

子どもの最高利益を守ることを前提にその地位を適切に規定する。人工生殖法の規制範囲は，医事法に関連する分野の管理，当事者の間の権利・義務の関係及び法律責任までに及ぶ。代理懐胎に関わる人工生殖技術は科学，倫理，法律，社会モラルなどの側面に広く関連するため，衛生署は専門家の意見に従い，代理懐胎を別法にて処理することと決めた。

(張 瓊方)

1 人工生殖法 (2007年)

第1章 総則

第1条 人工生殖技術の発展を健全にし，不妊夫婦，人工生殖技術によって生まれた子ども及び提供者の権利を保障し，国民の倫理及び健康を守るために，本法を制定する。

第2条 本法における専門用語の定義は次の通りになる。
1. 人工生殖技術：生殖医療の補助を利用し，性交によらない人為的な手段を用いて妊娠・出産の目的を達成する技術を指す。
2. 生殖細胞：精子又は卵子を指す。
3. 被術夫婦：人工生殖技術を受ける夫及び妻，並びに妻の側が自身の子宮で胎児を育て，出産できる者を指す。
4. 胚：受精卵のうち分裂が8週間未満の者を指す。
5. 提供者：精子又は卵子を無償で被術夫婦に提供する者を指す。それによって受術の妻が胎児を育て・出産する。
6. 無性生殖：精子又は卵子の結合によらずに，単一の体細胞の培養によって子世代を生み出す技術を指す。
7. 精子と卵子を相互に提供し合う：2組の被術夫婦の約束によって，一方の夫の精子及び他方の妻の卵子を結合させ，両方の妻に妊娠させることを指す。
8. 人工生殖技術の実施機関：主管機関 (衛生署) の許可を得て，

第3章　諸外国における生殖補助医療の規制状況と実施状況（台湾）

人工生殖技術関連業務を実施する医療機関及び公益法人のことを指す。

第3条　本法の主管機関は行政院衛生署である。

第4条　主管機関は関連分野の学者及び市民代表を招集し，社会の倫理観念，医学の発展及び公衆衛生の保障を配慮するうえで，諮問委員会を設置し，定期的に本法の施行状況について検討する。
　前項の委員会に女性委員の人数は全体委員人数の二分の一を下回ってはならない。

第5条　夫から取り出された精子を妻の体内に移植する配偶者間の人工授精に関して，第16条第3項及びそれに違反する場合の罰則以外は，本法の規定に適用しない。

第2章　人工生殖技術の実施医療機関の管理

第6条　医療機関は主管機関の許可を取得してから人工生殖技術，生殖細胞の提供［訳注：提供者から精子・卵子の採取及び被術夫婦への提供を含む］，保存を行うことできる。
　公益法人は主管機関の許可を取得してから，精子の提供［訳注：提供者からの精子採取及び被術夫婦への提供を含む］，保存を行うことができる。
　前2項の許可の有効期限は3年間である。期限終了後も引き続き前項業務に携わる場合，期限終了3ヶ月前に主管機関に申請しなければならない。申請や許可の条件，申請の手順及びその他の遵守すべき規定については，主管機関によって定められる。

第7条　人工生殖技術，及び生殖細胞の提供を実施する医療機関は，施術前に被術夫婦又は提供者に対して，次の検査・評価を行う。
　1．一般的心理，生理的状況についての評価。
　2．家族全員の病歴。これには本人及び4親等以内の血族の遺伝性

疾患の記録が含まれる。
 3．生育（受胎・出産）の健康を害する遺伝性疾患又は感染症の有無。
 4．その他，主管機関によって公布される諸事項。
以上の検査・評価の内容は記録に残すべきである。

第8条　提供者は以下各項の条件を満たす場合に限って，人工生殖技術の実施機関がその提供による生殖細胞を使用することができる。
 1．男性の場合は満20歳以上50歳以下，女性では満20歳以上40歳未満の者。
 2．前条規定の検査・評定において，結果は提供者に適する場合。
 3．無償方式で提供すること。
 4．精子・卵子を提供したことがなく，又は提供したことがあるが，それによって出産されたことがなく，並びに精子・卵子が保存されていない場合。

被術夫婦は主管機関が規定した金額や価値の限度範囲内に，医療機関に依頼して，提供者に栄養費又は栄養補助食を与え，若しくは必要な検査・医療費用，勤務損失に対する補償及び交通費用を負担することができる。

　第1項第4号指定の状況について，人工生殖技術の実施機関が主管機関に報告し，その審査結果が出る前には，提供生殖細胞を使用してはならない。

第9条　人工生殖技術の実施機関は生殖細胞の提供を受ける前に，提供者に対して，関連の権利と義務を説明し，提供者の了解及び同意書を取得してから提供を行わなければならない。

　人工生殖技術の実施機関は，生殖細胞の提供を受ける際に，必ず記録を残し，さらに次の諸事項を明記しなければならない。
 1．提供者について，その氏名，住所，国民身分証明書番号又は旅券番号，生年月日，身長，体重，血液型，肌色，髪の色，及び人種。
 2．提供内容，数量及び日付。

第3章 諸外国における生殖補助医療の規制状況と実施状況(台湾)

第10条 人工生殖技術の実施機関は1人の提供者によって提供された生殖細胞を,同時に2組以上の被術夫婦に提供してはならない。1組の被術夫婦がその提供によって妊娠に成功した場合,その提供者の生殖細胞の提供を直ちに禁止すべきである。被術夫婦が出産を終えたら,その提供者の生殖細胞を第21条の規定に従い処理すべきである。

第3章 人工生殖技術の実施

第11条 次に掲げる諸条件を満たす夫婦にのみ,医療機関による人工生殖技術の実施ができる。
 1. 第7条所定の検査及び評定の結果が,人工生殖技術の施術に適合すると判断される者。
 2. 夫婦の一方が不妊症であると診断された者,又は主管機関所定の重大遺伝性疾患の患者で,自然な妊娠・出産によって異常な子を出産する恐れのある者。
 3. 少なくとも夫婦の一方が健康な生殖細胞を有し,第三者による精子・卵子提供を必要としない者。

夫婦は前掲第2号の条件に一致しなく,しかし医学上正当な理由が有る場合の人工生殖技術の実施に関しては,主管機関の許可を取得しなければならない。

第12条 医療機関が人工生殖技術を行う時は,事前に被術夫婦に人工生殖技術の必要性,実施方法,成功率,発生しうる合併症,危険性及びその他代替可能な治療方法について説明し,被術夫婦の了解,及び夫婦双方の同意書を取得しなければならない。

医療機関が前項の人工生殖技術を実施するにあたって,被術夫婦が第三者による提供精子の方法で人工生殖技術を受ける場合,その夫の同意書を取得しなければならない。一方,被術夫婦が第三者による提供卵子の方法で人工生殖技術を受ける場合は,その妻の同意書を取得してから施術をしなければならない。

前項の同意書は公証人の認証を受けなければならない。

第13条　医療機関が人工生殖技術を実施する際に，被術夫婦の要求に応じて，特定の提供者の生殖細胞を使用してはならない。提供された生殖細胞を提供者の要求に応じて，特定の被術夫婦に使用してはならない。

　医療機関は参考のために，提供者の人種，肌色及び血液型等の資料を被術夫婦に提示すべきである。

第14条　医療機関が人工生殖技術を行う際に，記録を作成し，並びに次に掲げる諸事項を明記しなければならない。
　　1．被術夫婦の氏名，住所，国民身分証明書番号又は旅券番号，出生年月日，身長，体重，血液型，肌色及び髪の色。
　　2．提供者の国民身分証明書番号又は旅券番号，及び医療機関でのカルテ番号。
　　3．人工生殖技術の実施状況
　医療機関が被術夫婦の要求に応じて，前項カルテの複写を提供する時，前項第2号の資料を提示してはならない。

第15条　提供精子・卵子を用いる人工生殖技術は，次の親族間の精子及び卵子の結合を行ってはならない。
　　1．直系血族。
　　2．直系姻族。
　　3．4親等以内の傍系血族。
　前項の親族関係の検証手続きの申請人，担当機関，検証方法，内容項目，検証手順及びその他の規定について，主管機関が中央戸籍主管機関と協定する。
　前項規定の方法によって検証を行ったが，資料の間違い又は欠落によって，第1項の規定に違反する場合は，第30条の規定に適さない。

第16条　人工生殖技術の実施は，次に掲げる状況又は方法で行ってはならない。
　　1．研究目的で提供された生殖細胞又は胚を利用すること。

2．無性生殖の手段で実施すること。
3．胚の性別を選択すること。但し，遺伝性疾患の理由はこの限りではない。
4．精子と卵子を相互に提供しあうこと。
5．培養7日間以上の胚を使用すること。
6．1回5個以上の胚を体内へ移植すること。
7．混合精子を使用すること。
8．海外から輸入された提供生殖細胞を使用すること。

第17条　医療機関が人工生殖技術を実施する際に，臨床試験に該当する場合は，医療法の関連規定に従って行わなければならない。

第18条　医療機関は被術夫婦の妻が妊娠した後，本人に通常の妊婦健診を薦めると同時に，必要に応じて出生前遺伝診断を受けることをアドバイスすべきである。

第4章　生殖細胞及び胚の保護

第19条　生殖細胞が提供された後，提供者はそれの返還を要求してはならない。但し，提供者が生殖細胞の提供後に，医師によって生殖機能の障害があると診断又は証明された場合，廃棄されていない生殖細胞を返還するように求めることはできる。

第20条　人工生殖技術の実施機関は提供生殖細胞を受ける際に，事前に提供者からの同意書を取得してから，他の人工生殖技術の実施機関に二次提供して，人工生殖技術を実施することができる。

第21条　提供された生殖細胞は，次の状況の一つに当たる場合，人工生殖技術の実施機構はそれを廃棄しなければならない。
　1．被術夫婦に提供し，それによって1回の出産が達成された場合。
　2．保存期間が10年を超えた場合。
　3．提供後，人工生殖技術の利用に適さないことが判明した場合。

被術夫婦の生殖細胞は，次の状況の一つに当たる場合，人工生殖技術はそれを廃棄しなければならない。
1. 生殖細胞の提供者が廃棄を要求する場合。
2. 生殖細胞の提供者が死亡した場合。
3. 保存期間が10年を超えた場合。但し，生殖細胞の提供者の同意書によって，保存期間を延長することができる。

被術夫婦が人工生殖技術を受ける目的で作成された胚に，次の状況の一つに当たる場合，人工生殖技術の実施機関はそれを廃棄しなければならない。
1. 被術夫婦の婚姻関係が無効，撤廃された場合，離婚又は夫婦の一方が死亡した場合。
2. 保存期間が10年を超えた場合。
3. 被術夫婦が人工生殖技術の実施を放棄した場合。

人工生殖技術の実施機関は休業の時，当機関に保存される生殖細胞又は胚を廃棄しなければならない。但し，提供者の同意書によって，提供された生殖細胞を他の人工生殖技術の実施機関に二次提供することができる。被術夫婦の生殖細胞又は胚は，被術夫婦の同意書によって，他の人工生殖技術の実施機関にて保存を継続することができる。

前記4項指定の廃棄すべき生殖細胞及び胚は，提供者又は被術夫婦の同意書，並びに主管機関の審査・許可を取得した場合は，研究に転用することが出来る。

第22条　本法の規定に基づき提供された生殖細胞，被術夫婦の生殖細胞及び被術夫婦が人工生殖技術を受けるために作成された胚に対して，人工生殖技術の実施機関はそれらを人工生殖技術以外の用途に使用してはならない。但し，前条第5項の規定に従い，研究利用に提供する場合は，この限りではない。

第23条　妻が婚姻関係の存続中に，夫の同意に基づき第三者からの提供精子によって生まれた子どもは，嫡出子として見なされる。

前項の状況について，夫はその同意は詐欺又は脅迫によって行った

ものであると証明できた場合，その詐欺又は脅迫が発見されてから6ヶ月以内に嫡出子否認の訴えを申し立てることが出来る。但し，詐欺被害者は，子どもが生まれた日から3年間を過ぎた場合，提訴することはできない。

民法第1067条の規定は，本条の状況に適さない。

第24条　妻が婚姻関係の存続中に，夫の精子と第三者による提供卵子で受胎，分娩に同意した場合，それによって生まれた子どもは嫡出子として見なされる。

前項の状況について，妻はその同意は詐欺又は脅迫によって行ったものであると証明できた場合，詐欺又は脅迫が発見されてから6ヶ月以内に嫡出子否認の訴えを申し立てることが出来る。但し，詐欺被害者は，子どもが生まれた日から3年間を過ぎた場合，提訴することはできない。

第25条　妻は受胎した後，婚姻の撤廃，無効を発覚した場合，自ら分娩，出産した子どもを被術夫婦の嫡出子と見なす。

第6章　資料の保存，管理及び利用

第26条　第7条第2項，第9条第2項，第14条第1項所定の記録データは，医療法のカルテに関連する規定に従い，作成及び保存すべきである。

第27条　人工生殖技術の実施機関は，次の資料について主管機関に報告すべき，並びにその資料は主管機関が構築した人工生殖技術のデータベースによって管理されなければならない。

1．第7条第1項所定の検査及び評定。
2．第9条第1項所定の提供者による提供。
3．第12条第1項所定の人工生殖技術の実施。
4．第21条第1項から第4項所定の生殖細胞や胚の廃棄。
5．人工生殖技術の実施機関は毎年度自ら人工生殖技術の実施回数，

成功率，不妊の原因及び実施した人工生殖技術の内容等について報告すべきである。主管機関は上述した資料を定期的に公表すべきである。

前項の報告の期限，内容，書式，手順及びその他の遵守すべき事項について，主管機関によって定められる。

第28条　人工生殖技術の実施，生殖細胞の提供，保存について，人工生殖技術の実施機関は，前条指定の報告事項を担当する専門スタッフを設置すべきである。

第29条　人工生殖技術によって生まれた子ども又はその法的代理人は，次の状況の一つに当たる場合，主管機関に調査を申し入れることが出来る。
 1．結婚対象は民法第983条の規定に違反する恐れがある場合。
 2．養子となる人は民法第1073条の規定に違反する恐れがある場合。
 3．その他の法律に一定の親族範囲についての制限がある時，その規定に違反する恐れがある場合。

前項の調査の適応範囲，調査手順，内容及びその他遵守すべき事項については，主管機関によって定められる。

第7章　罰則

第30条　第15条，第16条第1号又は第2号の規定に違反した場合，その行為者は5年以下の有期懲役に処し，並びに新台湾ドル150万元以下の罰金を併科することができる。

第31条　営利目的で生殖細胞，胚の売買又は斡旋をする者は，2年以下の有期懲役，拘留若しくは新台湾ドル20万元以上100万元以下の罰金を科するか，又は併科する。

前項の罪を犯した者に対して，所得した財産を没収する。全部又は一部の財産を没収できない時，それに相当する金額を徴収するか，又

は本人の財産を抵当に入れる。

第32条　第10条，第13条第1項又は，第16条第3号から第8号までの規定の一つに違反した者は，新台湾ドル20万元以上100万元以下の罰金に処する。

第33条　第6条第1項，第2項，第8条第1項又は第11条の規定に違反した者は，新台湾ドル10万元以上50万元以下の罰金に処する。

第34条　第7条第1項，第8条第3項，第9条第1項，第12条，第20条，第21条，第22条又は第27条第1項の各号の規定の一つに違反した者は，新台湾ドル3万元以上15万元以下の罰金に処する。
　第21条第1項から第4項規定の一つに違反した者は，前項の規定に従い処罰する他，期限以内に改善するように命じることもできる。期限を過ぎても改善されない場合は，続けて処罰を加重することができる。

第35条　第6条第1項，第2項，第8条第1項，第10条，第11条，第15条又は第16条の規定に違反した場合，その行為者に当たる医師に対して，医師法の規定に従い懲戒に処する。

第36条　詐欺又は脅迫の手段で他人を第23条第1項又は第24条第1項の同意をさせる者は，3年以下の有期懲役に処する。
　前項の教唆犯及び幇助犯も罰される。前2項の罪を犯した者に対して，所得の財産を没収する。全部又は一部の財産を没収できない場合，それに相当する金額を徴収するか，又は本人の財産によって抵当する。
　本条の罪は，告訴を提出する必要がある。

第37条　人工生殖技術の実施機関が，次の状況の一つに当たる場合，主管機関は第6条第1項，第2項の許可を撤廃することができる。
　1．第32条の規定に基づき，処罰を受けた場合。

2．医療機関の責任者，被雇用者又はその他のスタッフは第30条の罪を犯したことを，裁判によって確定された場合。

　第8条第1項，第3項，第11条，第20条，第21条第5項又は第22条の規定に違反した人工生殖技術の実施機関に対して，第33条，第34条の規定に従い処罰する他，主管機関は一定の期間内において，人工生殖技術の実施，生殖細胞保存及び提供を停止するように命じることができる。

　人工生殖技術の実施機関は，第1項の規定に従い，許可取り消しの処罰を受けた場合，取り消しの日より2年以内に，改めて第6条第1項，第2項の許可を申請してはならない。

第38条　本法所定の罰金は，直轄市又は県（市）政府によって処する。

第8章　附則

第39条　本法施行前に，主管機関が「人工生殖技術に関する管理規則」に従い，人工生殖技術の実施を許可した医療機関は，本法が施行される日から6ヶ月以内に，本法の規定に従い許可を申請すべきである。期限内に申請していない者，又は許可を取得していない者は，人工生殖技術を実施してはならない。本規定に違反した者は，第33条の規定によって処罰する。

第40条　本法は公布日より施行される。

　　　　　　　　　　　　　　　　　　　　　　　　（以上，訳：張 瓊方）

[参考1]

スイス

医学的補助生殖についての連邦法

第1章 総則

第1条（対象と目的）

1．この法律は，医学的補助生殖技術が人間に対してどのような条件の下で用いることができるのか，を定めるものである。

2．これは，人間の尊厳，人格（Persönlichkeit）＊18および家族を保護し，生物技術と遺伝子技術の濫用を禁止するものである。

3．これは，国家倫理委員会の設置を予定している。

第2条（定　義）

この法律では以下を意味する，

   a．医学的補助生殖技術（Verfahren der medizinisch unterstuzted Fortpflanzung；Fortpflanzungsverfahren）：性交によらないで妊娠を引き起す方法，とくに人工授精，胚移植を伴う体外受精および生殖細胞移植

   b．人工授精（Insemination）：女性の生殖器官に精子細胞を器具を用いて導入すること

   c．体外受精（In-vitro-Fertilisation）：女性の体外で卵子細胞に精子細胞を融合させること

   d．生殖細胞移植（Gametentransfer）：女性の子宮もしくは卵管に精子細胞と卵子細胞を器具を用いて導入すること

   e．生殖細胞（Keimzellen；Gameten）：精子細胞と卵子細胞

   f．生殖可能細胞（Keimbahnzellen）：その遺伝物質を子孫に遺伝させうる生殖細胞（その始源細胞を含む），受精卵および胚細胞

＊18 Persönlichkeit 人格 → データ保護法では，プライバシー

g．受精 (Imprägnation)：とくに人工授精，生殖細胞移植もしくは体外受精によって，卵細胞の細胞質に精子の導入を引起こすこと

h．受精卵細胞 (imprägnierte Eizelle)：核融合前の受精した卵子細胞

i．胚 (Embryo)：核融合から器官発生までの発生体

j．胎児 (Fötus)：器官発生から出産までの発生体

k．代理母 (Leihmutter)：子どもを受胎し，妊娠し，出産後は第三者に無期限に譲渡する目的で生殖技術を用いる用意のある女性

l．クローン (Klonen)：遺伝的に同一の存在を人工的に発生させること

m．キメラ作成 (Chimärenbildung)：複数もしくは多数の遺伝的に異なった胚からの多能性の細胞を合体させてその細胞集合体を作ること。多能性とは，それ自身が発生してそれぞれに特化する能力をもつ胚由来の細胞のこと

n．ハイブリッド作成 (Hybridbildung)：人間ではない精子細胞を人間の卵子細胞に，もしくは人間の精子細胞を人間ではない卵子細胞に導入した産物

第2章 医学的補助生殖技術
第1部 原 則

第3条 （子の福祉）

1．生殖技術 (Fortpflanzungsverfahren：定義により医学的補助生殖技術と同義) は，子の福祉が保障されている時のみ，用いることができる。

2．それは以下のカップル (Paar) の場合にのみ行うことができる，

　a．民法第252条～第263条にいう親子関係を築くことができ，かつ

　b．その年齢および人間的境遇からみて，子が成人に達するまでの保護と教育が与えうることが見込められる。

3．提供される精子は，婚姻している夫婦の場合にのみ用いること

[参考1] スイス

ができる。

4．生殖細胞もしくは受精卵細胞は，それが由来する者が死亡した後にはもはや使用することはできない。

第4条 （禁止行為）

卵および胚の提供，および代理母（Leihmutter）は許されない。

第5条 （適　用）

1．生殖技術は，以下の場合にのみ用いることができる，

　a．それによってカップルの不妊が克服されることが予期され，かつ他の治療方法で成功しなかったか見込みがない，もしくは

　b．子孫に重篤で治癒不可能な疾患が伝わる恐れがあり，他の方法では回避できない。

2．生殖細胞における選択によって，生まれてくる子の性もしくは他の特徴をもって出生を操作することは，生まれてくる重篤で治癒不可能な病気が伝達する恐れがあるか回避できない時にのみ，認められる。第22条4項は妨げられない。

3．試験管にある胚から1個または複数の細胞を採取し，これを研究に用いることを禁ずる。

第6条 （情報と助言）

1．生殖技術が実施される前に，医師は当該のカップルに対して以下の情報を詳しく伝えなければならない，

　a．不妊に関するさまざまな原因

　b．医学的方法とその見込まれる結果と危険

　c．あるいは起りうる多胎妊娠の危険

　d．起りうる心理的・肉体的な負担，および

　e．法的・資金的な側面

2．助言のための面談においてはまた，別の人生設計の可能性と，子を持ちたいという希望をかなえる別の方法も，適切な形で示されなければならない。

3．助言のための面談と処置の間には，通例であれば4週間の，妥当な考慮期間が置かれなければならない。

4．処置の前・最中・後における心理面からの同伴者が提供されなければならない。

第7条 （カップルの同意）

1．生殖技術は，当該カップルの書面による同意がある場合にのみ行いうる。3周期の処置が終っても成果がなかった場合，同意は更新されなければならず，再度熟考するための考慮期間が与えられなければならない。

2．カップルの書面による同意はまた，受精卵細胞の解凍（Reaktivieren：再活性化）に対しても必要である。

3．ある生殖技術によって多胎妊娠の危険が高まる場合には，その技術はカップルが多胎出産にも同意している場合にのみ，行うことができる。

第2部 認可義務

第8条 （原 則）

1．以下の者は州の許可が必要である，

　a．生殖技術を用いる，

　b．生殖細胞もしくは受精卵細胞を保管のために採取するか，自身は生殖技術を用いないで提供された精子を仲介する。

2．パートナーの精子細胞による人工授精はいっさいの許可を必要としない。

第9条 （生殖技術の使用）

1．生殖技術を利用する許可は，医師に対してのみ発行される。

2．その場合，以下でなければならない，

　a．医学的補助生殖の方法について必要な訓練と経験を身につけている

　b．慎重に法律を遵守する業務ぶりが保証されている

[参考1] スイス

　　c．総合医療的・生殖生物学的・社会心理学的な助言と手術担当
　　　のスタッフがともに保証されている
　　d．必要な設備が整っている
　　e．科学および技術の水準からみて、生殖細胞と受精卵細胞を保
　　　管する条件が確保されている。
　3．重篤で治癒不可能な病気の伝達を回避するために生殖技術が用
いられる場合には、処置をうけるカップルに対して包括的な遺伝相談
(genetische Beratung) が確保されなくてはならない。

第10条　（生殖細胞と受精卵細胞の保管と仲介）
　1．生殖細胞と受精卵細胞の保管、および提供された精子の仲介に
対する許可は、医師に対してのみ発行される。
　2．その医師は以下でなければならない、
　　a．慎重に法律を遵守する業務ぶりが保証されている
　　b．精子提供者を入念に選別ができるスタッフが同時に確保され
　　　ている
　　c．科学および技術の水準からみて、生殖細胞と受精卵細胞を保
　　　管する条件が確保されている。

第11条　（報　告）
　1．許可を得た者は、許可を付与した官署に毎年、業務報告を提出
しなければならない。
　2．報告には以下の情報が入っていなければならない、
　　a．手術の件数と種類
　　b．適応業務の種類
　　c．提供された精子細胞の利用
　　d．妊娠および出産の数
　　e．生殖細胞と受精卵細胞の保管と利用
　　f．余剰の胚の数
　3．特定の者を除外した報告であってはならない。
　4．許可を付与した官署は、そのデータを評価と公表のため、連邦

統計担局に送付する。

第12条 （監　督）

1．許可を付与した官署は，許可発行の前提条件が充たされ，まんいちの付帯条件が守られるよう監視する。

2．官署は，予告なしの査察を企画する。

3．官署は，この法律に対する重大な違反を確認した時は許可を取り上げる。

第13条 （法的手段）

許可を付与する官署の決定は，最終的に連邦裁判所への行政裁判所抗告に服する。

第14条 （実施規則）

連邦評議会（Bundesrat：内閣）は，許可の発行と撤回，報告および監視についての実施規則を公布する。

第3部　生殖細胞物質の取扱い

第15条 （生殖細胞の保管）

1．生殖細胞は，カップルの書面による同意がある場合にのみ，その発生から最長5年間保管することができる。

2．長期の保管期間は，医師の処置を受ける本人が妊娠できなくなるか，遺伝物質に損傷が出るかも知れない時期までの作業になるため，子孫を生む観点から生殖細胞の保管期間は，その者ごとにこれを調整することができる。

3．生殖細胞を由来させた者は，その保管と利用についての同意をいつでも文書で撤回できる。

4．同意の撤回もしくは保管期間の終了があった時は，その生殖細胞はただちに破棄される。

[参考1] スイス

第16条 （受精卵細胞の保管）
 1．受精卵細胞は以下の場合にのみ保管することができる，
　a．処置をうけるカップルが書面により同意し，かつ
　b．その保管が以後に妊娠を引起こすのに有効である。
 2．保管期間は最長5年である。
 3．しかしながら，そのカップルの双方はその同意をいつでも文書で撤回できる。
 4．同意の撤回もしくは保管期間の終了となった時は，その受精卵細胞はただちに破棄される。
 5．連邦評議会は，科学と技術の水準が未受精卵の保管が満足しうる結果にまで達したとき，受精卵細胞の保管を禁止する。

第17条 （胚の発生）
 1．妊娠を引起こすための1回の治療周期で必要な数だけ，受精卵細胞を女性の体外で胚にまで発生させることができる。ただしそれは最大3個まで許される。
 2．胚は，子宮への着床に不可欠である限りにおいてのみ，女性の体外でさらに発生させることができる。
 3．胚の保管は禁止される。

第4部　精子提供

第18条 （提供者の同意と情報）
 1．提供された精子は，許された生殖技術の範囲内でのみ，かつ提供者の書面による同意した目的のためにのみ，用いることができる。
 2．提供者は，精子の提供に伴う法的状況，とくに保管された提供者の情報に対する子の権利（第27条）について，書面により説明を受けなければならない。

第19条 （提供者の選別）
 1．提供者は，医学的観点から，とりわけ提供された精子によって健康的危険が伝達されるのが除外されるよう，念入りに選択されなけ

ればならない。他の選択基準は禁止される。

2．提供者はその精子細胞を，指示された場所にのみ提供することできる。それについては，提供者に対して提供の前にはっきり提示されねばならない。

第20条 （提供された精子細胞の仲介）

1．提供された精子細胞は，それを生殖技術に用いることについて許可を得た者に対してのみ，仲介することができる。この場合には，第24条2項にある事項が添付されなければならない。

2．提供された精子細胞を受取った者は，第22条2項が維持されるよう注意しなければならない。

第21条 （無償性）

精子提供それ自体は無償で行われる。

第22条 （提供された精子細胞の利用）

1．1治療周期においては，異なった提供者の精子細胞を用いることはできない。

2．提供された精子細胞は，最大8人の子どもを出生させるために用いることができる。

3．生殖技術にこれを使用する場合，その生殖細胞が由来する者との間に民法第95条にある婚姻障害（Ehehindernis）が存在してはならない。

4．提供された精子細胞の選別においては，血液型と親子関係が築かれるはずの男性と提供者との外面的特徴が似ていることのみ，考慮されることができる。

第23条 （子の地位）

1．この法律の規定に従い提供された精子によって生まれてきた子は，母の夫との間での親子関係を否認することはできない。夫からの否認の訴訟には民法が適用される。

[参考1] スイス

2．提供された精子によって子が生まれてきた場合，精子提供者に対する父子関係の訴え（Vaterschaftsklage）（民法第261条以下）は排除される。だだし，精子の提供が本質的に，提供された精子細胞の生殖技術への使用やその保管や仲介に関してまったく同意を経ない者によった場合，その訴えは認められる。

第24条　（記録の義務）
1．提供された精子細胞を受取り，もしくはこれを利用した者は，提供に関して信頼できる形で記録しなければならない。
2．提供者についてとりわけ以下のデータが記録されなければならない，
   a．氏名，生年月日，出生地，住所，故国もしくは国籍，職業および教育
   b．精子提供の日付
   c．医学的検査の結果
   d．外面的特徴に関する事項。
3．提供された精子細胞が用いられる女性，およびその夫については，以下のデータが記録されなければならない，
   a．氏名，生年月日，出生地，住所，故国もしくは国籍
   b．精子細胞を用いた日付。

第25条　（データの伝達）
1．処置を行った医師は，第24条が定めるデータを子の出生後，遅滞なく連邦身分登録部署に送付しなければならない。
2．医師がその出生を知らされない場合は，算定された出生期日の後，遅滞なくそのデータを送付しなければならない。処置が成果をもたらさなかったことが確かな場合は，この限りではない。
3．連邦評議会は，必要なデータ保護規則を公布する。

第26条　（データの保管）
　官署は，データを80年間保管する。

第27条 (情報)*19

1．その子が満18歳に達したときは，提供者の外的特徴と個人についての情報（第24条2項aおよびd）を所管する官署に求めることができる。

2．子は，それが保護するに値する利益がある場合はいつでも，提供者のすべてのデータについての情報を求めることができる。

3．官署は，個人記録についての情報を伝える前に，可能な場合には，これを提供者に伝える。個人的な接触が断られた時，それが子に伝えられ，提供者の人格権とその家族の要望が保護されるよう指示が出されなくてはならない。子が1項にある情報を強く求めた場合，それは子に与えられる。

4．連邦評議会は，情報への申請の取扱いを専門委員会に託すことができる。

5．官署もしくは専門委員会の決定は，データ保護委員会への抗告，および最終的には連邦裁判所への行政裁判所抗告に服する。

第3章 国家倫理委員会

第28条

1．連邦評議会は，国家倫理委員会を設置する。

2．それは，人間の医療領域における生殖技術および遺伝技術の発展を見守り，これに随伴する社会的・自然科学的・法的問題について倫理的視点から助言を行う。

3．それは，とりわけ以下の課題が与えられている，

　a．この法律の補足的な規準を定める。

　b．この法律に関連する欠点を指摘する。

　c．連邦総会，連邦評議会および州からの問合せに応える。

　d．一般の人々に重要な情報を伝え，社会の中で倫理問題が討議
　　　されるのを鼓舞する。

4．連邦評議会は，医療領域における委員会のさらなる課題につい

---

*19 Auskunft 情報 → データ保護法では，アクセス

[参考1] スイス

て決定する。評議会は，その施行規則を公布する。

第4章 罰則規定

第29条 （胚取得の濫用）

1．妊娠を引起こすのとは別の目的に使用，もしくは使用させることを意図して，受精によって胚を作った者は，軽懲役 (Gefangnis) に処せられる。

2．妊娠を引起こすのとは別の目的に使用，もしくは使用させることを意図して，受精卵細胞を保管した者は，同様に処せられる。

第30条 （女性の体外での胚の発生）

1．子宮に着床することが可能な時点を越えそれ以降，女性の体外で胚を発生させた者は，軽懲役に処せられる。

2．人間の胚を動物に移植した者は，同様に処せられる。

第31条 （代理母）

1．代理母に生殖技術を行った者は，軽懲役もしくは罰金に処せられる。

2．代理母行為を斡旋した者も，同様に処せられる。

第32条 （生殖細胞物質の濫用）

1．胚または胎児を得るために，生殖細胞物質から受精もしくはさらなる発生によって，生殖物質から胚を生じさせた者は，軽懲役に処せられる。

2．人間の生殖物質，または胚からの産物，または胎児を，対価をもって売却もしくは購入した者は，軽懲役もしくは罰金に処せられる。

3．これらを職業的に行った場合は，軽懲役および10万スイスフラン以下の罰金刑に処す。

第33条 （生殖細胞の無許可の選別）

生殖技術を行う場合，子孫に重篤で治癒不可能な病気の伝達を回

避するためにこれを行うのではなく、性もしくは遺伝的検査によって生殖細胞を選別した者は、軽懲役もしくは罰金に処す。

第34条 （同意もしくは許可のない行為）

1．その生殖細胞が由来する者の同意なく生殖技術を行う、もしくはカップルにこれを用いた者は、軽懲役もしくは罰金に処せられる。

2．許可なく、もしくは虚偽の申立てによる不正な許可を根拠に、生殖技術を利用する、あるいは生殖細胞や受精卵細胞を保管もしくは仲介した者は、同様に処せられる。

第35条 （生殖系列への侵害）

1．生殖系列細胞もしくは胚の細胞の遺伝物質を侵害し変化させた者は、軽懲役に処せられる。

2．遺伝物質を人工的に変化させた生殖細胞を受精させる、もしくは同様の方法で変化させた受精卵細胞を胚にまで発生させた者は、同様に処せられる。

3．ただし生殖系列細胞の変化が、その人間が受けた化学療法、放射線療法もしくは他の医学的治療によるやむをえない随伴症状である場合、1項は適用されない。

第36条 （クローン、キメラおよびハイブリッド）

1．クローン、キメラおよびハイブリッドを作成した者は軽懲役に処せられる。

2．キメラもしくはハイブリッドを女性もしくは動物に移植した者も、同様に処せられる。

第37条 （軽犯罪）

以下を故意に行った者は拘留 (Haft) もしくは10万スイスフラン以下の罰金に処せられる，

    a．第3条2項aおよび3項に反して女性に生殖技術を用いる

    b．死去した人間に由来する生殖細胞もしくは受精卵細胞を利用

[参考1] スイス

する
c．提供された卵細胞を利用する，提供された卵細胞と提供された精子細胞によって胚を発生させる，あるいは提供された胚を女性に移植する，
d．適用に定められた生殖技術を認可なしに行う
e．第5条3項に反して細胞を分離して検査する
f．第15条，第16条および第42条に反して生殖物質を保管する
g．第17条1項に反して胚を発生させる
h．第8条1項の許可所有者の多数に指示に応じて精子を提供する
i．第22条1～3項に反して提供された精子を利用する
j．第24条で定められたデータを不正確もしくは不完全に記録する。

第38条 （所轄官署）
　この法律の犯罪行為に対する訴追と判断は，州に責任が委ねられる。

第5章　付　則
第1部　関連法規の修正

第39条
　民法は以下のように修正される，
　「第256条3．……」

第2部　経過規定

第40条 （許可）
　1．第8条1項の許可が必要な者は，この法律の発効後3ヶ月以内に，必要な資料を申請書に添えて許可を付与する官署に提出しなければならない。
　2．申請書を期限通り提出しない者は，活動を停止しなければならない。

第41条 (情報)

1．第18条および第24～27条は，この法律の発効以前に精子細胞が提供された場合も適用されるが，ともかく発効後に利用されるべきである。

2．これ以外の場合で，提供された生殖細胞を用いて生殖技術を行う医師は，第27条の意味するところに従って情報を与えなければならない。

第42条 (胚の保管)

1．この法律の発効以前に胚の保管を行う者は，その3ヶ月以内に許可を付与する官署に届けなければならない。第11条は適用される。

2．胚はこの法律の発効後より最長3年間保管できる。

第43条 (親子関係)

第23条は，この法律の発効以前に，第三者の精子を用いた生殖技術の枠組みの下で出生した子にも適用される。

第3部 国民投票と発効

第44条

1．この法律は，自由な国民投票にかけられる。

2．連邦評議会は発効を決める。

発効日は2001年1月1日。

(以上，訳：米本昌平)

＜参考資料＞
翻訳にあたっては，以下の文献にある抄訳を参照し，語句の調整を行った。
床谷文雄「生殖医療・生命倫理・親子法――スイス法を手がかりとして」『阪大法学』第52巻第3・4号，697～723頁，2002年
松倉耕作「スイス生殖補助医療法と人工授精」『判例タイムズ』No.1097, 44～50頁，2002年

[参考2]

ローマ教皇庁

教皇庁教理省『生命のはじまりに関する教書』
(1987年, 日本カトリック中央協議会) 抜粋

第二章 人間の生殖過程への介入

(省略)

Ⅰ 非配偶者間の人工授精および体外受精

一 人間の生殖は, なぜ結婚している者同士の間で行われねばならないか

すべての人間は, どのような場合でも神からのたまものとして受け入れられるべきであるが, 倫理的観点からいえば, 胎児に対して真に責任のある生殖とは, 結婚の成果としてのそれである。

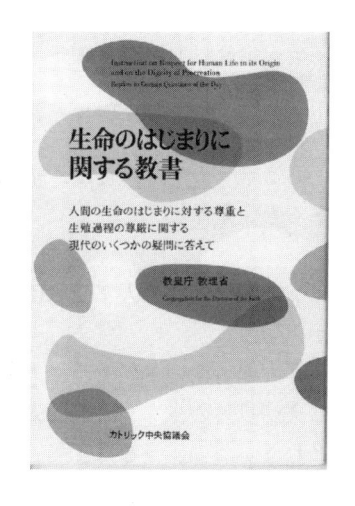

なぜなら, 人間の生殖は, 親と子の人間としての尊厳という特別な性格を持つからである。一つの新しい生命の誕生は, 父親と母親が創造主の力と協力することによって行われ互いに与え合う夫婦の愛の忠実のしるしであり, 実りであるべきである[*1]。結婚によって結ばれている夫婦間の忠実には, 二人が相手をとおしてしか父親や母親にはなれないという権利を尊重し合うことが含まれる。

子供は, 結婚している両親によって受胎され, この世に生まれ, 育てられる権利を有する。子供が自分のアイデンティティーを発見し,

---

[*1] 第二バチカン公会議『現代世界憲章』50参照。

人間としての自分自身の発達をまっとうするのは，自分自身の親と認められる者たちとの安定した関係があってこそである。

親にとって子供は，自分たちが互いに与え合ったことの証拠であり完成である。子供は親の愛の生きたイメージであり，夫婦のきずなを永続的に示すしるしであり，彼らが親たることを解消不可能な形で表現するものである*2。

さらに，人間の使命と社会的責任を考えれば，子供と親にとっての善は，社会にとっての善に結びつく。社会の活気と安定のためには，子供が家庭において生まれ，家庭もまた結婚に基づくことが必要である。

教会の伝統に基づいて，また人間学的な立場から考えれば，真に責任ある唯一の生殖の場は，結婚とその解消できないきずなの中にこそあるといえる。

二 非配偶者間の人工受胎は，結婚の真の意味と夫婦の尊厳にかなうか

非配偶者間の体外受精や人工授精の場合，人間の受胎は結婚している夫婦以外の少なくとも一人の提供者からの配偶子の結合によって行われる。このような人工受胎は結婚のきずなに反し，夫婦の尊厳に反し，親の持つ特別の使命に反する。さらに，それは，結婚によって結ばれた夫婦から自分が受胎され，生まれるという子供の権利にも反する*3。

---

*2 教皇ヨハネ・パウロ二世使徒的勧告『家庭』14（op. cit., 96）参照。

*3 教皇ピオ十二世「第四回国際カトリック医師会の参加者への演説（1949年9月29日）」（AAS 41 [1949] 559）参照。創造主の計画に従って，「男はその父母を離れ，妻と結び合い，二人は一体となる」（創世記2・24）。創造の秩序に基づいている結婚の統一性は自然な理性で理解できる真理である。教会の伝統と教えは新約聖書の引用（マタイ19・4－6, マルコ10・5－8, エフェソ5・31）をとおしてか，直接に創世記に言及することによって，たびたびこのことに触れている。アテナゴラス『キリスト者のための弁明』（Athenagoras, Legatio pro christianis, 33: PG 6, 965－967），聖ヨハネ・クリゾストモ『マタイ福音書講和』（S. Ioannes Chrysostomus, In matthaeum homili-

[参考2] ローマ教皇庁

　結婚のきずなと夫婦間の忠実を尊重するためには，子供が結婚している親によって受胎されることが必要である。夫婦がお互いをとおしてのみ父となり母となる権利は，客観的にかつ動かしがたく夫婦のきずなに基づいているといえる*4。第三者の精液や卵子を用いることは，夫婦のきずなの侵害であり，結婚の本質的な特徴としての夫婦の一体性を損なうものである。非配偶者間の人工受胎は，子供の権利にも反する。すなわち，このような人工受胎は，子供から通常の親子関係を奪い取り，その人格的なアイデンティティーが成熟するのを妨げる。さらに，ともに親になるという夫婦の使命にも反する。非配偶者の体外受精によって，遺伝学上の親と生みの親とが別々になってしまうことは，子供を得るという夫婦の行為の統一性と完全性を，客観的に失わしめることを意味する。家庭におけるこのような人間関係の損失は，つまるところ市民社会にも影響を与える。家庭の一体性と安定性を脅かすものは，社会生活全体における争い，無秩序および不正の源ともなるのである。

　以上の理由により，非配偶者間の人工受胎については，倫理的立場から否定的な評価を与えざるをえない。ゆえに，夫以外の提供者の精液による妻の受胎や，夫の精液による妻以外の卵子を使った受胎は，どちらも倫理的には認められないといえる。さらにまた，未婚の女性や未亡人の受胎は，提供者がだれであろうと倫理的に正当化されえな

---

　　ae, LX Ⅱ, 19, 1: PG 58, 597)，聖レオ一世『ルスティクスへの手紙』(S. Leo Magnus, Epist. ad Rusticum, 4: PL 54, 1204)，教皇イノセント三世書簡『ガウデムス・イン・ドミノ』(Gaudemus in Domino: DS 778)，第二リヨン公会議第四会期 (DS 860)，トリエント公会議第二十四会期 (DS 1798, 1802)，教皇レオ十三回勅『アルカヌム・ティヴィネ・サピエンツィエ』(Arcanum divinae sapientiae: AAS 12 [1879 － 80] 388 － 391)，教皇ピオ十一世回勅『カスティ・コンヌビイ―結婚の倫理―』(Casti connubii: AAS 22 [1930] 546 － 547)，第二バチカン公会議『現代世界憲章』48，教皇ヨハネ・パウロ二世使徒的勧告『家庭』19 (op. cit., 101 － 102)，教会法第1056条参照参照。

＊4　教皇ピオ十二世「第四回国際カトリック医師会の参加者への演説」(op. cit., 560)，同「イタリアのカトリック助産婦協会の大会の参加者への演説 (1951年10月29日)」(AAS 43 [1951] 850)，教会法第1134条参照。

い。

　体外受精以外に不妊症を克服する手だてのない夫婦が,自分たちの愛の結晶としての子供をもうけたいと願う気持ちは,十分に理解できる動機ではある。しかし,主観的によい動機に基づくからといって,非配偶者間の人工受胎が認められるわけではない。なぜならそれは,結婚の客観的な特性と,子供と両親の譲りえない権利を損なうものだからである。

三　「代理母*」は倫理的に認められるか

　非配偶者間の人工受胎が認められないと同じ理由で,代理の出産もまた否定されるべきである。代理の母親を使うことは,結婚の統一性と人間的な生殖行為の尊厳に反する。

　代理母を使うことは,客観的にみて母親の愛と責任および夫婦間の忠実という義務を果たさないことになる。それはまた,子供が自分の親により受胎され,生まれ,育てられるという権利と子供の持つ尊厳にも反する。さらに,代理出産は,家庭における,血縁的つながりと,心理的・道徳的つながりの間に分裂をもたらし,家庭の本来のあり方を害するものである。

　　　　*この教書において,「代理母」(surrogate mother) という用語は,次の二種類の意味を持つ。
　　　　ⓐ自分以外の「提供者」(donors) の配偶子の結合によって作られた受精卵,すなわち,自分にとって遺伝的につながりのない受精卵を,自分の子宮に着床させることによって身ごもった女性。彼女は,子供が生まれた時点で,その子供を預けた,あるいは妊娠を依頼した側に引き渡すという条件で,妊娠を引き受ける。
　　　　ⓑ自分の提供した卵子と,自分の夫以外の男性からの精子を使って作られた受精卵を自分の子宮に着床させて身ごもった女性。彼女は,子供が生まれた時点で,その子供を預けた,あるいは妊娠を依頼した側に引き渡すという条件で,妊娠を引き受ける。

[参考2] ローマ教皇庁

II 配偶者間の人工受胎

これまでのところで,非配偶者間の体外受精が認められないことが明らかになったが,今度は配偶者間の人工受胎(体外受精および人工授精)をどう評価するかが問題となる。それはまず,一つの原則を明らかにしなければならない。

四 倫理的立場から,夫婦行為の中で生殖行為はどう位置づけられるか

(a) 夫婦の性行為における二つの意味,すなわち夫婦の一体化と生殖という意味の間に「神によって望まれた人間によって断ち切られえない密接なつながりがあることは,結婚と人間の生殖に関して教会の教えるところである。夫婦の性行為はその本質上,夫婦を一体化させると同時に,彼らが新しい生命を生み出すことをも可能とするが,それは男と女の存在自体に刻まれている法則である*5」。結婚の法則と,結婚のこの二つの意味の間の密接なつながりから,責任をもって父親となり母親となるための一つの周知の結論が導き出される。すなわち,「夫婦の性行為に含まれる夫婦の一体化と生殖という二つの本質的な側面を大切に守ることによって初めて,この行為が持つ,二つの成果すなわち互いの愛の真の表現と,親になるという人間の高貴な使命の実現が達せられる*6」。

夫婦の性行為に含まれる二つの意味と,結婚の二つの成果の間のつながりに関するこの教えは,配偶者間の人工受胎の倫理上の問題を考えるうえで参考になる。「なぜなら,結婚の二つの成果のいずれかを積極的に排斥する程度まで,夫婦行為の二つの意味を分けてしまうことは,どんな場合にも許されないからである。*7」

避妊は夫婦の行為から生殖の可能性を故意に排除するものであり,結婚の二つの目的の間に意図的な分裂をもたらす。これと同様に,配

---

*5 教皇パウロ六世回勅『フマーネ・ヴィテ』12 (op. cit., 488–489)。
*6 同所 (ibid., 489)。
*7 教皇ピオ十二世「ナポリで開かれた出産と不妊に関する第二回世界大会の参加者への演説 (1956年5月19日)」(AAS 48 [1956] 470)。

偶者間の人工受胎は，夫婦の営みの実りとしてではない生殖を求めることによって，事実上，結婚の意味および成果における分裂をもたらす。

したがって，受胎が合法的に行われるのは，それが「子供をもうけるために本来ふさわしい夫婦の営み」の結果であるときであり，「結婚はそもそも子供をもうけるためにあり，子供をもうける行為によって夫婦は一体となる*8」のである。これに対して，夫婦の営みの結果として求められるのではないような生殖のあり方は，倫理的観点からみれば，本来の完全性を失ったものといわなければならない。

(b) 夫婦の性行為の二つの意味の間の，また結婚の二つの成果の間の密接なつながりにおける倫理上の価値は，肉体と霊魂を備えた人間存在に基づくものである*9。夫婦は互いの人格的な愛を「肉体の言葉」をとおして表現するが，そこには明らかに，夫婦が一体となる意味と，親となる意味とが含まれている*10。夫婦が互いに自分を与え合う表現としての性行為は，同時に，生命のたまものを受け入れる意志の表現でもある。この行為において，肉体的な側面と精神的な側面を切り離すことはできない。夫婦が結婚を実質的に完成させ，また親となることができるのは，二人の肉体において，そして肉体をとおしてなのである。「肉体の言葉」をとおして表れる生殖への自然な能力を尊重するためには，夫婦の営みは生殖への可能性を保つべきであり，また，一人の人間の誕生は夫婦の愛の成果と実りであるべきである。人間の生命のはじまりは，「結婚のきずなによって一つとなる夫婦の間の，単に生物学的だけでなく精神的でもある交わりによる*11」

---

*8 教会法第1061条。この第1061条によると，夫婦の営みとは，もし夫婦が「人間的な形でそれを行った」場合，それによって結婚が実質的に完成（consummate）される行為である。

*9 第二バチカン公会議『現代世界憲章』14参照。

*10 教皇ヨハネ・パウロ二世「1980年1月16日の一般謁見」(Insegnamenti di Giovanni Paolo II, III, 1 [1980] 148 − 152) 参照。

*11 教皇ヨハネ・パウロ二世「第三十五回国際医学協会総会の参加者への演説」(op. cit., 393)

[参考2] ローマ教皇庁

生殖に由来する。体外受精は,体外で行われるというまさにその事実によって,二人の人間の一体化と「肉体の言葉」をとおして表現されるところの意味と価値を失わしめるものである。

(c) 夫婦の営みの二つの意味の間のつながりと,人間における肉体と精神の一体性の両方を尊重して初めて,人間の尊厳にかなった生殖が可能となる。子供は,かけがえのない存在であるという点において,親と同じく人間の尊厳を持つ者として認められ,尊重されなければならない。人間はだれでも両親が一体となる愛の行為によってこの世に迎えられるべきである。したがって,子供を得ることは,相互授与の結果であるべきである[*12]。ここにおいて,親は支配者としてではなく協力者として,愛なる創造主のわざに協力できることになる[*13]。

実際,人間の誕生は,互いに与え合う行為の結果である。受胎される者は,両親の愛の実りであるべきであり,医療技術あるいは生物学的技術による介入の結果として望まれ,受胎されるべきではない。そうすることは,子供を科学技術の応用の対象にしてしまうことに等しい。どれだけコントロールや支配がうまくできたかによって技術的効率を図るような状況のもとで子供を誕生させることは許されないのである。

要するに,夫婦行為における二つの意味の間のつながりと,結婚の二つの成果の間のつながり,さらに,人間における肉体的なものと精神的なものの一体性,また生命のはじまりから備わっている人間の尊厳,これらの四つのことを考えれば,人間の誕生が,夫婦の間の愛の行為の実りとしてもたらされるべきであることが明らかとなる。このように,夫婦の行為と生殖の間のつながりは,人間学的そして道徳的観点から見て重要なものであり,配偶者間の人工受胎に関する教会の立場を考える上で参考となるのである。

[*12] 第二バチカン公会議『現代世界憲章』51 参照。
[*13] 同 50 参照。

五 配偶者間の体外受精は倫理的に認められるか

この問いに対する答えは、前述の原則から導き出される。確かに、不妊症に悩む夫婦のもっともな願いを無視することはできない。一部の人にとっては、体外受精という方法を用いることは、子供が欲しいという彼らの真実の願望を満たすために残された唯一の道とみえることもあろう。ある見方によれば、このようなとき、人間の生殖の尊厳を保障するためには、体外受精が夫婦生活全体の中に位置づけられていれば十分ではないか、ともいわれる。このことを主張する人々は、体外受精は確かに夫婦間の性行為の代替とはならないし[14]、また技術的困難や子供への危険性を考えれば、夫婦間の性行為よりも優先されるべきではない、ということを認める。しかし、苦しみの原因となっている不妊症を克服するために他に方法がなければ、配偶者間の体外受精は、その治療とまではいえないまでも克服の助けになる。したがて、それは倫理的に認められるという。

確かに、責任ある生殖のためには、子供を望むことか、でなければ少なくとも子供を産む可能性を残しておくことは倫理の観点からは必要な条件である。しかし、この動機がよいからといって、すぐさま配偶者間の体外受精に対して積極的な倫理評価を与えることはできないであろう。体外受精の方法はそれ自体が検討されねばならず、夫婦生活全体の中で位置づけられるとか、その直前あるいは直後に性行為が行われたというような点から、その倫理的な是非が論じられるべきではない[15]。

すでに前にみたように、体外受精は人間の破壊につながるため、中絶を断罪する前述の教えに反する[16]。しかし、たとえ受精卵の死を

---

* [14] 教皇ピオ十二世「第四回国際カトリック医師会の参加者への演説」(op. cit., 560) の「人工受胎という方法があるからといって、性的不能のため有効な結婚の契約を結べない者の結婚が有効と認められうると考えることは誤りである」参照。
* [15] これと同様な問題は教皇パウロ六世回勅『フマーネ・ヴィテ』14 (op. cit., 490-491) によって取り扱われた。
* [16] 本教書第一章以降参照。

[参考2] ローマ教皇庁

避けるためにあらゆる注意が払われた場合でも、夫婦行為と生殖行為は切り離されてしまう。そのため、中絶との関連を別としても、体外受精の性格そのものからこの問題を考えるべきである。

体外受精は、夫婦の体の外で第三者の手によって行われ、その成功いかんは第三者の能力と技術にかかっている。このような方法は、受精卵の生命とアイデンティティーを意志と生物学者の手にゆだね、人間の生命のはじまりと運命を科学技術の支配下に置くものである。このような支配関係は、両親と子供が共通して持っている尊厳と平等に反する。

体外受精は、受精をつかさどる技術行為の結果である。そのような受胎方法は夫婦の特定の営みの実りと表現として積極的に望まれ、得られたわけではない。したがって、配偶者間の体外受精の場合、たとえそれが事実上存在する夫婦の性行為の前後関係の中で位置づけられたとしても、人間の生殖は客観的にみて、その完全性を失ってしまう。人間の生殖の完全性とはすなわち、夫婦が「一人の新しい人間の生命を生むための神の協力者」となりうる夫婦の営みの実りおよび結果として生殖が行われるということである[*17]。

これらの理由によりわれわれは、教会の教えにおいて、なぜ人間の生殖にふさわしい唯一の場が夫婦の愛の営みであるかを理解することができる。そして同じ理由により、いわゆる「シンプル・ケース」、つまり配偶者間の体外受精を行うにあたって中絶につながるような受精卵の排除をせず、かつ精液を得るためにマスターベーションを使わない方法も、倫理的には認められない。なぜなら、この方法によっても、人間の生殖に本来特有な尊厳が侵されるからである。

確かに、配偶者間の体外受精は、非配偶者間のそれに比べればそれほど倫理的に否定的な面を持っているわけではない。それは前者の場合において、子供を産み育てる場は家庭であるからである。しかし、前に見た結婚の二つの成果と人間の尊厳に関する従来の教えに従って、教会は今も、配偶者間の体外受精に対して倫理的立場から反対する。

[*17] 教皇ヨハネ・パウロ二世使徒的勧告『家庭』14 (op. cit., 96)。

このような受胎のあり方は,たとえ受精卵の死を避けるためにあらゆる注意が払われたとしても,その方法自体が不法であり,夫婦の一体性と生殖の尊厳に反するものである。

なお,体外受精による人間の受胎方法は認められないけれども,生まれてくるすべての子供は,神からのたまものとして受け入れられるべきであり,愛のうちに育てられるべきである。

六　配偶者間の人工授精は倫理的にどう評価されるべきか

配偶者間の人工授精は,認められない。ただし,その方法が夫婦の行為の代替としてではなく,夫婦行為の自然な目的の達成を助けるために用いられる場合には別である。

教会は以前,この点に関して発言したことがある[*18]。その教えは,単に特定の歴史的状況の中で出されたものでなく,夫婦の一体性と生殖との間のつながりおよび夫婦の営みと人間の生殖に備わっている人格的性格に関わる教会の教えに基づいている。「夫婦の営みは,本性上人格的な行為であり,夫と妻が同時に協力して行われるものである。またそれは,行為者の本性においても,行為自体の性格においても,互いに与え合うことの表現であり,聖書に言われているとおり,それによって夫婦は一体となるものである[*19]」。それゆえ倫理的観点からは,「ただ単に夫婦の自然の営みを助けるためか,あるいは通常に従って行われるその行為が目的を達成するのを保証するためにある種の人為的な手段を用いることは,必ずしも不法とされるわけではない[*20]」。つまり,その技術的手段が,夫婦の行為を助けるか又はその

---

* 18「検邪聖省の回答(1897年3月17日)」(DS 3323),教皇ピオ十二世「第四回国際カトリック医師会の参加者への演説」(op. cit., 560),同「イタリアのカトリック助産婦協会の大会の参加者への演説」(op. cit., 850),同「ナポリで開かれた出産と不妊に関する第2回世界大会の参加者への演説」(op. cit., 471-473),同「第七回国際血液学会の参加者への演説(1958年9月12日)」(AAS 50 [1958] 733),教皇ヨハネ二十三世回勅『マーテル・エト・マジストラ』Ⅲ (op. cit. 447) 参照。
* 19 教皇ピオ十二世「イタリアのカトリック助産婦協会の大会の参加者への演説」(op. cit., 850)

[参考2] ローマ教皇庁

自然な目的を助けるためのものであれば,倫理的に認められるといえる。他方,その方法が夫婦行為を代替して行われるものならば,それは倫理的には認められない。

夫婦の行為の代替としての人工授精が認められない理由は,夫婦行為が持つ二つの意味の間の分裂が意図的にもたらされる点にある。精液はふつうマスターベーションによって得られるが,このこともまたこの分裂の一つのしるしである。つまり,それが生殖を目的に行われるとしても,そこには夫婦の一体化という意味が失われる。「こうしたやり方は,本来倫理的に要請される相手との性的なかかわりに欠けることになるが,このかかわりこそ,『真の愛の連関の中での人間の生殖と,互いに与え合うことの意味を十分に』実現させるものである[21]」。

---

*20 教皇ピオ十二世「第四回国際カトリック医師会の参加者への演説」(op. cit., 560)
*21 教皇庁教理聖省『性倫理の諸問題に関する宣言(1975年12月29日)』9 (Declaratio de quibusdam quaestionibus ethicae sexualis: AAS 68 [1976] 86)。ここでは第二バチカン公会議『現代世界憲章』51が引用されている。「検邪聖省教令(1929年8月2日)」(AAS 21 [1929] 940), 教皇ピオ十二世「第二十六回イタリア泌尿器学会の参加者への演説(1953年10月8日)」(AAS 45 [1953] 678) 参照。

付 録

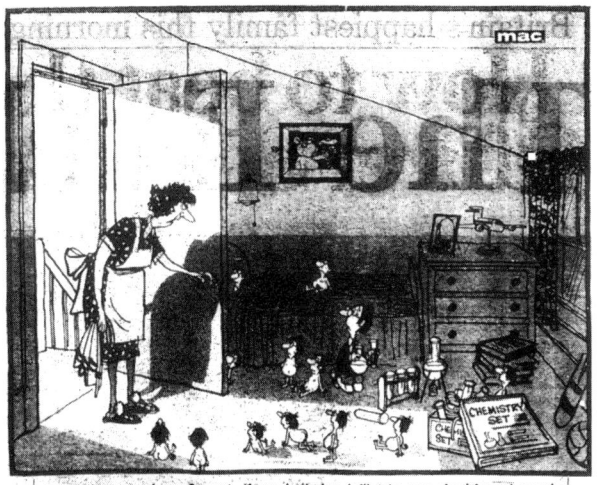

1978 年 7 月 27 日付　英 Daily Mail 紙掲載の風刺画

生殖補助医療

[付録1] 年表

	技術の発展・普及	社会的出来事・訴訟その他	
		海外	国内
1561年	(伊)Gabriele Fallopius, 世界で初めて卵管を正しく描写。		
1677年	(オランダ) Anton van Leeuwenhoek, 世界で初めて顕微鏡により哺乳類の精子を観察。		
1780年	(伊)Lazzaro Spallanzani, 人工授精による犬の妊娠・出産に成功。		
1785年	(スコットランド)John Hunter, 人工授精による人の妊娠・出産に成功。		
1797年	(英)William Cruikshank, 交尾後3日のウサギの卵管に胚があることを確認。		
1827年	(ドイツ)Karl von Baer, 哺乳類の卵胞に卵子があることを確認。		
1878年	Rechard Hertwig (ウニ), Van Beneden (ウサギ), 受精には精子と卵子の融合が必要であることを確認。		
1879年	Hermann Fol (ヒトデ), 受精には精子と卵子の融合が必要であることを確認。		
1866年	(米)AIHによる出産例の世界で最初の記録。		
1884年	(米)AIDによる出産例の世界で最初の記録。		
1890年	(英)Walter Heape, ウサギの胚移植・出産に成功。		
1912年	(ベルギー)Albert Brachet, 哺乳類(ウサギ)の胚の培養に成功。		
1930年	(米)George Pincus, ウサギの体外受精実験を実施。		
1932年		(英)Aldous Huxley 著, "Brave New World"が出版される。	
1937年		(英)New England Journal of Medicineの論説で, 体外受精が提案される。	
1938年	(独)F.Jahnel, 人の精子の凍結に世界で初めて成功。		
1944年	(米)ハーバード大学 John Rock, 人の体外受精を実施。		
1945年		(英)British Medical Journalで提供精子を用いた人工授精の過去の実施例が報告される。	
1947年	(米)M.C. Chang, ウサギの胚の凍結保存に成功。		
1948年		(米)Strnad vs. Strnad 事件ニューヨーク州最高裁判決:夫の同意を得て実施されたAIDによる出生児の嫡出性を認める。	

付録：年表

		(英)カンタベリー大司教，提供精子を用いた人工授精を刑罰の対象とするよう勧告。	
1949年	(日本)慶応義塾大学病院で，国内初のAID児誕生（8月）。 (英)動物の精子の凍結と融解に成功。 (英)John Hammond Jr，培地を開発し，マウスの8卵割胚を胚盤胞まで発育させる。	(バチカン)ローマ教皇ピウス12世，人工授精を非難。	
1951年	(米)E.L. Willett，牛と牛の間での胚移植に成功。 (米)M.C. Chang，(英)Colin Austinがそれぞれ精子の受精能力を発表。		
1952年	(英)Ernest Polge，凍結精子により牛が誕生。		
1953年	(米)Landrum Shettles，受精卵の細胞塊への発生に成功。		
1954年	(米)アイオワ大学 Raymond Bunge，凍結精子を用いた人工授精児の誕生に成功。	(米)Doornbos v. Doornbos事件イリノイ州最高裁判決：既婚女性にAIDを実施することは，たとえ夫がそれを同意していても姦通罪にあたり，又，出生児は非嫡出子であると判決。	
1956年		(バチカン)ローマ教皇ピウス12世，人工授精を再度非難。	
1958年	(日)慶応義塾大学で凍結精子を用いた人工授精児誕生。		
1959年	(米)M.C. Chang，体外受精によるウサギの出産に成功。		
1961年	(伊)Daniele Petrucci，人の体外受精に成功。但し，29日後にその受精卵を廃棄。		
1963年		(米)Gursky v. Gursky事件ニューヨーク州最高裁判決：AIDによる出生児は，夫の同意の有無にかかわらず非嫡出子であるが，離婚した夫には，AIDを受ける際の養育の黙示的同意又は禁反言に基づき扶養義務があると判決。	
1964年		(米)ジョージア州が全米で初めて夫婦の書面による同意を得たAIDを合法とする法律を制定。	
1968年		(バチカン)ローマ教皇パウロ6世，産児の調整についての回勅「フマーネ・ヴィテ」を発する（7月）。	
1969年	(英)Robert Edwards，人の体外受精に成功。		
1972年	(英)David.G.Whittingham, Ian. Wilmut, がそれぞれ凍結胚によるマウスの出産に成功。		

生殖補助医療

1973年	(豪)体外受精で作成した胚による妊娠に世界で初めて成功したが，1週間後に流産。	(米)統一親子法制定（AIDによる出生児は当該夫婦の実子と規定）。
1975年	(英)Robert Edwards と Patrick Steptoe，体外受精で作成した胚の移植に成功したが，子宮外妊娠。	(米)IVF研究への連邦助成を凍結。
1976年		(米)弁護士 Noel Keane がニューヨーク不妊センター（ICNY）を設立し，世界初の代理母契約仲介業を開始。
1978年	(英 Robert Edwards と Patrick Steptoe により，世界初の体外受精児 Louise Brown 誕生（7月）。 (印)Subhas Mukherjee により体外受精児 Durga 誕生。但し，政治的理由により科学誌や学会での発表はなされず（10月）。	(米)イリノイ州で，IVFで作成された胚の法的管理権を医師に認める法律が制定。 (米)Del Zio v. Columbia Presbyterian Medical Center 事件マンハッタン連邦地裁判決：夫妻に対し医師が体外受精を実施したところ，翌日，上司が非倫理的な行為であるとの理由で受精卵を廃棄した事案。夫妻は上司とその雇用者を訴え，約5万ドルの慰謝料が認められた。
1980年	(豪)国内初の体外受精児 Candice Reid 誕生（6月）。 (米)Cappy Rothman，脳死者からの精子採取に成功したことを報告。	(米)ノーベル賞受賞者や科学者等の精子を提供する精子バンク Repository for Germinal Choice 設立（1999年に閉鎖）。 (独)体外受精に関する国際会議がドイツで初めて開催される。
1981年	(米)国内初の体外受精児 Elizabeth Jordan Carr 誕生（12月）。 (豪)世界初の体外受精による双子誕生。	(米)K.S vs. G.S 事件ニュージャージー州高等裁判決：AIDによって子が生まれた後，妻が夫に離婚を申立て，かつ子の養育を求めた事案。同意した夫は子の法律上の父であり，養育の義務を負うと判決。 (豪)レズビアンの女性が4人の男性友人からの提供精子を混ぜ合わせて人工授精し，妊娠・出産。 (米)Bhimani vs. Noyes 事件ロサンゼルス郡最高裁判決：代理母 Bhimani が子どもの引渡しを拒否したことから，Noyes 氏が養育権を求めて訴えた事案。出生証明書には子どもの父親として Noyes 氏の名前が記入されるが，養育権は代理母の Bhimani に認められた。
1982年	(仏)国内初の体外受精児誕生（2月）。 (独)国内初の体外受精児誕生（4月）。 (スウェーデン)国内初の体外受精児誕生。	(米)未婚女性やレズビアンが提供精子を利用できる精子バンク The Sperm Bank of California が設立。 (豪)ローマカトリック・ヴィクトリア主教，人の体外受精を非難。

付録：年表

1983年	(シンガポール)Ng Soon-Chye, アジア初（インドの非公認記事を除く）の体外受精児の出産に成功（5月）。 (日本)東北大学の鈴木雅洲教授，国内初の体外受精児誕生に成功（10月）。 (蘭)Trounson, 世界ではじめて凍結胚移植により子どもの誕生に成功（12月）。 (カナダ)国内初の体外受精児誕生（12月）。 (豪)世界初の体外受精による3つ子誕生。 (豪)世界で初めて提供卵子及び提供精子を用いて作成した胚の移植に成功（その後流産する）。	(米)Stiver vs. Malahoff 事件：代理母型代理懐胎によって生まれた子どもは小頭症で且つ連鎖球菌感染症に罹患していた。依頼者が感染症治療に同意しなかったため病院が治療についての裁判所決定を求めた事案。DNA鑑定の結果，代理母とその夫の子であることが判明し代理母夫婦が引き取るが，すぐに施設に預けた。 (米)精子バンク The Sperm Bank of California が全米で初めてドナーの特定可能情報を開示するプログラムを開始する。 (豪)Rios 事件：メルボルンで体外受精を受けた Rios 夫妻がアメリカに帰国する飛行機の事故で死亡。メルボルンに凍結受精卵を遺していたことから問題に。胚は保存されることに決定。	徳島大医学部倫理委員会，「体外受精に関する倫理基準」作成（4月）。 日本産科婦人科学会，「体外受精等に関する委員会」設置（4月）。 日産婦，会告「「体外受精・胚移植」に関する見解」発表（10月）。
1984年	(豪)世界で初めて提供卵子を用いた体外受精児誕生（1月）。 (豪)凍結胚移植による子ども Zoe Leyland 誕生（4月）。 (豪)世界初の体外受精による4つ子誕生。 (米)Ricardo Asch, 世界ではじめて配偶子卵管内移植法（GIFT）の実施を報告。	(英)ウォーノック委員会が報告書を発表（7月）。 (豪)ヴィクトリア州，ウォーラー報告発表。 (豪)ヴィクトリア州，不妊法制定。 (英)英国医師会（BMA），代理懐胎は倫理的でないとの見解を示す。 (仏)Parpalaix v. CECOS 事件 クレテイユ大審裁判所判決：亡夫の凍結精子を用いて人工授精するために，精子保存センター（CECOS）に精子の返還請求に対して，これを認める判決を下す。 (仏)代理懐胎の仲介を行う団体 Alma Mater が設立される。 (仏)エクサンプロヴァンス大審裁判所判決：代理母型代理懐胎で生まれた子の，依頼夫婦妻による完全養子縁組が認められず，単純養子縁組が認められた。 (スウェーデン)人工授精法制定（翌年施行）。	
1985年	(日本)国内初の体外受精による多胎妊娠・出産（1月）。 (台湾)国内初の体外受精児誕生（4月）。 (日本)国内初の GIFT による子ども誕生。	(英)コットン事件：イギリス人女性キム・コットンがアメリカの代理母斡旋業者を通じてアメリカ人夫婦の代理母（代理母型）となり，イギリス国内で社会的議論となる（1月）。 (西ドイツ)ベンダ委員会報告発	日産婦，会告「ヒト精子・卵子・受精卵を取り扱う研究に関する見解」発表（3月）。

生殖補助医療

年			
1985年	(豪)世界ではじめて凍結胚移植により双子が誕生。 (米)世界初の借腹型代理懐胎による出産例報告。 (韓国)国内初の体外受精児誕生(10月)。	表(11月)。 (英)代理出産取決め法制定。 (豪)首都特別地区、人工妊娠法制定。	
1986年	(日本)慶応大学付属病院がパーコール法による男女産み分けの成功を公表(5月)。 (豪)世界初の凍結卵子を用いた体外受精児誕生(7月)。 (米)カリフォルニア州で脳死女性が女児出産(7月)。	(台湾)「人工生殖技術に関する倫理指針」制定(7月)。	日産婦,会告「「体外受精・胚移植」の「登録報告制」について」発表(3月)。 日産婦,会告「パーコールを用いてのXY精子選別法の臨床応用に対する見解」発表(11月)。
1987年	(南アフリカ)48歳の女性, 娘夫婦の体外受精児を妊娠(4月)。 (米)国内初の凍結胚移植による子ども誕生(9月)。	(バチカン)ローマ教皇庁『生命のはじまりに関する教書』刊行(2月)。 (米)オハイオ州の不妊治療クリニック、卵子バンクの設立を発表(7月)。	岩手県江刺市の夫婦、日本で初めて体外受精児の名前を公表(11月)。
1988年	(日本)新潟大医学部, 日本で初めて体外受精卵の凍結保存を開始(7月)。 (伊)20歳の女性が48歳の母親とその再婚相手の体外受精児を代理出産していたことが判明(11月)。 (米)Jacques Cohen, PZD法(透明帯部分切開)による人の妊娠例を報告。 (日本)GIFT法による最初の妊娠成功(出産は翌年)。 (米)アメリカで初の提供卵子による子ども誕生(提供者には250ドルが支払われた)。	(米)Baby M事件ニュージャージー州最高裁判所判決:代理母(代理母型)が出産後子どもの引渡しを拒んだ事案。代理母契約は無効であるとした上で,子どもの最善の利益に鑑み依頼した父に親権を認定した(2月)。 (仏)コンセイユ・デタ,プレバン報告書発表(「人体の人権」などの基本理念を提示)。 (米)統一州法委員全国会議「補助生殖で生まれた子どもの地位に関する統一法」策定。 (スウェーデン)体外受精法制定(翌年施行)。 (豪)サウスオーストラリア州、「生殖技術法」制定。 (豪)クィーンズランド州、「代理出産法」制定。 (仏)「医学的に介助された生殖に関する政令」、「生殖医学・生物学国家委員会を設置する政令」制定。 (仏)コンセイユデタ判決:代理懐胎の仲介業を営むコウノトリ協会の社団登記を認めない決定。	日産婦,会告「ヒト胚および卵の凍結保存と移植に関する見解」発表(4月)。
1989年	(日本)東京医科歯科大学病院、凍結受精卵を用いた妊娠・出産に成功(12月)。 (シンガポール)Ng Soon-Chye,	(独)「養子斡旋および代理母斡旋禁止に関する法律」改正。 (仏)破毀院判決:代理懐胎の仲介業を営むAlma Materは無効	

付録：年表

	世界初の顕微授精SUZI（囲卵腔内精子注入）法を用いた出産に成功。 (韓国)大韓産婦人科学会が代理出産の成功事例3例を公式発表。	であるとする。 (米)York v. Jones事件連邦地方裁判所判決：別のクリニックで治療を受けるために凍結保存胚の返還を希望した依頼者が返還を拒んだクリニックを訴えた事案。クリニックには依頼者夫婦に胚を返還する義務があると判決。	
1990年		(英)「ヒト受精及び胚研究法」を制定（11月）。 (ドイツ)「胚保護法」制定。 (米)AIHを依頼したにも関わらず夫以外の精子が用いられたことが発覚（1件は両親とも白人にもかかわらず子どもが混血であった），ニューヨーク州保健省が5つの精子バンクに対し業務中止命令を出す。	日本人夫婦4組がアメリカの代理母斡旋業者を通して子を得ていたことが明らかになる。
1991年	(米)42歳の女性Arlette Schweitzerが自分の娘の卵子とその夫の精子によってできた胚の移植を受け，代理母として双子を出産。 (米)Jacques Cohen, Assisted Hatching法を用いた場合に着床率が高いことを報告。	(米)Cecil Jacobson事件：医師が75人の不妊患者に対し匿名ドナーの提供精子を用いると偽って無断で自分の精子を用いた人工授精・体外受精を実施していたことが発覚し，懲役5年の刑に処せられる。 (豪)ウェスタンオーストラリア州，「人生殖技術法」制定。 (仏)ポー控訴院判決：依頼夫婦の夫が認知し，母は不明である子を，依頼夫婦の妻が完全養子とする養子縁組を認める。 (仏)破毀院判決：代理懐胎契約は公序に反しており，養子縁組制度の濫用であるため，認めないとする判決。 (仏)破毀院判決：代理懐胎契約自体が無効であるために，外国で代理母が生んだ子の，依頼夫婦妻による完全養子縁組は無効。 (仏)トゥールーズ大審判所判決：夫の死後，人工授精を目的とした寡婦による凍結精子の返還要求を拒否したCECOSを支持する。 (仏)「公衆衛生上の規定を設ける法律」第13条に精子の提供と利用に関する規定を定める。 (韓国)代理母契約は公序良俗に反する行為とし無効判決がくだされる（大邱地方裁判所）。	代理出産情報センター（2001年に「卵子提供・代理出産情報センターと改称）が設立される。
1992年	(伊)Severino Antinori医師のもとで，59歳の未婚のイギリス	(米)Davis v. Davisテネシー州最高裁判所判決：離婚後，凍結保	日産婦，会告「顕微授精法の臨床実施に関する見解」発表（1

生殖補助医療

1992年	人女性が卵子提供を受けて双子を出産（12月）。 （ベルギー）Gianpiero Palermo, ICSI（卵細胞質内精子注入法）による妊娠・出産例を報告。 （日本）東京大学桑原慶紀教授，ヤギの胎児を母親の子宮から人工子宮に移し，誕生させた後236時間生存させることに成功。 （日本）国内初のSUZIによる子どもが誕生。 （日本）国内初のAssisted Hatching法による子ども誕生。	存胚の扱いをめぐって争った事案。それぞれの利益を衡量し，胚の廃棄を望む元夫の権利を，胚の移植又は提供を望む元妻の権利よりも保護すべきとした。 （米）「不妊クリニック成功率及び評価法」制定。（オーストリア）「生殖医療法」制定（同年施行）。 （仏）アンジェ大審裁判所判決：父の死後，実施された胚移植により生まれた子の嫡出性を認める。 （仏）トゥルーズ大審裁判所：夫の急死後，凍結受精卵の移植を求めた寡婦に対して，病院は受精卵の破棄を求めた。移植は認められず，受精卵は保存すべきとされた。	月）。 日本不妊学会，「『代理母』の問題について理事見解」発表（11月）。
1993年	（米）アメリカで初のICSIによる子どもの誕生が報告される。 （シンガポール）Ng Soon-Chye, アジア初のICSIによる子どもの出産に成功。 （伊）白人男性と結婚した黒人女性が人種差別を受けなくてすむとの理由で，白人の提供卵を用いた体外受精で白人の子を出産。	（蘭）配偶者間の体外受精を受けた白人夫婦の妻が，白人と黒人の双子を出産。原因は他者の精液の混入（12月） （米）Johnson v. Calvert事件カリフォルニア州最高裁判決：仮腹型代理出産における子の法的母親について争われた事例。遺伝的につながりがあり且つ養育する意思をもって子どもの出産を依頼した女性を法的な母親とした。 （豪）タスマニア州，「代理出産法」制定。 （仏）レンヌ大審裁判所判決：夫の死後，凍結胚の移植を求めた寡婦に対してその請求を棄却した。	
1994年	（伊）Severino Antinori医師のもとで，63歳の女性Rosanna Della Corteが卵子提供を受けて出産（7月）。 （日本）国内初のICSIを用いた妊娠・出産に成功。 （英）エジンバラ大学のロジャー・ゴスデン教授らが中絶胎児の卵母細胞を用いた体外受精の研究を発表。	（台湾）「人工生殖技術に関する管理規則」制定（11月）。 （仏）「生命倫理法」制定（人体尊重法，移植・生殖法の制定，及び記入データ法，研究対象者保護法の改正）。 （英）HFEA, 報告書"Donated Ovarian Tissue in Embryo Research & Assisted Conception"を発表。中絶胎児及び死亡女性から採取した卵子を不妊治療に用いることを禁止。 （米）Moschetta v. Moschetta カリフォルニア州控訴審判決：サロゲート型代理懐胎によって子どもを得たがその後離婚した元夫，元妻，そして，代理母の間	日産婦，会告「XY精子選別におけるパーコール使用の安全性に対する見解」発表（8月）。

付録：年表

		で親権が争われた事案。代理母は契約を撤回することができ，法的母親であるとした。親権については事実審裁判所に差し戻した。	
		(米)McDonald v. McDonald ニューヨーク州最高裁判決：夫の精子と提供卵子を用いた受精卵を妻に移植して双子を得た夫婦が離婚をするに際し，夫が子どもと遺伝的つながりがない妻は法的母親ではなく親権はないと主張した事案。妻が法的母親であるとし，親権を認めた。	
		(豪)首都特別地区，「代理親子契約法」制定。	
1995年	(仏)Jan Tesarik, 円形精子細胞をヒト卵子に注入する ROSI (Round Spermatid Injection) 法を用いて子どもが誕生したと報告。 (日本)国内初の精巣精子を用いた ICSI による子どもの誕生報告。	(バチカン)ローマ教皇ヨハネ・パウロ 2 世，回勅「生命の福音」出す（3 月）。 (豪)ヴィクトリア州，「不妊治療法」制定（1998 年施行）。 (米)インディアナ州の「アメリカ不妊センター」の斡旋で代理母を 3 万ドルで雇い男児 Jonathan を得た独身男性 James Alan Austin が，生後 6 週間の時に虐待死させる。 (仏)クレテイユ大審裁判所判決：癌治療のため，CECOS が保存していた凍結精子の返還を求めた事実婚の妻に対して，その返還を拒否した CECOS を支持した。	
1996年	(米)63 歳の女性 Arceli Keh が提供卵子を用いた体外受精により出産。	(台湾)不妊女性代表・陳昭姿氏が代理出産推進を表明（3 月）。 (英)法定保存期間（5 年）の満期により，凍結保存胚が大量に処分され議論を呼ぶ。 (仏)破毀院判決：夫の死後，凍結胚の返還を求めた寡婦に対して，この請求を棄却したトゥルーズ控訴審判決（1994 年）を支持するが，保存期間が 5 年未満の胚の破壊は認めなかった。	日産婦，会告「「多胎妊娠」に関する見解」発表（2 月）。
1997年	(英)ロスリン研究所 Ian Wilmut, 体細胞クローン技術によりクローン羊が誕生したことを報告（2 月）。 (米)63 歳の女性が，提供卵子と夫の精子を用いた体外受精により妊娠・出産（4 月）。 (米)Jacques Cohen, 世界ではじめて細胞質移植による子ども	(英)Diane Blood 事件控訴院判決：夫の死後，保存精子を用いた体外受精の実施を求めた事案。国内での治療は違法であるが，国外への持ち出しについては認めた（2 月）。 (韓国)離婚訴訟の過程で代理母契約が明らかになった（11 月）（ソウル家庭裁判所）。	日産婦，会告「非配偶者間人工授精と精子提供」に関する見解」発表（5 月）。 日本不妊学会，「理事会報告－『非配偶者間人工授精と精子提供に関する見解』について」発表。

生殖補助医療

1997年	の出産に成功（11月）。 (米)アメリカで初の凍結卵子を用いた子どもの誕生。		
1998年		(米)Buzzanca v. Buzzanca 事件カリフォルニア州控訴審判決：提供卵子および提供精子による胚の代理懐胎を依頼した夫婦が子どもの誕生前に離婚し、子どもの法的親が問題となった事案。遺伝的つながりはなくても依頼した元夫婦が子どもの法的親であると判決。 (スイス)「生殖医学法」制定（2001年施行）。 (英)Diane Blood，ブリュッセルで亡夫の保存精子を用いた体外受精を受け、国内で Liam を出産（12月）。 (米)Kass v. Kass ニューヨーク州控訴裁判所判決：離婚後、凍結保存胚の扱いをめぐって争った事案。体外受精の実施前に決めた取決め（研究への提供）に効力があると判決。また、胚の処分は生殖に関する女性のプライバシー権や身体の統一性を侵害するものではないとの見解を示す。	長野県の諏訪マタニティークリニック根津八紘医師が妻の実妹から提供を受けた卵子と夫の精子を体外受精を行い、出産させていたことを公表する（6月）。 日産婦、根津八紘医師を除名する（8月）。 AIDによって出生した子どもの嫡出性が争われた裁判で、東京高裁、夫の同意があればAID児は夫の子という判断を示す（9月）。 日産婦、会告「「ヒトの体外受精・胚移植の臨床応用の範囲」についての見解」、「「着床前診断」に関する見解」発表（10月）。 AIDによって出生した子どもの嫡出否認を求めた裁判で、大阪地裁§明確な同意のないAID児に対する父の嫡出否認を認める判決を下す（12月）。
1999年	(英)Louise Brown の妹 Natalie が体外受精児として初めて自然妊娠で子どもを出産。	(韓国)大韓産婦人科学会、「補助生殖術倫理指針」制定。	
2000年	(日本)加藤レディースクリニック、卵の凍結に適した凍結保護剤を開発。 (シンガポール)Cheng Li Chang、凍結精子と凍結卵子を用いた胚による世界初の子どもの誕生を報告。 (サウジアラビア)世界初の子宮移植が実施されるが、失敗に終わる。	(米)統一州法委員会全国会議「統一親子関係法」策定。 (豪)McBain事件連邦高等裁判所判決：ヴィクトリア州不妊治療法における婚姻要件は連邦法「性差別禁止法」に反するとして医師が訴えた事案。連邦法違法である判決。 (米)ペンシルバニア州の刑務所で服役中の受刑者が看守に賄賂を払って自分の精液を妻に渡していたことが発覚。翌年、夫婦、監守が収賄罪で有罪判決を受ける。また、妻が没収された凍結保存精子の返還請求を申し立てたが、2003年に廃棄処分の判決がでる。	厚生科学審議会先端医療技術評価部会生殖補助医療技術に関する専門委員会、「精子・卵子・胚の提供等による生殖補助医療のあり方についての報告書」発表12月）。
2001年	(日本)長野県の根津医師、国内ではじめて代理出産により子どもが誕生したことを発表（5月）。 (日本)60歳の日本人女性がアメリカで提供卵子を用いた体外受精を受けて妊娠し、国内で出	(米)J.B. v. M.B. ニュージャージー最高裁判決：離婚に際し、元夫が信教上の理由により凍結保存胚を第三者に提供することを求めたのに対し、元妻が廃棄を求めた事案。生物学的親にならないという元妻の利益が元夫の利益に優先されるとし、夫の	法制審議会、生殖補助医療関連親子法制部会の設置を了承（2月）。 厚生科学審議会、生殖補助医療部会の設置を決定（6月）。

付録：年表

	産したことが明らかに（7月）。	主張を斥けた。	
	（豪）Orly Lacham-Kaplan, マウスの実験で, 体細胞の遺伝子物質を用いた卵の受精に成功したことを報告。	（米）閉経期のレズビアンの女性（51歳）が弟からの提供精子と提供卵子による体外受精受けて子どもを出産。	
	（日本）鳥取大学医学部付属病院で, HIV を除去した夫の精液を用いて妻に人工授精し, 感染のない子どもが国内で初めて誕生。	（仏）62歳のフランス人独身女性 Jeanine が実弟を夫と偽ってアメリカで弟の精子と提供卵子を用いた体外受精を受け, フランスで出産。	
		（韓国）大韓医師協会,「医師倫理指針」制定。金銭目的での代理母を禁止。	
2002年	（日本）西日本の大学病院で, HIV に感染した夫の精子を人工授精した妻が2次感染していたことが明らかになる（11月）。	（英）Diane Blood, 亡夫の保存精子を用いてブリュッセルで妊娠し, 国内で第2子 Joel 出産（7月）。	日産婦, 会告「ヒト精子・卵子・受精卵を取り扱う研究に関する見解」改定（1月）。
	（日本）群馬大学のチーム, マウスの未成熟卵を培養して成熟させ, 体外受精により出産させたことを報告。	（英）レズビアンを対象とした精子ドナー斡旋業者 Man Not Included が設立される。	
	（スウェーデン）Mats Brannstrom, 子宮を移植したマウスが出産に至ったことを報告。	（豪）ニューサウスウェールズ州,「人クローン・胚利用法」制定。	
		（米）聴覚障害をもつアメリカ人のレズビアン・カップルが自分たちと同じ先天性の聴覚障害がある子どもを望み, 友人の聴覚障害者男性からの提供精子を用いた人工授精により聴覚障害を持つ男児 Gauvin を出産したことが報道される（4月, このカップルはすでに同じ方法, そして同じドナーにより5歳になる女児 Johanne を得ている）。	
		（米）Johnson v. Superior Court 事件カリフォルニア控訴審判決：精子提供者の家族歴等を知らされずに精子を購入し, 遺伝性の多発性嚢胞肝（PKD）に罹患した子どもを得た夫婦が購入先の精子バンク California Cryobank を訴えた事例。子どもの疾患は精子によるものでバンクよって引き起こされたものではないとし, 損害賠償請求を退けた。	
		（仏）レンヌ控訴院判決：米国で代理懐胎により出生した双子の, フランス人依頼カップルにより認知を取り消し, 依頼カップルの女性が母であるという出生証書の記載を修正すべきであるとした。	
2003年	（日本）国立国際医療センターで, HIV 陽性の妻が夫及び子に感染させることなく妊娠・出産（9	（米）米国生殖医学会の調査で400,000の凍結受精卵が米国内の不妊クリニックに保存されて	根津八紘医師が日産婦を相手に除名処分の無効などを求めた訴訟で和解が成立する（2月）。

生殖補助医療

年			
2003年	月)。 (インド)65歳の女性 Satyabhama Mahapatra が卵子の提供をうけて出産する。 (中国)中国のチーム、夫婦の受精卵の核を別の女性の除核卵子に移植し、妊娠に成功したことを発表。 (米)Helen R. Pilcher、マウスのES細胞から精子を分化させ、卵子との受精に成功したことを報告。	いることが明らかになる(5月)。 (米)大統領生命倫理委員会、報告書「治療を超えて」を発表(10月)。 (英)HFE法施行前の提供精子・卵子・胚による出生児、ドナー等が希望すれば接触できるようにする任意接触登録機関 UK DonorLink が創設される(10月)。 (豪)ニューサウスウェールズ州、「生殖補助技術法」制定。 (豪)サウスオーストラリア州、「人クローン・胚研究法」制定。 (豪)クィーンズランド州、「胚研究・人クローン法」制定。 (英)Leeds General Infirmary 取り違え事件高等法院判決:精子の取り違えにより白人夫婦に混血の双子が生まれ、法的父親について争われた事案。遺伝的父親である黒人夫婦の夫が法的父親であると判定。 (英)発生学者 Paul Fielding、1997年から1999年の間に8人の女性に対し偽の体外受精・胚移植を実施し、記録偽造をしたとして18ヶ月の実刑に処される。 (英)Diane Blood 事件高等法院判決:Diane Blood が息子たちの出生証明書の「父親」欄への亡夫の名前の記載を要求した事案。亡夫を父親と認めない HFE 法の規定はヨーロッパ人権条約違反であるとして要求を認めた。 (仏)破毀院判決:代理懐胎により生まれた子の、依頼夫婦妻による養子縁組は認めないとした。 (韓国)「生命倫理及び安全に関する法律」の施行により配偶子の売買が禁じられる(1月)。	根津八紘医師、国内で2例目の代理出産を実施し、子どもが誕生したことを発表(3月)。 品質管理システムを導入して生殖補助医療の質向上を目的とする日本生殖補助医療標準化機関設立(3月)。 日本産科婦人科学会、会告「代理懐胎に関する見解」発表(4月)。 厚生労働科学特別研究報告書「生殖補助医療技術に対する国民の意識に関する研究」発表(4月)。 厚生科学審議会生殖補助医療部会「精子・卵子・胚の提供等による生殖補助医療制度の整備に関する報告書」を発表(4月)。 日本受精着床学会倫理委員会「非配偶者間における生殖補助医療の実施に関する見解と提言」発表(6月)。 法制審議会生殖補助医療関連親子法制部会、「精子・卵子・胚の提供等による生殖補助医療により出生した子の親子関係に関する民法の特例に関する要綱中間試案」を発表(7月)。 日本不妊学会「『医学的介入により造精機能低下の可能性のある男性の精子の凍結保存』に関する日本不妊学会の見解」発表(9月)。 法務省、代理出産で子をえた関西在住の夫婦が提出した妻を実母とする出生届について、代理出産を依頼した女性を実母とできないことを、正式に発表(11月)。 亡父の凍結精子を用いた体外受精で出生した男児の死後認知を求めた裁判で、松山地裁、認知請求を認めない判決を下す(11月)。 タレントの向井亜紀・高田延彦夫妻が、アメリカで借腹型代理懐胎により双子の男児を得る(11月)。
2004年	(イスラエル)Ariel. Revel、12年間凍結保存された胚を用いて、39歳の女性が健康な双子を2003年に出産したことを報告	(カナダ)人補助生殖及び関連研究に関する法律を制定(3月)。 (伊)「生殖補助医療に関する法	日産婦、会告「胚提供による生殖補助医療に関する見解」発表(4月)。

付録：年表

	(2月)。 (米)Kutluk Oktaya, 6年間凍結保存された卵巣組織を女性の皮下に移植して卵子を採取し、それを用いて胚の作成に成功したことを報告 (3月)。 (英)G. Horne, 睾丸癌治療前に採取し21年間凍結保存されていた精子を用いた体外受精により、健康な男児が2002年に誕生したことを報告 (6月)。 (ベルギー)ベルギーのチーム、癌の治療前に凍結保存した卵巣組織を移植し、女性が自然妊娠・出産したことを報告 (10月)。 (蘭)オランダのチーム、放射線治療を受ける女性の卵巣の上腕への移植に成功したことを報告。卵巣機能は1年以上維持されているという。 (日本)加藤レディースクリニックの桑山正成、卵子の凍結法として「ガラス化法」を報告。	律」を制定 (3月)。 (台湾)衛生署国民健康局が「代理懐胎に関する公民会議」を実施 (8・9月)。 (米)独身のSusan Buchweitzは匿名ドナーの提供胚の移植による妊娠を希望したが、医師の取り違えにより別のカップルの胚によって妊娠・出産した。医師は彼女の妊娠中に取り違えに気づいたが、彼女が堕胎し、又は親権を巡る争いが起きることを恐れて伝えなかった。胚を取違えた医師が、100万ドルの賠償金を支払う和解が成立 (8月)。 (仏)「生命倫理法」改正。 (仏)クレテイユ大審裁判所判決：米国で代理懐胎により出生した双子の出生証書の母親欄に、フランス人依頼夫婦の妻の名を記載したことで、子の民事身分偽装が疑われ起訴を検討される。予審免訴となる。 (英)Natallie Evans v. Amicus Healthcare Ltd and Others 控訴院判決：離婚に際し、元妻が凍結保存胚の利用を求めた事案。胚が女性に移植されるまで元夫には同意の撤回権があるとし、元妻の主張を斥けた。	品川区役所、向井亜紀・高田延彦夫妻が提出した出生届を受理せず (6月)。 亡父の凍結精子を用いた体外受精で出生した男児の死後認知を求めた裁判で、高松高裁、認知請求を認める判決を下す (7月)。 家裁、代理出産で子をえた関西在住の夫婦の出生届不受理処分取消しの申し立てを却下 (8月、原告、大阪高裁に即時抗告)。 日本癌治療学会倫理委員会「悪性腫瘍治療前患者の配偶子凍結保存に関する倫理委員会の見解」発表 (10月)。 日本受精着床学会倫理委員会「減数(胎)手術に関する見解」及び「凍結精子を用いた死後生殖についての見解」発表 (11月)。 野田聖子代議士、不妊であることを公表。
2005年	(米)Sherman Silber, 卵巣機能不全の患者に、一卵性双生児の姉妹から提供を受けた卵巣皮質を移植し、自然妊娠・出産に至ったことを報告 (6月)。 (カナダ)凍結卵子を用いた体外受精児誕生。 (米)13年間凍結されていた受精卵を用いて子どもが誕生。	(台湾)台湾人代理母が、中国系米国籍の依頼者との金銭トラブルが原因で女児を引き渡すことを拒否し、第三者の日本人夫婦に養子に出したことが判明 (2月)。 (台湾)代理母が、依頼者男性が亡くなった後、女児の親権と依頼者男性の遺産相続権を求めて訴訟を提起。最高裁は女児の親権を依頼者男性の前妻に、代理母の遺産相続権を却下 (6月)。 (伊)前年成立した「生殖補助医療に関する法律」の規制緩和を求める国民投票が実施されたが、規定の投票率に達しなかったため、無効となる (6月)。 (台湾)陸軍大尉の男性が勤務中に死亡したため、婚約者が男性の精巣から精子を採取し、体外受精する意向を表明。衛生署は当事者死後の精子採取や体外受精の申請を却下 (9月)。 (台湾)衛生署、「代理出産特別	亡夫の凍結精子を用いた体外受精で出生した男児の死後認知を求めた裁判で、東京地裁、請求を棄却 (9月)。 向井亜紀・高田延彦夫妻が出生届の受理を求めた裁判で、東京家裁、不服申立を却下 (11月)。

生殖補助医療

2005年		法案」の概要を発表（11月）。	
		(ルーマニア)66歳のルーマニア人女性が出産（三つ子を懐胎したが, 妊娠中に2胎児が死亡）。	
		(米)The Jeters v. Mayo Clinic アリゾナ州控訴院判決：凍結保存胚がクリニックにより紛失又は破壊されたとして夫婦が訴えた事案。法的保護の対象は母体外で生存可能な胎児以降であるとし, 胚は法的保護を受けないとした。	
		(米)K.M v. E.G カリフォルニア州最高裁判所判決：レズビアン・カップルであるK.MとE.Gは, K.Mの卵子を用いて作成した胚をE.Gに移植して双子の女児を得た。別れるに際し, E.G.がK.M.の訪問権を拒絶したことからK.Mが訪問権を求めて訴えた事案。親権放棄に同意する卵子提供の書式への署名があっても, この場合両者とも子どもの法的母親であるとし, K.Mの請求を認めた。	
		(米)Benite v. North Coast Women's Care Medical Group カリフォルニア控訴裁判所判決：未婚のレズビアン女性Guadalupe zが人工授精を拒否した医師を訴えた事案。医師には信教上の理由から患者への人工授精の実施を拒否する自由があると判決。	
		(米)精子・卵子・胚の提供者についての感染症検査を要求するFDAガイドラインが施行される。	
		(仏)破毀院判決：提供を必要とする生殖補助の実施に同意した場合, この生殖補助により生まれた子との親子関係を否認する訴えは禁ずる規定（民法典311-20条）は, 1994年人体尊重法成立以降に生殖補助により生まれた子だけに適用されるとする。	
		(韓国)インターネットの卵子売買の斡旋事業者摘発（「生命倫理および安全に関する法律」違反）。	
2006年	(米)Sherman J. Silber, 早期閉経の女性に一卵性双生児の姉妹の卵丘組織を移植し, 子どもが誕生したことを報告（7月）。	(台湾)代理母として利用されたカンボジア人女性が台湾人夫に結婚詐欺と代理出産詐欺を訴える（3月）。	亡夫の凍結精子を用いた体外受精で出生した女児の死後認知を求めた裁判で, 東京高裁, 控訴を棄却（2月）。

付録：年表

	(日本)加藤レディースクリニックの桑山正成、卵子の凍結法として「卵子急速凍結法（cryo-top method）」を報告。 (独)Karim Nayernia、マウスのES細胞から精子を分化し、卵子と受精し出産に成功したことを報告。	(韓国)大韓医師協会、「医師倫理指針」から代理母条項を削除（4月）。 (米)テキサス州の「アブラハム生命センター」が受精卵の販売を開始（7月）。 (米)59歳の女性 Lauren Cohen が提供卵子を用いた体外受精により双子を出産（7月）。 (トルコ)64歳の女性 Memnune Tiryaki が提供卵子を用いた体外受精により出産（10月）。 (英)ルイーズ・ブラウンが自然妊娠で男児を出産（12月）。 (スペイン)67歳の女性 Carmela Bousada が提供卵子を用いた体外受精により双子を出産（12月）。	日産婦、会告「体外受精・胚移植に関する見解」「ヒト胚および精子の凍結保存と移植に関する見解」「顕微授精に関する見解」「非配偶者間人工授精に関する見解」を改定、会告「生殖補助医療実施医療機関の登録と報告に関する見解」「XY精子選別におけるパーコール使用の安全性に対する見解」の削除について」発表（4月）。 亡父の凍結精子を用いた体外受精で出生した男児の死後認知を求めた裁判で、最高裁、高松高裁判決を破棄し、認知請求を認めず（9月）。 向井亜紀・高田延彦夫妻が出生届の受理を求めた裁判で、東京高裁、品川区役所に出生届受理を命じる決定を下す（9月）。 根津八紘医師、子宮を摘出した女性の母親が、娘夫婦に由来する胚で代理出産したことを公表する（10月）。 法務大臣及び厚生労働大臣、日本学術会議に対し生殖補助医療をめぐる諸問題について審議するよう依頼（11月）。
2007年	(カナダ)Hananel Holzer、未成熟卵子を体外で培養して得た成熟卵を凍結し、融解後に受精させた胚により子どもが誕生したことを報告。 (独)Karim Nayernia、人の骨髄から精子となる精原細胞の分化に成功したことを報告。	(台湾)「人工生殖法」制定・施行（3月）。 (英)Natalie Evans 事件欧州人権裁判所大法廷判決：離婚に際し、元夫が凍結保存胚の利用を求めた事案。元妻の主張を認めないことはヨーロッパ人権条約の規定に反するものではないとし、元妻の要求を斥けた（4月）。 (英)HFE法改正法案が議会に提出される（11月）。 (仏)リール大審裁判所判決：米国で、代理懐胎により2001年に子を得た夫婦がこの子の身分占有の公知証書を、この子の出生証書に転載するよう求めるが、棄却される。 (仏)パリ大審裁判所：米国で代理懐胎により出生した双子の、米国で発行された出生証書を、フランスの関連書類に転記することが認められる。両親の欄には、フランス人依頼夫婦が記載される。	向井亜紀・高田延彦夫妻が出生届の受理を求めた裁判で、最高裁、東京高裁決定を破棄、不受理が確定（3月）。 根津八紘医師、亡夫の精子を用いた体外受精を実施し、子どもが誕生していることを公表（4月）。 日産婦、会告「精子の凍結保存に関する見解」発表（4月）。 体外受精で1984年に生まれた女性が自然妊娠により子どもを出産していたことが明らかに（5月）。 日産婦、『「卵子提供による体外受精」報道について』を発表（6月）。 根津八紘医師、これまでに160組に非配偶者間体外受精を実施し、124人の子どもが誕生していることを公表（7月）。 60歳代の独身女性がアメリカで受精卵の提供を受けて妊娠していることが明らかに（10月）。

生殖補助医療

[付録2] 各国比較表：各国の規制状況

	イギリス	フランス	ドイツ	オーストリア	スイス	イタリア	スウェーデン	ヴィクトリア州（豪）	カナダ	韓国	台湾	日本
主たる根拠法令等（制定年又は最終改正年）	・人受精及び胚研究に関する法律（1990年）・代理出産取決め法（1985年）	・人体尊重法（1994年）・移植生殖産法（1994年改正）・生命倫理に関する法律（2004年）	・胚保護法（1990年）・養子様組斡旋斡旋禁止母体法（1989年改正）・連邦医師会「人工生殖実施指針」（1998年）	生殖医学法（1992年）	生殖医学法（1998年）	生殖補助医療に関する法律（2004年）	遺伝子のインテグリティに関する法律（2006年）	不妊治療法（1995年）	人補助生殖及び関連研究に関する法律（2004年）	・生命倫理および安全に関する法律（2004年）・大韓人科学会「補助生殖術倫理指針」（1999年）・医師倫理指針（2001年）	人工生殖法（2007年）	・法律なし・日本産科婦人科学会「体外受精・胚移植に関する見解」（2006年），「非配偶者間人工授精と精子提供に関する見解」（2006年），「代理懐胎に関する見解」（2003年）
【各生殖補助医療の実施の可否】												
人工授精 1) カップルの配偶子利用（AIH）	可（条件付）	可（条件付）	可（条件付）	可（条件付）	可	可	可（条件付）	可（条件付）	可（条件付）	可（条件付）	可	可
人工授精 2) 提供精子利用（AID）	可（条件付）	可（条件付）	可（条件付）	可（条件付）	可（条件付）	不可	可（条件付）	可（条件付）	可（条件付）	可（条件付）	可（条件付）	可（条件付）
体外受精 1) カップルの配偶子利用	可（条件付）	可（条件付）	可（条件付）	可（条件付）	可（条件付）	可	可（条件付）	可（条件付）	可（条件付）	可（条件付）	可（条件付）	可（条件付）
体外受精 2) 精子提供	可（条件付）	可（条件付）	不可	不可	不可	不可	可（条件付）	可（条件付）	可（条件付）	可（条件付）	可（条件付）	—
胚移植 3) 卵子提供	可（条件付）	可（条件付）	不可	不可	不可	不可	不可	可（条件付）	可（条件付）	可（条件付）	可（条件付）	—
胚移植 4) 胚提供	可（条件付）	可（例外として）	不可（例外として）	不可	不可	不可	不可	可（条件付）	可（条件付）	可（条件付）	不可	不可
代理母／借腹の実施の可否	可（条件付）	不可	不可	不可	不可	不可	不可	可	可（条件付）	規定なし	現時点では不可（人工生殖法では代理母の実施については規制はな	不可

付録：年表

【実施条件（一部）】

	施術場所条件の有無/制度											
	有り/認可制	有り/許可制	有り/認可制	有り/認可制（AIHは届出制）	有り/認可制（AIHは適用外）	有り	有り/所定の公営病院以外は認可制	有り/認可制	有り/認可制	無し	有り/認可制	無し

	術者条件											
1) 医学的条件	・不妊 ・重篤な遺伝性疾患回避 ・感染性疾患回避	・不妊 ・重篤な遺伝性疾患回避・感染性疾患回避				・不妊	医師による評価	・不妊 ・重篤な遺伝性疾患回避	法文上規定無し		・不妊 ・重篤な遺伝性疾患回避	・不妊 ・被術者や出生児に有益（体外受精） ・夫婦のうち少なくとも一方が健康な配偶子を有し、自己の配偶子の使用すること
2) 婚姻条件	法律婚・2年以上の共同生活	法律婚・2年以上の共同生活	法律婚・事実婚	法律婚・事実婚	法律婚（但し、提供精子を利用する場合は法律婚）	法律婚・事実婚	法律婚・事実婚（ほぼ同性）		法律婚・事実婚	有り	法律婚	法律婚（但し、精は事実婚も）
3) その他の特徴的条件	・生殖年齢にある生きた男女のカップル ・配偶子・胚提供の場合、裁判所における配偶者の事前の同意が必要	・生殖年齢にある生きた男女のカップル ・配偶子・胚提供を受領する場合、裁判所における配偶者の事前の同意が必要	—	—	子が成人するまで保護と教育を与えられると見込まれること	生存しており、潜在的に生殖可能な状態にある子どもの将来的な成長と発育に支障がない異性のカップル	事前の医学、心理、社会的な調査・良好な状況で成育できること	—	—	—	—	完全匿名原則なので、被術者は提供者を指定できず、兄弟姉妹間の提供も禁止

生殖補助医療

死者の配偶子利用の可否	可	不可	不可	不可	不可	不可	不可(但し、人工授精についてのみ規定)	可	不可	不可	不可
出生児の提供者情報へのアクセス権/提供者情報の内容	有り/特定可能情報を含む情報、近親関係に関する情報	無し	有り/特定可能情報を含む情報	有り/特定可能情報を含む情報	有り/特定可能情報を含む情報	―(AID自体を禁じているため、規定なし)	有り/特定可能情報を含む情報	有り/特定可能情報を含む情報	有り/特定可能情報、不可能情報、遺伝学的情報、病歴、近親関係に関する情報(提供者の書面同意があれば、特定可能情報も)	無し(立法予告中[生殖細胞管理および保護に関する法律案では法提供者の特定可能情報も含む)	有り/結婚相手との近親関係に関する情報	無し

*日本に関する【各生殖補助医療の実施の可否】【実施条件(一部)】の記述は、日本産科婦人科学会合によるものである。
*なお、アメリカにおいては、各州で規制状況が異なるため表の対象外とした。

あとがき

　「はしがき」にありますように，本書の主たる内容は「生殖補助医療」に関する日本および諸外国の主要な法令，判例，指針等（全文または抜粋）です。読者は各国の「概要」を読むだけでも制度や実施の現況を大まかにつかむことができるでしょう。さらに，規制制度を理解する前提として，冒頭に医学的説明を加えてあります。

　不妊症の患者さんやその家族など当事者の方々だけでなく，この問題に関心を持つ一般市民や学生のみなさんの学習／研修の場において，「証拠に基づく議論」（Evidence Based Discussion）に役立てていただければ幸いです。

　各章の執筆にご協力頂きました，旧・科学技術文明研究所（所長：米本昌平氏）所員のみなさま，また，医学的解説を書いていただいた岡垣竜吾氏，石原理氏に心から御礼を申し上げます。なお，イタリアに関しては，秋葉悦子氏のご好意で旧稿に加筆・転載していただきました。記して謝意を表します。

　編集はこのテーマを専門とする神里彩子が中心となって行い，成澤が全体の構成および内容について助言・協力しました。

　本書は信山社の既刊シリーズ『資料・生命倫理と法』の「脳死・臓器移植」および「安楽死・尊顔死・末期医療」を一読者として愛用させていただいた編者が，それらをモデルとして企画したものです。学術書の出版がますます困難になっている現在，本書の出版をお引き受けいただきました，信山社の袖山貴氏に深い敬意と感謝の意を表します。

2008 年 8 月

成　澤　　光

生殖補助医療

――生命倫理と法・基本資料集 3――

2008(平成20)年9月30日　第1版第1刷発行
5903-2：P400 ¥6300 E-012：050-015

編　者　神里彩子・成澤　光
発行者　今　井　　貴
発行所　株式会社 信山社

〒113-0033 東京都文京区本郷6-2-9-102
Tel 03-3818-1019　Fax 03-3818-0344
henshu@shinzansha.co.jp
エクレール後楽園編集部　〒113-0033　文京区本郷1-30-18
笠間才木支店　〒309-1611　茨城県笠間市笠間515-3
笠間来栖支店　〒309-1625　茨城県笠間市来栖2345-1
Tel 0296-71-0215　Fax 0296-72-5410
出版契約№2008-5903-0101　Printed in Japan

Ⓒ神里彩子・成澤光, 2008　印刷・製本／松澤印刷・渋谷文泉閣
ISBN978-4-7972-5903-2 C3332　分類328.702-a 003. 医事法

5903-0101-12-060-005《禁無断複写》

新堂幸司 監修
日本裁判資料全集 1・2

判例研究の方法論で夙に指摘されているように事実の精確な認識の上にたって、法の適用ひいては判決の結論が妥当かどうか判断されなければならない。ロースクール時代を迎えて、実務教育の重要性が言われるようになったが、そのための裁判資料は十分であったか。判例研究が隆盛を極めている今日、ここに、日本裁判資料全集を刊行を企図する所以である。

中平健吉・大野正男・廣田富男・山川洋一郎・秋山幹男・河野敬編

東京予防接種禍訴訟 上　30000円
東京予防接種禍訴訟 下　28000円

◇**潮見佳男 著**◇
プラクティス民法 **債権総論**［第3版］4,000円
債権総論［第2版］Ⅰ　4,800円
債権総論［第3版］Ⅱ　4,800円
契約各論 Ⅰ　4,200円
不法行為法　4,700円

新　正幸著 **憲法訴訟論**　6,300円
藤原正則著 **不当利得法**　4,500円
青竹正一著 **新会社法**［第2版］4,800円
高　翔龍著 **韓 国 法**　6,000円
小宮文人著 **イギリス労働法**　3,800円
石田　穣著 **物権法**（民法大系2）4800円
加賀山茂著 **現代民法学習法入門**　2,800円
平野裕之著 **民法総合シリーズ**（全6巻）
　3 **担保物権法**　3,600円
　5 **契 約 法**　4,800円
　6 **不法行為法**　3,800円 (1,2,4続刊)
プラクティスシリーズ **債権総論**　3,800円
佐上善和著 **家事審判法**　4,200円
半田吉信著 **ドイツ債務法現代化法概説**　11,000円
ヨーロッパ債務法の変遷
ペーター・シュレヒトリーム著・半田吉信他訳 15,000円
グローバル化と法 H・P・マルチュケ＝村上淳一編 3,800円
民事訴訟と弁護士 那須弘平著　6,800円

◇法学講義のための重要条文厳選六法◇
法学六法 '08
46版薄型ハンディ六法の決定版 544頁 1,000円

【編集代表】

慶應義塾大学名誉教授	石川　　明
慶應義塾大学教授	池田　真朗
慶應義塾大学教授	宮島　　司
慶應義塾大学教授	安冨　　潔
慶應義塾大学教授	三上　威彦
慶應義塾大学教授	大森　正仁
慶應義塾大学教授	三木　浩一
慶應義塾大学教授	小山　　剛

【編集協力委員】

慶應義塾大学教授	六車　　明
慶應義塾大学教授	犬伏　由子
慶應義塾大学教授	山本爲三郎
慶應義塾大学教授	田村　次朗
岡山大学教授	大濱しのぶ
慶應義塾大学教授	渡井理佳子
慶應義塾大学教授	北澤　安紀
慶應義塾大学准教授	君嶋　祐子
東北学院大学准教授	新井　　誠

青竹正一著　新会社法 (第2版) 3800円

泉田栄一著　会社法論　予5800円

今川嘉文著　会社法概論　予5800円

今川嘉文著　判例アスペクト会社法　予2000円

◇国際私法学会編◇
国際私法年報1（1999）3,000円
国際私法年報2（2000）3,200円
国際私法年報3（2001）3,500円
国際私法年報4（2002）3,600円
国際私法年報5（2003）3,600円
国際私法年報6（2004）3,000円
国際私法年報7（2005）3,000円
国際私法年報8（2006）3,200円
国際私法年報9（2007）3,500円

◇香城敏麿著作集◇
1 憲法解釈の法理 12,000円
2 刑事訴訟法の構造 12,000円
3 刑法と行政刑法 12,000円

新民事訴訟法論考 高橋宏志著 2,700円
家事審判法 佐上善和著 第2刷 4,800円
憲法訴訟論 新正幸著 6300円
メイン・古代法 安西文夫訳
MAINE'S ANCIENT LAW—POLLOCK版 原著
刑事法辞典 三井誠・町野朔・曽根威彦・吉岡一男・西田典之 編
スポーツ六法2008 小笠原正・塩野宏・松尾浩也 編
法学六法08 石川明・池田真朗・三木浩一他編 1,000円
ハンス・ユルゲン・ケルナー著 小川浩三訳 3200円
ドイツにおける刑事訴追と制裁
訴訟における時代思潮 クライン, F., キヨベェンダ, G. 著 中野貞一郎訳 1,800円

国際人権法学会編
国際人権1(1990年報) 人権保障の国際化
国際人権2(1991年報) 人権保障の国際基準
国際人権3(1992年報)
国際人権4(1993年報)
国際人権5(1994年報)
国際人権6(1995年報)
国際人権7(1996年報)
国際人権8(1997年報)
国際人権9(1998年報)
国際人権10(1999年報) 学会創立10周年記念
国際人権11(2000年報) 最高裁における国際人権法
国際人権12(2001年報) 人権と国家主権ほか
国際人権13(2002年報) 難民問題の新たな展開
国際人権14(2003年報) 緊急事態と人権保障
国際人権15(2004年報)
国際人権16(2005年報) NGO・社会権の権利性
国際人権17(2006年報)
国際人権18(2007年報) 以上既刊
国際人権19(2008年報) 続刊

編集代表
芹田健太郎・棟居快行・薬師寺公夫・坂元茂樹

講座国際人権法 第1巻『国際人権法と憲法』
Interaction between International Humanrights Law and Japanese Constitutional Law

講座国際人権法 第2巻『国際人権規範の形成と展開』
Law Making and its Development in International Humanrights Law

◆*学術選書9999*◆

学術選書1	太田勝造	民事紛争解決手続論（第2刷新装版）6,800円
学術選書2	池田辰夫	債権者代位訴訟の構造（第2刷新装版）
学術選書3	棟居快行	人権論の新構成（第2刷新装版）8,800円
学術選書4	山口浩一郎	労災補償の諸問題（増補版）8,800円
学術選書5	和田仁孝	民事紛争交渉過程論（第2刷新装版）
学術選書6	戸根住夫	訴訟と非訟の交錯 7,600円
学術選書7	神橋一彦	行政訴訟と権利論（改版第2刷新装版）8,800円
学術選書8	赤坂正浩	立憲国家と憲法変遷 12,800円
学術選書9	山内敏弘	立憲平和主義と有事法の展開 8,800円
学術選書10	井上典之	平等権の保障 近刊
学術選書11	岡本詔治	隣地通行権の理論と裁判（第2刷新装版）近刊
学術選書12	野村美明	アメリカ裁判管轄権の構造 近刊
学術選書13	松尾 弘	所有権譲渡法の理論 続刊
学術選書14	小畑 郁	ヨーロッパ人権条約の構想と展開 仮題 続刊
学術選書15	松本博之	証明責任の分配（第2版）（第2刷新装版）続刊予定
学術選書16	安藤仁介	国際人権法の構造 仮題 続刊
学術選書17	中東正文	企業結合法制の理論 近刊
学術選書18	山田 洋	ドイツ環境行政法と欧州（第2刷新装版）5800円
学術選書19	深川裕佳	相殺の担保的機能―担保制度の再構成 近刊
学術選書20	徳田和幸	複雑訴訟の基礎理論 近刊
学術選書21	貝瀬幸雄	普通比較法学の復権―ヨーロッパ民事訴訟法と比較法
学術選書22	田村精一	国際私法及び親族法 続刊
学術選書23	鳥谷部茂	非典型担保の法理 続刊

◆*総合叢書9999*◆

総合叢書1	企業活動と刑事規制の国際動向	11,400円
	甲斐克則・田口守一編	
総合叢書2	憲法裁判の国際的発展（2）栗城・戸波・古野編	

◆*法学翻訳叢書9999*◆

法学翻訳叢書1	ローマ法・現代法・ヨーロッパ法
	R.ツィンマーマン 佐々木有司訳
法学翻訳叢書2	一般公法講義 1926年 近刊
	レオン・デュギー 赤坂幸一・曽我部真裕訳
法学翻訳叢書3	現代の民事訴訟 ディーター・ライポルド 松本博之編訳
法学翻訳叢書4	海洋法 R.R.チャーチル・A.V.ロー著 臼杵英一訳 近刊
法学翻訳叢書5・6	ドイツ憲法Ⅰ・Ⅱ K.シュテルン 棟居快行・鈴木秀美他訳 近刊